総合診療医が
ケースで教える

副作用を診る
ロジック

編著 原田 拓

企画協力 森 玄・前田真之

じほう

はじめに

本書の生まれるきっかけは，関東で月1の頻度で開かれる「東京GIMカンファレンス」という勉強会でした。佐田竜一先生（現：天理よろづ相談所病院総合内科）によるACE阻害薬に関する副作用の診断から学びを感じた森玄先生が，薬剤の副作用をメインに診断プロセスを学ぶような連載の企画を思いつかれました。同会を主宰する多摩総合医療センターの綿貫聡先生を通じて，抗うつ薬＋メトクロプラミドによるセロトニン症候群やキノロン系抗菌薬によるアキレス腱断裂などの症例を出した私に声をかけてくださったのです。

臨床現場において，副作用の診断はさまざまな点で困難です。器質的疾患の除外をしなくてはいけませんが，現実的にすべての副作用に対して「完全な除外診断」を行うことが難しいうえに，診断のためには必要性があって投与されているはずの薬を中止しなくてはなりません。薬を中止することによって原因が判明するメリットと，薬の効果を享受できなくなるデメリットとを天秤にかけたうえでの臨床判断が要求されるのです。さらに，中止してよくなったからといって薬剤性と決めつけることもできません。薬剤中止で良くなったのか，自然に良くなったのか，同時並行で行ったほかのアクションで改善したのかの判断も行わなくてはいけません。したがって，薬剤性かどうかはまさに「臨床判断」になります。

ここで強調しておきたいのは，副作用の判断は，**「ある薬を飲んだ／飲んでいる→Aという症状が出た→添付文書で調べたらAがあった→薬剤性だ」という**
プロセスは，ともすれば誤診を招きかねないということです。添付文書には多彩な症状が載っておりだいたいの症状はヒットするため，除外診断が十分できないとすぐさま薬剤性の判断となってしまい，濡れ衣を着せてしまうことになります。

では「薬剤性」の判断の妥当性を高めるにはどうすればいいでしょうか？ それには① 良くある疾患の臨床像（illness script）を押さえておくこと，② 薬剤による有害事象のパターンに習熟しておくことが望ましいと思われます。そのため本書では薬剤の副作用になりうる鑑別疾患のおおまかなillness scriptと症状を起こしうる薬剤の網羅的なリストアップを心がけています。

本書の内容が，臨床の現場において医師・薬剤師を含めたさまざまな診断に関わる医療者にとって薬剤性の副作用を鑑別するための一助となれば幸いです。

2019年6月

原田 拓

編著

原田　拓　　昭和大学江東豊洲病院総合診療科／獨協医科大学病院総合診療科

企画協力

森　　玄　　練馬光が丘病院薬剤室
前田真之　　昭和大学薬学部臨床薬学講座感染制御薬学部門

執筆者一覧（掲載順）

原田　拓　　昭和大学江東豊洲病院総合診療科／獨協医科大学病院総合診療科
森　　玄　　練馬光が丘病院薬剤室
前田真之　　昭和大学薬学部臨床薬学講座感染制御薬学部門
中田英夫　　慶應義塾大学薬学部病院薬学講座
園田健人　　ピッツバーグ大学メディカルセンター付属シェイディサイド病院
　　　　　　家庭医療科
山田裕揮　　慶應義塾大学病院リウマチ膠原病内科
関戸匡恵　　昭和大学薬学部病院薬剤学講座／昭和大学病院薬剤部
松本真一　　悠翔会在宅クリニック北千住
齊田　峻　　湘南東部総合病院薬剤科
山田浩平　　防衛医科大学校病院救急部／聖路加国際大学公衆衛生大学院
松山みゆ紀　康心会汐見台病院薬剤科
飯塚浩也　　座間総合病院総合診療科
坂本　壮　　総合病院国保旭中央病院救急救命科
鈴木徹士　　湘南東部総合病院薬剤科
小村　誠　　国立成育医療研究センター薬剤部
本田優希　　獨協医科大学病院総合診療科／獨協医科大学総合診療医学
西郷織江　　順天堂大学医学部附属順天堂医院薬剤部
服部はるか　昭和大学薬学部病院薬剤学講座／昭和大学病院薬剤部
志水太郎　　獨協医科大学総合診療医学／獨協医科大学病院総合診療科
田中遼子　　元国際医療福祉大学三田病院薬剤部

Contents

❶ 副作用を考えるための臨床推論はじめの一歩 ……………(原田) 2

　臨床推論って？　鑑別診断って？ ……………………………………… 2

　なぜ臨床推論が必要なのか？ …………………………………………… 6

　臨床推論の2つのプロセス：直感的思考と分析的思考 ……………… 6

　薬剤性の要素が考えられる時にどうするか？ ………………………… 8

❷ 浮 腫 ── 全身性疾患を疑いつつ薬の可能性を考える ……………(原田) 10

　浮腫はどういう病態によって起こる？ ………………………………… 11

　両下腿浮腫を起こす疾患には何がある？ ……………………………… 12

　この症例にどうアプローチする？ ……………………………………… 12

　追加でとりにいく問診・身体診察・検査所見は？ …………………… 14

　One More Lecture ……………………………………………………… 16

　どのように解釈して進めていくか？ …………………………………… 17

　薬剤の関与を考えるとすれば？ ………………………………………… 18

　その後の経過はどうなった？ …………………………………………… 19

　症例まとめ ………………………………………………………………… 19

　薬学的視点で症例を振り返ってみよう／
　薬学的視点による推論プロセス ……………………………(森・前田) 20

　被疑薬のおさらい ………………………………………………(中田) 21

❸ 転 倒 ── 薬剤性を含めた多因子を評価する ……………(園田・原田) 25

　転倒が起こるリスク，病態，患者に与える影響は？ ………………… 26

　転倒の原因は？ …………………………………………………………… 27

　この症例にどうアプローチする？ ……………………………………… 27

　追加でとりにいく問診・身体診察・検査所見は？ …………………… 30

　One More Lecture ……………………………………………………… 32

　どのように解釈して進めていくか？ …………………………………… 33

　薬剤の関与を考えるとすれば？ ………………………………………… 33

　One More Lecture ……………………………………………………… 35

i

その後の経過はどうなった？ ………………………………………… 35

症例まとめ ………………………………………………………… 36

薬学的視点で症例を振り返ってみよう／
薬学的視点による推論プロセス ……………………………（森・前田）36

被疑薬のおさらい …………………………………………（中田）37

④ 下 痢 ── 5パターンから原因を絞り込む ……………（山田裕揮・原田）43

下痢はどのようなメカニズムで起こる？ ………………………… 44

この症例にどうアプローチする？ ………………………………… 44

薬剤の関与を考えるとすれば？ …………………………………… 48

One More Lecture ……………………………………………… 49

追加でとりにいく問診・身体診察・検査所見は？ ……………… 51

One More Lecture ……………………………………………… 51

その後の経過はどうなった？ ……………………………………… 53

症例まとめ ………………………………………………………… 55

薬学的視点で症例を振り返ってみよう／
薬学的視点による推論プロセス ……………………………（森・前田）55

被疑薬のおさらい …………………………………………（関戸）57

⑤ 食思不振・体重減少
── 高齢者であれば積極的に薬剤性を疑おう ………………（松本・原田）59

食思不振はどういう病態・疾患によって起こる？ ……………… 60

One More Lecture ……………………………………………… 62

この症例にどうアプローチする？ ………………………………… 64

追加でとりにいく問診・身体診察・検査所見は？ ……………… 64

どのように解釈して進めていくか？ ……………………………… 65

One More Lecture ……………………………………………… 68

薬剤の関与を考えるとすれば？ …………………………………… 68

その後の経過はどうなった？ ……………………………………… 69

再び薬剤の関与について考えてみよう …………………………… 69

症例まとめ ………………………………………………………… 71

One More Lecture ……………………………………………… 71

薬学的視点による推論プロセス ……………………………（森・前田）72

被疑薬のおさらい …………………………………………（斎田）73

6 筋力低下
— 持参薬からは副作用の可能性を考えにくい症例 ……（山田浩平・原田）76

筋力低下はどのようなメカニズムで起こる? ……………………………… 77

この症例にどうアプローチする? ………………………………………… 78

追加でとりにいく問診・身体診察・検査所見は? ……………………… 79

One More Lecture ………………………………………………………… 80

どのように解釈して進めていくか? ……………………………………… 80

One More Lecture ………………………………………………………… 82

診断は低K血症で終わり? …………………………………………………… 83

甘草などの薬剤による偽アルドステロン症 ……………………………… 84

偽アルドステロン症の治療法と症例の経過 ……………………………… 85

症例まとめ ………………………………………………………………… 86

薬学的視点で症例を振り返ってみよう／
薬学的視点による推論プロセス …………………………………（森・前田）86

被疑薬のおさらい …………………………………………………（松山）88

7 意識障害 — 低Na血症の多彩な原因を鑑別する …………（飯塚・原田）91

意識障害の原因は? ………………………………………………………… 92

意識障害の初期対応 ………………………………………………………… 92

低Na血症に至るまでのメカニズムは? ………………………………… 93

どのように解釈して進めていくか? ……………………………………… 95

One More Lecture ………………………………………………………… 96

低Na血症を起こす薬剤には何があるか? ……………………………… 97

SIADHとその類似疾患は? ………………………………………………… 98

その後の経過はどうなった? ……………………………………………… 99

鑑別の考え方をおさらい …………………………………………………… 99

症例まとめ ………………………………………………………………… 100

薬学的視点で症例を振り返ってみよう／
薬学的視点による推論プロセス …………………………………（森・前田）100

被疑薬のおさらい …………………………………………………（中田）101

8 意識障害
— アプローチ方法を確立し，薬剤の可能性を常に考えよ! …（坂本・原田）104

意識障害はどういう病態によって起こる? ……………………………… 105

意識障害を起こす疾患には何がある?　意識障害患者の

iii

具体的アプローチは？ ……………………………………… 105

One More Lecture 107

この症例にどうアプローチする？ ……………………………… 107

追加でとりにいく問診・身体診察・検査所見は？ …………… 109

One More Lecture 111

どのように解釈して進めていくか？ …………………………… 111

薬剤の関与を考えるとすれば？ ………………………………… 112

その後の経過はどうなった？ …………………………………… 113

抗菌薬・抗ウイルス薬による脳症 ……………………………… 113

症例まとめ ………………………………………………………… 115

薬学的視点で症例を振り返ってみよう／
薬学的視点による推論プロセス ……………………（森・前田）115

被疑薬のおさらい ……………………………………（鈴木）117

⑨ 関節痛 ── 膠原病の疑いから薬剤の可能性までをどう考えるか ……（原田）120

関節炎の鑑別とは？ ……………………………………………… 121

この症例にどうアプローチする？ ……………………………… 122

追加でとりにいく問診・身体診察・検査所見は？ …………… 125

どのように解釈して進めていくか？ …………………………… 126

薬剤の関与を考えるとすれば？ ………………………………… 127

その後の経過はどうなった？ …………………………………… 128

症例まとめ ………………………………………………………… 130

薬学的視点で症例を振り返ってみよう／
薬学的視点による推論プロセス ……………………（森・前田）130

被疑薬のおさらい ……………………………………（小村）132

⑩ 嘔気・嘔吐
── 服用開始・増量時期と症状発現との関連を探ろう ……………（本田）134

嘔気・嘔吐に対するアプローチ，鑑別診断は？ ……………… 135

薬剤の関与を考えるとすれば？ ………………………………… 138

この症例にどうアプローチする？ ……………………………… 138

One More Lecture 139

追加でとりにいく問診・身体診察・検査所見は？ …………… 140

One More Lecture 140

MTXの副作用 …………………………………………………… 141

MTXによる嘔気・嘔吐の特徴と対応は？ ………………………… 143

その後の経過はどうなった？ …………………………………… 144

医師と薬剤師の連携 ……………………………………………… 144

症例まとめ ……………………………………………………… 144

薬学的視点で症例を振り返ってみよう／
薬学的視点による推論プロセス ………………………（森・前田）145

被疑薬のおさらい ……………………………………（西郷）147

⑪ めまい ── 患者の感じている「めまい」を言語化しよう ………（原田）150

めまいはどういう病態によって起こる？ ……………………… 151

この症例にどうアプローチする？ ……………………………… 152

One More Lecture ……………………………………………… 153

追加でとりにいく問診・身体診察・検査所見は？ …………… 153

どのように解釈して進めていくか？ …………………………… 154

薬剤の関与を考えるとすれば？ ………………………………… 155

その後の経過はどうなった？ …………………………………… 157

症例まとめ ……………………………………………………… 158

薬学的視点による推論プロセス ………………………（森・前田）158

被疑薬のおさらい ……………………………………（服部）160

⑫ 口内炎 ── illness script を知って非典型的パターンを鑑別する ………（原田）162

口内炎をみた時に考えることは？ ……………………………… 163

この症例にどうアプローチする？ ……………………………… 164

追加でとりにいく問診・身体診察・検査所見は？ …………… 166

どのように解釈して進めていくか？ …………………………… 166

薬剤の関与を考えるとすれば？ ………………………………… 166

その後の経過はどうなった？ …………………………………… 168

症例まとめ ……………………………………………………… 168

薬学的視点による推論プロセス ………………………（森・前田）169

被疑薬のおさらい ……………………………………（小村）170

⑬ 振戦 ── 鑑別に欠かせないのはどんな情報か？ ………………（原田）172

振戦にはどのようなものがある？ ……………………………… 173

この症例にどうアプローチする？ ……………………………… 174

One More Lecture	175
追加でとりにいく問診・身体診察・検査所見は？	175
One More Lecture	176
どのように解釈して進めていくか？	177
薬剤の関与を考えるとすれば？	178
その後の経過はどうなった？	181
症例まとめ	181
薬学的視点による推論プロセス	（森・前田）182
被疑薬のおさらい	（鈴木）183

⑭ 血小板減少 —— 薬剤性血小板減少症の illness script は？ ………（原田）185

血小板減少はどういう病態によって起こる？	186
血小板減少を起こすような疾患には何がある？	186
One More Lecture	187
この症例にどうアプローチする？	188
追加でとりにいく問診・身体診察・検査所見は？	189
どのように解釈して進めていくか？	190
薬剤の関与を考えるとすれば？	191
その後の経過はどうなった？	194
血小板減少とDITPを診断するためのポイント	194
症例まとめ	196
薬学的視点による推論プロセス	（森・前田）197
被疑薬のおさらい	（前田）197

⑮ 胸 痛 —— 胸部正中の絞扼感で受診した78歳男性 ………（原田）200

胸痛はどういう病態・疾患によって起こる？	201
胸痛を来す疾患は？	201
この症例にどうアプローチする？	203
追加でとりにいく問診・身体診察・検査所見は？	204
どのように解釈して進めていくか？	204
薬剤の関与を考えるとすれば？	205
その後の経過はどうなった？	206
One More Lecture	207
症例まとめ	207

被疑薬のおさらい ……………………………………………………………（森）208

16 肝障害── 入院中の AST 上昇 ……………………………………（原田）211

AST が上昇しているということはどういうことか？ ……………………… 212

この症例にどうアプローチする？ ……………………………………… 213

追加でとりにいく問診・身体診察・検査所見は？ ……………………… 214

どのように解釈して進めていくか？ …………………………………… 215

薬剤性肝障害 ……………………………………………………………… 219

One More Lecture …………………………………………………… 220

その後の経過はどうなった？ …………………………………………… 225

症例まとめ ………………………………………………………………… 225

被疑薬のおさらい ……………………………………………………（森）227

番外編　座談会 ………………………………………………………… 230

総合診療医の基本テクニックを盗め！

　本書は 2017 年〜 2018 年にかけて「月刊薬事」に連載した「総合診療医のアプローチに迫る！　薬の副作用ケースファイル」をベースに，書き下ろしを加えたものです。

　本書の各項目は「副作用を診断する医師の思考過程を，薬学的視点でのぞく」をコンセプトに，症例をベースとして総合診療医が臨床推論を行いながら診断に至る過程を知り，「症状から挙げられる鑑別疾患」→「副作用を診断するための除外診断」→「副作用の表現形態」を学ぶことによって，副作用に気づくことのできる知識の習得を目的として構成されています。また，この過程を学び，読者の思考を広げる一助として，新たに「One More Lecture」（関連 Q&A），「被疑薬のおさらい」などの項目を加えました。

　総合診療医がどのような手順で薬剤性の副作用を鑑別しているのか，アプローチのテクニックを学んでください！

vii

1 副作用を考えるための臨床推論はじめの一歩

 臨床推論って？　鑑別診断って？

　急性心不全で入院した患者が，急性期治療を乗り切りそろそろ退院か…という時期に発熱を来しました。熱のせいか動けず食欲もありません。血液培養，尿培養，胸部レントゲンが行われ抗菌薬が投与されましたが，改善なく熱源が不明という状況です。中心静脈カテーテルは留置されておらず，末梢カテーテル刺入部位は特に異常がありません。褥瘡がないことは看護師がチェックしています。カンファレンスで薬剤師は医師から薬剤熱の可能性を聞かれました。

　ここまでの情報をもとに，チームの薬剤師は，「薬剤熱は確かに考えられるが，その前に偽痛風と深部静脈血栓症（deep vein thrombosis；DVT）の可能性はどうでしょうか」と提案しました。その結果，DVT予防のストッキングに隠れた足関節の偽痛風の診断に至ったのです。

　どう思われたでしょうか。薬剤性○○というものは，ともすれば濡れぎぬになりやすい要素があります。疑うのは簡単ですので，何でもかんでも薬のせいになりかねない要素があります。しかし，本当にそうかどうか判断するには臨床状況とのすり合わせが必要になります。

- 薬剤性の判断は「除外診断」であることを知っている
- 入院中発症の発熱の主な鑑別疾患を知っている
- 薬剤性発熱の illness script（主な臨床像）を知っている

　この3つの知識があれば誰でも上述のような展開は可能です（そして，本書を読めば達成できます!!）。

　臨床推論のアプローチをものすごくざっくり考えると，目の前に来る症例は「よくある疾患」か「まれな疾患」×「典型的」か「非典型的」の組み合わせによる4パターンとなります。

	よくある疾患	まれな疾患
典型的な臨床像	みんなわかる	知っているかどうか 調べてわかるかどうか
非典型的な臨床像	よくある疾患の臨床像を よく知っている必要がある	診断困難 熟練者用

1 よくある典型的な疾患

　よくある疾患の典型像は診断に困りません。数日前に感冒になり，受診日になって高熱が出現し，咳と痰が悪くなり，息が苦しいと受診。胸部X線が撮像され市中肺炎の診断になった，あるいは，バットで殴られたような頭痛で救急車を要請し，頭部CTを撮像したらくも膜下出血だった，などです。

　実臨床で実力が試されるのは，「よくある疾患だけど非典型的」か「典型的だけどまれな疾患」であると考えます。

2 よくある疾患だけど非典型的

　「よくある疾患だけど非典型的」は，のどや歯が痛いといって受診する心筋梗塞，腹痛で受診する肺炎，高齢者が転倒後の股関節痛で受診しレントゲンは正常だがMRIで調べると大腿骨頸部骨折が判明する —— というようなケースです。これはよくある疾患をよく勉強し，どのような落とし穴があるかを知っている必要があります。

3 典型的だけどまれな疾患

　「典型的だけどまれな疾患」の1例としては，半年続く腹痛に対して他院でCTや内視鏡などの精査でも診断が不明で紹介になったものの，よく診ると痛みの場所は局所的で，Carnett徴候という腹壁由来の疼痛を検出するのに有効な身体所見が陽性であることから前皮神経絞扼症候群と判断し，その場でリドカイン局所注射により疼痛は顕著に改善した —— というような事例です。この部分は想起できるかできないか，あるいは調べて診断にたどりつくかつかないかで決まるようなことが多いです。

4 非典型的でくるまれな疾患

「非典型的でくるまれな疾患」は診断が非常に困難であり，そもそも出合うことが少ないのでここでは省略します。

ここで冒頭の症例を再度考えてみましょう。入院中の発熱で多い疾患のうち感染症は以下のように5（＋1）個で覚えます。

感染症は5個で覚えよう！
❶ 肺炎
❷ 尿路感染症
❸ クロストリディオイデス・ディフィシル（*Clostridioides difficile*）感染症
❹ カテーテル関連血流感染症
❺ 創部感染（＋1で褥瘡感染）

また非感染症の場合は，は以下の通り3Dと覚えます。

非感染症は3Dと覚えよう！
❶DVT　　❷Drug　　❸cppD（偽痛風）
＊cppD：偽痛風を引き起こすピロリン酸カルシウムのこと

これらを知っていればどうでしょうか〔医原性に関連した3項目（Device，Drug，Difficile）と，寝たきりに関連した3項目（DVT，Decubitus：褥瘡，cppD）で6Dという覚え方もあります[1]〕。このような院内発熱でよくある疾患のリストを把握していれば，冒頭のような切り口はご理解いただけるのではないでしょうか。

臨床推論というと，難しそうでとっつきにくいイメージを持つ人もいるかもしれませんが，取り組むことには何の障壁もありません。現実的に多いのはCommonな疾患です。そして，いざやってみると患者や家族から話を聞くことが楽しくなりますし，目の前の臨床により興味を持って取り組めるようになる側面もあります。患者に何が起きてどのように考えたかをチームのメンバーと共有するためには，臨床推論は大事な考え方であることを覚えてほしいと思います。

表1に院内発熱患者の鑑別リストを示します。これをすべて覚えるという

1 副作用を考えるための臨床推論はじめの一歩

表1 院内発熱患者の鑑別リスト

よくある疾患	感染症	肺炎	レントゲンはあまり信用できない。3割はレントゲン正常という報告もあり，当然肺炎以外の疾患でも肺に画像所見が出る。無気肺は発熱の原因にはならない
		尿路感染症	尿道カテーテルを留置しているだけで尿培養陽性になってしまうので，他疾患の除外が必要
		*C.difficile*感染症	14％では下痢がないこともある。白血球上昇のみのこともある
		カテーテル関連血流感染症	外見では除外できない。中心だけでなく末梢カテーテルでも起きうる
		創部感染/褥瘡感染	創部感染は表層だけでなく深部も含む。疑わしきは積極的な画像評価を
	非感染症	薬剤熱	抗菌薬，利尿薬，H_2ブロッカーなど
		深部静脈血栓症（DVT）	身体所見では除外できない
		偽痛風	起きやすい場所は肩，手首，膝，足関節
頻度少なめまたは除外疾患的な側面を持つ疾患	感染症	副鼻腔炎	胃管留置
		トキシックショック症候群	術後など
	非感染症	輸血後	血小板や新鮮凍結血漿輸血後に起きやすい
		無石性胆嚢炎	ICU入室者など全身状態が悪い人でみられる
		中枢性発熱	脳梗塞，脳出血，くも膜下出血，てんかんなど
		心筋梗塞後	Dressler症候群（心筋梗塞後症候群）とは別に心筋梗塞だけでも発熱を起こしうる
		術後発熱	基本的に72時間以内に治まる
		副腎不全	治療抵抗性ショック，好酸球上昇，低Na血症などあれば考慮
		腸間膜虚血	発熱の鑑別というよりは，随伴して熱も来しうるという認識の方がよい
		消化管出血	発熱の鑑別というよりは，随伴して熱も来しうるという認識の方がよい
		血腫の吸収熱	除外診断になる
		急性呼吸促迫症候群（ARDS）	後期ARDSで発熱を起こすことがある
		誤嚥性肺臓炎	肺炎は感染症，肺臓炎は肺に入った化学物質に対する反応
		造影剤反応	投与1〜7日以内に発症し，3〜7日以内に改善する
		コレステロール塞栓症	カテーテル操作後に多い。好酸球上昇，Cr上昇，四肢末端のblue toeなどが出ることがある
		甲状腺クリーゼ	手術や感染などのストレスが引き金になる。心拍数＞130回/分のことが多い
		セロトニン症候群	セロトニン作動薬の内服歴がある人で注意
		悪性症候群	抗精神病薬の内服歴がある人で注意
		薬物やアルコール離脱	アルコール離脱による振戦・せん妄は2〜4日で発症し，発熱を来すこともある

5

ことではなく,「よくある疾患」に示されていることを押さえておけば薬以外の可能性も具体的に考えられるようになるのではないでしょうか。

なぜ臨床推論が必要なのか?

　臨床推論とは,患者の医学的問題を評価し解決しようとする際の思考過程や内容です。ここには診断だけでなく治療も含まれており,臨床推論は意思決定のためのプロセスともいえます[2]。診断は医師のみが行えるため,診断と治療は異なるステップとして考えられがちですが,診断の意思決定と治療の意思決定は密接な関係にあり,切り離せるものではなく[3],診断も治療も臨床推論の中に含まれます。

　臨床推論は患者に何が起きているかを把握し,検査や治療を決める過程でもあるので,チーム医療で患者のマネジメントを共有するにあたって,臨床推論は共通言語となるのです。

　現代の医療の情報量増加の影響もあり,医師は自分の専門外の範囲はどうしても情報のアップデートが追いつきません。医薬品の有害事象に関しても同様です。そのため,薬剤師を含む多職種による情報共有/臨床推論は今後の医療の鍵となると考えられます。

臨床推論の2つのプロセス:直感的思考と分析的思考

　臨床推論のプロセスは「dual processes model」といわれ,System1(直感的思考)とSystem2(分析的思考)の2つの思考プロセスがお互いに補完し合い協力しながら働くといわれています[4]。

1 System1(直感的思考)

　System1(直感的思考)は,これまでの経験に基づいて無意識下に行われる直感的なひらめきのような思考プロセスです。迅速で効率的なプロセスがメリットであり,時間に追われる外来や救急現場などの時間的制約があるセッティングで特に有用です。逆にデメリットとして,経験に基づく直

感的思考であるがゆえに，経験が未熟な場合間違った診断を直感するリスクや，さまざまな認知バイアス/先入観に影響されやすいという点があります[5,6]。

2 System2（分析的思考）

　System2（分析的思考）は直感的思考と違い，漏れなく系統的に診断を詰めていく診断プロセスです。メリットとして，論理的で網羅的なアプローチのため鑑別の挙げ漏らしが少なく診断のセーフティネットとしても使えます。デメリットは記憶をたどる労力や，分析的/網羅的に鑑別を挙げるため診断が遅くなることがまず考えられます。それに加えて豊富な知識が必要だったり，過剰な検査オーダーが行われたり，逆に診断が比較的容易なケースではエラーを来したりすることも指摘されています[6]。

　表2の通り，System1とSystem2にはどちらにもメリットとデメリットがあります。そこで，System1とSystem2をバランスよく使い分ける（dual process）ことによって，互いの長短を補いつつ診断の力を高めることができるといわれているのです[6]。

　では，2つのプロセスをどのように使い分けるのでしょうか。冒頭に示したような「よくある疾患で典型的」な症例や，過去に経験があるような症例であればSystem1，「よくある疾患だけど非典型的」か「典型的だけどまれな疾患」

表2　直感的思考・分析的思考の診断プロセスの特徴

直感的思考 (Intuitive process) System1	⇔ 相補・切替	分析的思考 (Analytical process) System2
ヒューリスティックス クリニカルパール	例	フレームワーク，アルゴリズム， Bayesの定理など
スナップショット診断	特徴	網羅的診断推論
迅速，効率的，芸術的	メリット	分析的，科学的
バイアスに影響される恐れがある	デメリット	時間がかかり，時に非効率的 豊富な知識が必要な分，負荷も大きい
熟練者	頻用者	初心者

（志水太郎　他：直感的診断の可能性；DEM International Conferenceに参加して．週刊医学界新聞第2965号，医学書院，2012年2月13日）

ではSystem1とSystem2をバランスよく使い分け（dual process），さらに「非典型的でくるまれな疾患」であればSystem2を使用するのがよいと考えられます。

 ## 薬剤性の要素が考えられる時にどうするか？

「薬物による副作用」を考慮する時の側面で重要な点は下記の3つであると考えます。

> ❶ 薬剤中止なしに否定することは困難，中止しないと診断できない
> ❷ ほかの原因を除外する必要がある
> ❸ 薬効（薬理作用）と関連性がないか

　薬剤性の要素が強く考えられる状況であれば，あまり判断に迷うことはないでしょう。問題は診断に困っている時です。必要があって投薬されている薬を中止することになるので，診断のための薬剤中止には「どれくらい疑わしいのか」，「薬剤中止のメリット・デメリットの天秤」を判断する必要があります。

　さらに「副作用は除外診断である＝ある程度の疾患はすでに除外されている」という側面も重要です。冒頭に挙げた入院中の発熱の症例では，薬剤熱を疑って利尿薬を中止しても何の改善も得られませんし，逆に心不全の治療のキードラッグを失うことにもなります。

　臨床推論を深めていくには「commonな疾患の臨床像（できれば非典型例を含め）を把握する」，「どれくらい副作用として疑わしいのかを判断するために，典型的な薬剤による副作用の臨床像を知っておく」の2つがポイントとなります。薬剤によるめまい1つをとっても，α遮断薬によるめまいは起立性低血圧の機序による立ちくらみのようなめまいですし，プレガバリンによるめまいはふわふわする浮動性めまいだったり小脳失調だったりします。薬剤投与から症状発症までの期間も重要です。

　「副作用が発現⇒最近投薬変更があったか」と考えられがちですが，必ずしもそうではありません。Ca拮抗薬による浮腫は1カ月未満で発症することは少なく長期間投与による発症が多いですし，薬剤熱の典型的なパター

ンは投与して数日〜3週間で発症し，薬剤を中止して3〜4日で解熱します。さらに薬剤熱の非典型的な部分として，発症まで数カ月かかるパターンがあるのを覚えておくことも重要です。

　本書では「commonな疾患の臨床像」，「薬剤による副作用の典型的パターン」，「System2に使えるような鑑別診断のリスト」の3つを提示しつつ，皆さんの学びの一助になればと思っています。

引用文献

1) 酒見英太　監，上田剛士：ジェネラリストのための内科診断リファレンス：エビデンスに基づく究極の診断学をめざして，医学書院，p40, 2014
2) Kassirer JP　他，岩田健太郎　訳：クリニカル・リーズニング・ラーニング，メディカル・サイエンス・インターナショナル，p8, 2011
3) 川口崇　他　編：ここからはじめる！ 薬剤師のための臨床推論，じほう，pp25-30, 2013
4) Croskerry P：Clinical cognition and diagnostic error：applications of a dual process model of reasoning. Adv Health Sci Educ Theory Pract, 14（Suppl. 1）：27-35, 2009
5) 志水太郎　他：直感的診断の可能性；DEM International Conferenceに参加して．週刊医学界新聞第2965号，医学書院，2012年2月13日
6) 志水太郎：診断戦略：診断力向上のためのアートとサイエンス，医学書院，pp4-14, 2014

2 浮腫
― 全身性疾患を疑いつつ薬の可能性を考える

　一言で浮腫といっても，触ってみないとわからないものから，一目でわかるくらいパンパンに膨らんでいるものまでさまざまです。また，原因も多岐にわたります。本稿では，両下腿浮腫の症例を通じて，浮腫の診方，想起したい鑑別疾患や収集すべき情報，そして薬剤の関与について考えてみましょう。

患者	60歳 男性
主訴	両下腿浮腫
現病歴	高血圧の既往があり通院中の60歳男性。2カ月くらい前に両下腿浮腫が出現してきた。運動したり，ストッキングを履いてみたり，寝る時に下肢を挙上するように指導を受けたがあまり改善がないため再度外来を受診した
既往歴	55歳より高血圧
内服歴	アムロジピン5mg　1回1錠　1日1回
アレルギー	食べ物なし，薬なし
社会歴	喫煙なし，アルコールは機会飲酒
家族歴	特記事項なし
身体診察	
▶印象	見た目は全身状態良好
▶意識	清明
▶バイタル	血圧126/72mmHg，心拍数62回/分，呼吸数20回/分，SpO$_2$ 99%，体温36.2℃ 身体診察上は下腿浮腫以外に特記すべき異常所見はない。

浮腫はどういう病態によって起こる？

　人間の体重の約60％は水分が占めています．水分の70％は細胞内液，30％が細胞外液に分かれています．さらに細胞外液の20％は間質液の15％と血管内容量の5％に分かれます（図1）．浮腫は，細胞外液の多くを占める間質液の増大により起こる触知可能な腫脹と定義され，主に以下に示す2つの病態で起きます．

> ❶ 炎症や低アルブミン血症など血管から間質へ流れやすくなる病態
> ❷ 局所の閉塞，水分や塩分の負荷，腎排泄の低下による血管内容量の増大

　熱傷や膵炎といった病態では，炎症による血管透過性の亢進により血管内から間質に水分が流入しやすくなります．また，血管内と間質の体液移動にはアルブミンが重要な役割を担っており，血液のアルブミンによる膠質浸透圧により血管内に水分が保持されます（図2）．そのため，低アルブミン血症（特に2g/dL以下）になると血管から間質に水分が流れ浮腫形成が促進されます．浮腫は心不全，肝硬変，ネフローゼ症候群などの体液貯留によって起こるものもあれば，深部静脈血栓症などによる静脈閉塞やアレルギーによる喉頭浮腫など局所的に起こるものもあります（表1）．

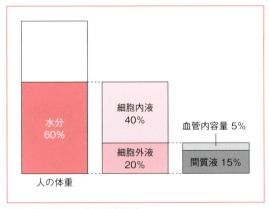

図1　体内での水分の分布割合

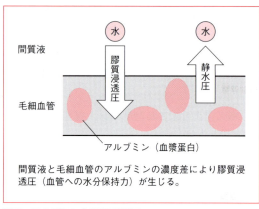

図2 アルブミンと膠質浸透圧

表1 浮腫を起こす病態と疾患

毛細血管内圧の上昇	・血漿量増加：深部前，腎臓でのナトリウム保持，妊娠や月経前浮腫，突発性浮腫，塩分や水分負荷 ・静脈閉塞や静脈不全：肝硬変，肝静脈閉塞，局所の静脈閉塞，慢性静脈不全 ・動脈拡張：薬剤性，突発性浮腫
低アルブミン血症	蛋白質漏出性胃腸炎，ネフローゼ症候群，低栄養，肝疾患
血管浸透性亢進	突発性浮腫，熱傷・炎症性疾患・アレルギー疾患，悪性腫瘍による腹水
リンパ管閉塞か間質膠質浸透圧の上昇	リンパ節郭清，悪性腫瘍，甲状腺機能低下症
その他（機序不明）	薬剤性

両下腿浮腫を起こす疾患には何がある？

両下腿浮腫を起こす疾患を**表2**にまとめました。

この症例にどうアプローチする？

60歳男性で新規に発症した両下腿浮腫。40～50歳以上で発症した両下腿浮腫なので，全身性疾患の評価を念頭に一通りの精査が必要です。

全身性疾患で多いのは心不全，肝硬変，腎機能障害，低アルブミン血症

2 浮腫 — 全身性疾患を疑いつつ薬の可能性を考える

表2 両下腿浮腫を起こすような疾患

よくある疾患	特発性浮腫	20〜30歳代の女性でよくみられ，月経周期を通して継続し日内変動が強いのが特徴。直立姿勢による体液貯留で体重が1日に0.7〜1.4kg増加し，顔面や手にも浮腫は生じる。肥満とうつの関連が指摘されており，この疾患の患者による利尿薬の乱用もみられる[4]
	月経前浮腫	月経前症候群の症状の1つで，月経前のプロゲステロン分泌増加による体液貯留などが原因。月経が来ると改善する
	妊娠	妊娠による体液貯留により（特に後期に）浮腫が起きやすい
	静脈不全	50歳以上の浮腫で多く，肥満や静脈瘤との関連がある。慢性化するとヘモジデリン沈着[*1]による茶色化が出現することがあり，静脈不全による浮腫として特徴的。潰瘍や皮膚炎に進行することもある
	就下性浮腫	運動不足により筋肉が弱くなり，心臓に血液を戻すポンプ力が低下し，心臓より低い部分にできる浮腫。脳梗塞や高齢などでADLが低下している人で起きやすい。静脈不全の一種
	リンパ浮腫	1次性と2次性があるが，ほとんどは2次性でがんに関連して起こることが多い。機序はがんによるリンパの流れの閉塞，リンパ管への浸潤，手術によるリンパ節郭清後に生じる3パターンある。non-pitting edema（p.15参照）やKaposi-Stemmer sign（p.15参照）が認められることがある
見逃したくない疾患	心不全	労作時や発作性夜間呼吸苦が生じ進行すると起座呼吸が生じる。診察では頸静脈怒張（膨れ上がって見える状態），聴診でのラ音や喘鳴，肝腫大，下肢浮腫を来す。検査では胸部X線での心拡大や採血でBNP上昇がみられる
	肝硬変	アルコールや肝炎ウイルスなどが原因で肝機能が衰え硬化してしまった状態。黄疸，腹水貯留，脾腫，血小板減少，くも状血管腫，手掌紅斑などがみられる。肝臓より下の静脈圧の上昇により起きるため，心不全と違って右房圧や頸静脈圧の上昇は起きない
	腎不全	腎機能が廃絶してしまった状態。尿による水分排出ができないため浮腫を来す。眼瞼浮腫
	低アルブミン血症	ネフローゼ，低栄養，蛋白漏出性胃腸症などが原因で起きる。身体診察ではfast edema（約10秒間圧迫し40秒未満でへこみが戻る）がみられる
	肺高血圧	原発性のものと膠原病，睡眠時無呼吸，COPDなどの肺疾患が原因で起こる2次性のものがある。運動時の息切れや下腿浮腫をはじめとした右心不全症状を引き起こす
	甲状腺機能異常	透過性の亢進に起因する浮腫もあれば，ムコ多糖に起因する浮腫を起こすこともある。ムコ多糖の沈着による浮腫であればnon-pitting edemaが生じる
	腹部悪性腫瘍	下大静脈の還流障害により下腿浮腫が起こる
	薬剤性	• 降圧薬：Ca拮抗薬，β遮断薬，ACE阻害薬，クロニジン，ヒドララジン，メチルドパ，ミノキシジル • ホルモン：副腎皮質ホルモン，エストロゲン，プロゲステロン，テストステロン

（次頁に続く）

13

見逃したくない疾患	薬剤性	・精神神経用薬：モノアミン酸化酵素阻害薬，プラミペキソール，トラゾドン ・抗痙攣薬：プレガバリン，ガバペンチン ・その他：NSAIDs，抗がん薬，ピオグリタゾン，rosiglitazone，アシクロビル，甘草
まれな疾患		ビタミンB_1欠乏，POEMS症候群[2]，RS3PE[3]，反復性好酸球性血管浮腫，非反復性好酸球増多性血管浮腫，血管性浮腫[4]，refeeding edema[5]

*1：ヘモジデリンは鉄貯蔵蛋白であるフェリチンの集合体で，鉄を含む．身体が必要とする以上の鉄は組織にヘモジデリンとして沈着し，脳表や脳実質に沈着した場合は神経障害を来す．
*2：POEMSは polyneuropathy＝多発性神経炎，organomegaly＝臓器腫大，endocrinopathy＝内分泌障害，M-protein＝M蛋白血症，skinchanges＝皮膚症状の頭文字を表す．形質細胞の異常増殖により産生される血管内皮細胞増殖因子（VEGF）が原因と考えられており，末梢神経障害による手足の痺れや脱力（多発性神経炎）をはじめ，手足の浮腫，皮膚の色素沈着が主な症状としてみられる．ほかにクロウ・深瀬症候群，高月病，PEP症候群とも呼ばれる．
*3：RS3PEとは remitting seronegative symmetrical synovitis with pitting edema の略で，remitting＝寛解性・予後良好，seronegative＝リウマチ因子・抗核抗体が陰性，symmetrical＝対称性，synovitis＝滑膜炎を表す．高齢者で急性に発症することが多い．
*4：血管性浮腫とは，皮膚（眼瞼，口唇，頬部など），気道，消化管などに生じる急性の局所的な腫れをいう（血管が腫れるわけではない）．蕁麻疹と同時に出現することもあるが，痒みや発赤がみられない点で蕁麻疹とは異なる．上気道の浮腫が進行すると呼吸困難を起こすこともあるため注意が必要となる．血管性浮腫は遺伝性と後天性に分類され，後天性の一部に薬剤誘発性血管性浮腫や好酸球性血管性浮腫が含まれる．好酸球性血管性浮腫はさらに，好酸球増加を繰り返す反復性と，繰り返さない非反復性に分かれる．
*5：refeeding edema：絶食後に急な炭水化物摂取をするとインスリンによる体液貯留をもたらすことがある．

に伴う浮腫，ほかに念頭に置くのは睡眠時無呼吸などによる肺高血圧症や悪性腫瘍に伴う下腿浮腫なので，そういった疾患を示唆する症状や所見がないかをチェックしていきます．

追加でとりにいく問診・身体診察・検査所見は？

1 問診

- 浮腫は眼瞼や上肢にはない
- （夜間や労作時も含め）呼吸苦，日中の眠気，睡眠中のいびき，発熱，皮疹，食思不振，倦怠感，体重減少といった症状はない

2 身体診察

- 眼瞼浮腫：なし
- 甲状腺：触知せず
- 頸静脈怒張：なし
- 心音：整，心雑音なし

2 浮腫──全身性疾患を疑いつつ薬の可能性を考える

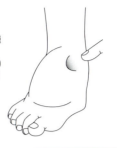

- **pitting edema**：このように圧痕をつくる浮腫
  - →fast edema（圧痕が40秒未満に消失）
  - →slow edema（圧痕が40秒以上かけて消失）
- **non-pitting edema**：圧痕をつくらない浮腫

図3　pitting edemaとnon-pitting edema

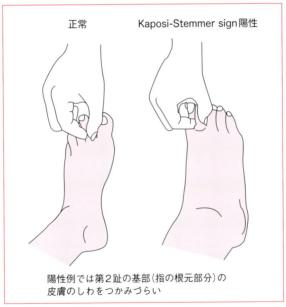

図4　Kaposi-Stemmer sign

- 肺音：清，肺雑音なし
- 腹部：平坦で軟，圧痛はなく，腫瘤は触れない
- 肝腫大：なし
- 四肢：浮腫の分布は両側下腿のみ．皮疹なし，両側下腿にpitting edemaあり，fast edema（－），Kaposi-Stemmer sign（－）（図3，4）

15

3 検査結果

- 採血結果で血算，尿検査，電解質，肝機能検査，腎機能検査，血糖，甲状腺ホルモン（TSH），アルブミン，BNP，D-ダイマーで特記すべき異常は認められない
- 胸部X線：心拡大はなく，明らかな異常は認められない

One More Lecture

浮腫の鑑別で足の甲や脛部を確認すると聞いていますが，所見をとる際に注意することはありますか？

「分布」，「左右差」，「slow/fast」，「pitting edema」あたりが所見をとる際に有用です
- 分布：足のむくみを主訴とする場合，足関節部のみの浮腫で関節炎だったことや，低栄養，長期臥床，心不全などの場合は，重力依存性に大腿部や腹部・背部に浮腫がある場合もあります。ですから，上肢やほかの場所の浮腫の有無の評価も重要です。
- 左右差の有無：厳密には左の方が総腸骨動静脈の走行の関係で生理的にわずかに太いです。逆に右の方がむくむのは異常です。
- slow edema/fast edemaの有無：本文参照
- pitting edemaの有無：本文参照

pitting edemaはよく目にするのですが，Kaposi-Stemmer signは初めて目にしました。どのように使い分けるのでしょうか？

　non-pitting edemaの鑑別は主にリンパ浮腫と甲状腺機能と脂肪性浮腫に分かれます[1]。Kaposi-Stemmer signはリンパ浮腫に特異的といわれています。第2趾の基部が肥厚していて，ムニュッとした感触でつまみにくい所見があればKaposi-Stemmer sign陽性の判断となり，リンパ浮腫を考えます。

どのように解釈して進めていくか？

1 よくある疾患

　鑑別診断の別表と照らし合わせて進めていきます。よくある疾患のなかではあまり該当するものはなさそうです。ADLが良好な人では就下性浮腫は起きにくいものです。がんに対する手術歴がなく，腹部診察の所見や体重減少や倦怠感といった症状もないため悪性腫瘍は考えにくく，リンパ浮腫は考えにくいでしょう。身体所見でKaposi-Stemmer signが陽性であればリンパ浮腫の可能性が強くなりますが，本症例では陰性でした。non-pitting edemaは甲状腺機能異常やリンパ浮腫で認められますが，これも本症例では陰性でした。静脈不全の可能性はまだ残りますが，あくまでほかの疾患を除外する必要があるのと，下肢挙上やストッキングの効果がないのが気になるところです。

2 見逃したくない疾患

　心不全を示唆するような症状（労作時や発作性夜間呼吸苦）がなく，胸部X線やBNPの上昇もないことから心不全は考えにくいといえます。BNPは心不全の除外には有用であり，BNP は100pg/mLをカットオフポイントとすると，感度90％で除外できるといわれています[2]。黄疸や肝腫大がなく，検査データ上で血小板減少や肝酵素上昇といった所見もないことから，本症例では肝硬変は考えにくいです。腎不全による浮腫は検査結果上，考えにくいです。低アルブミン血症についてもfast edemaはなく，検査結果上からも考えにくいです。甲状腺機能異常はTSHの結果から考えにくく，甲状腺機能異常やリンパ浮腫で認められるnon-pitting edemaは本症例では陰性でした。肺高血圧症や腹部悪性腫瘍の除外には心エコー検査や腹部画像検査が必要ですが，運動時の呼吸苦といった症状や体重減少，倦怠感といった症状もないため現時点では積極的に疑う状況ではないと考えられます。

　このように，「随伴する症状があるかないか」，「身体所見で明らかな異常があるかないか」を確認することは，鑑別を進めるうえで非常に重要です。

薬剤の関与を考えるとすれば？

　浮腫を起こす薬剤を**表3**に示します。臨床的によくみられる薬剤性浮腫はCa拮抗薬，NSAIDs，漢方薬ですが，ステロイドなどのホルモンや糖尿病治療薬ピオグリタゾン，神経疼痛治療に使用されるプレガバリンによる浮腫もみられます。

　Ca拮抗薬による浮腫は末梢細動脈の拡張による[3]といわれており，最大50％で起こる[4]といわれ，特にアムロジピンなどのジヒドロピリジン系に多い[5]とされます。また，Ca拮抗薬による浮腫の発症は長期間投与するほど増加し，4週間で2.3％だったのが13～26週間で10.8％，26週間以上の投与で23.8％に達したという[6]報告もあります。薬剤性浮腫の治療の基本は薬剤中止ですが，Ca拮抗薬による浮腫に対してACE阻害薬やARBが有用という報告もあります[3]。

　糖尿病の治療に使われるピオグリタゾンも薬剤性浮腫を起こす薬として覚えておく必要があります。機序として，Na再吸収の促進，末梢血管拡張，血管内皮増殖因子（VEGF）産生亢進などが考えられ[7]，うっ血性心不全の患者に対する使用は勧められません。報告によりばらつきがありますが，ピオグリタゾン単剤での浮腫の発症はADA/AHAによる合意声明では3～5％といわれています[8]。浮腫のリスクは用量依存性[9]で，Na貯留作用のあるインスリンの併用で浮腫のリスクが上昇します[7]。

　NSAIDsによる末梢の浮腫は，プロスタグランジンI_2産生阻害により末梢の浮腫発症に対して防御的に働くエンドセリン-1の産生阻害と，腎のNa再吸収の促進によると考えられており，COX-2阻害薬を含めすべてのNSAIDsに関連する副作用です。ジクロフェナクで3.5％，イブプロフェン

表3　浮腫を起こす薬剤

降圧薬	Ca拮抗薬，β遮断薬，ACE阻害薬，クロニジン，ヒドララジン，メチルドパ，ミノキシジル
ホルモン	副腎皮質ホルモン，エストロゲン，プロゲステロン，テストステロン
精神神経用薬	モノアミン酸化酵素阻害薬，プラミペキソール，トラゾドン
抗痙攣薬	プレガバリン，ガバペンチン
その他	NSAIDs，抗がん薬，ピオグリタゾン，rosiglitazone，アシクロビル，甘草

で5.2%，セレコキシブで3.7%にみられるとされ，NSAIDsによる浮腫は典型的には薬剤中止により元に戻ります[10]。

神経因性疼痛の治療に使用されるプレガバリンやガバペンチンも薬剤性の浮腫を来しえます。わが国におけるプレガバリンによる浮腫の報告は12～15%程度で，発症までの時間は約11～29日といわれています[11]。浮腫のリスクに年齢は関与せず，高用量ほどリスクが上昇します[12]。

パーキンソン病の治療に用いるモノアミン酸化酵素阻害薬やプラミペキソールも薬剤性浮腫を生じます。プラミペキソールによる浮腫は平均2カ月半（2週～1年）で5%に発症するといわれ，機序はよくわかっていません。利尿薬による反応は乏しく，薬剤中止ですぐに改善しますが再投与すると再び浮腫を来します[13]。

甘草が含まれる漢方薬はアルドステロン様作用を介してNaの再吸収を亢進させ，循環血漿量の増加を起こし浮腫を起こしえます。甘草は市販の漢方薬や一部の総合感冒薬にも配合されており，内服している患者自身が「薬」という認識を持っていないこともあるため，サプリメントや市販薬や漢方薬にまで踏み込んだ薬歴の聴取は非常に大切です。

その後の経過はどうなった？

全身性疾患を疑うような症状，診察所見，検査結果が認められないことと，内服歴にCa拮抗薬があることから薬剤性浮腫の可能性が考えられました。そのため，まずはCa拮抗薬をARBに変更し，改善がなければさらに精査をする方針としました。その後，浮腫の改善が認められたため薬剤性浮腫の診断となりました。

症例まとめ

- 薬剤性の診断にはほかの疾患を除外する必要がある。よくある疾患と見逃してはいけない疾患をまず考える。
- 浮腫の原因で多いものは，静脈不全，特発性浮腫，月経前浮腫や妊娠。
- 全身性疾患による浮腫は見逃してはいけない。40～50歳以上の発症は

精査が必要。原因として心不全，腎疾患，肝硬変，低アルブミン血症，睡眠時無呼吸などによる肺高血圧，甲状腺機能異常などがある。
- 浮腫を起こしうる薬剤は降圧薬，ホルモン，その他（NSAIDs，ピオグリタゾン，プレガバリンなど）がある。特にCa拮抗薬，NSAIDs，漢方薬による薬剤性浮腫はよくみられる。

薬学的視点で症例を振り返ってみよう

2つの思考プロセスによる評価で振り返ってみましょう（System1・2の詳細はp.6〜8参照）。

1 病歴・身体所見に基づく最初のアプローチ

System1
【病歴・身体所見】浮腫を起こす典型的な疾患や病態を想起⇒心不全，肝硬変，腎機能障害，低アルブミン血症。
【追加でとりにいく問診・身体診察・検査所見は？】多くが陰性所見⇒よくある疾患だけど非典型的⇒System1の思考プロセスでは診断がつかなかった。

System2
　表2に示されている浮腫を起こす疾患の網羅的な分析⇒本症例に合うものと合わないものを1つずつ分析⇒最終的には服薬歴から薬剤性の浮腫を疑った。
　本症例における病態（浮腫）は，System1で「薬剤による副作用の典型的パターン」であると想起される症例とも考えられるが，他疾患の除外が必要である。System2の力を涵養することで別表の知識を活用し，System1と相補的に評価（dual process）することの重要性を確認できたケースであったと思われる。

薬学的視点による推論プロセス

　表2の「見逃したくない疾患」にカテゴリーされる疾患は，表4に示した一般的な血液データや患者背景を確認することで推論可能であり，発見し

表4 浮腫を引き起こす病態と鑑別のポイント

病態	鑑別のポイント
腎不全	クレアチニン値やeGFR
低アルブミン血症	アルブミン値
肝硬変	アルブミン値，血小板数，総ビリルビン
心不全	呼吸困難感，血圧低下，尿量減少。BNPが有用だが，他の疾患では一般的に測られない
リンパ浮腫	乳がんや子宮がんの手術歴

た際は迅速な報告が必要です。

　Common is commonとはいうものの，表2の「よくある疾患」は月経前浮腫や妊娠といった病気とは直接関連のないものも含まれています。これらは健常人にみられるものです。普段診断をしない薬剤師などの場合，浮腫＝病名ではないこと，必ずしも病気と呼ばれる状態が浮腫の原因になるわけではないことも押さえておきたいものです。

 被疑薬のおさらい

1. Ca拮抗薬の作用機序と浮腫を生じる機序

　今回はCa拮抗薬による浮腫が疑われた症例でした。ここではCa拮抗薬を含め，薬剤によって浮腫を生じるメカニズムについてもう1度分類して確認してみましょう。

　Ca拮抗薬は，血管平滑筋のCa^{2+}チャネルに結合して細胞内へのCa^{2+}の流入を阻害し，血管平滑筋の収縮を抑制することにより血管を拡張させ血圧を降下させます。CaチャネルにはL型，T型，N型のサブタイプが存在しており，降圧剤としては血管平滑筋や心筋のL型に作用するジヒドロピリジン系薬剤が中心となります。

　Ca拮抗薬による血管拡張作用は細静脈よりも細動脈の方が強いことが知られており，結果として毛細血管の毛細血管静水圧が上昇し，血管拡張作用に伴う毛細血管の透過性亢進によって血漿成分が血管外に漏出して浮腫を来すとされています（図5）。適応は異なりますが，神経因性疼痛治療薬であるプレガバリンにも浮腫の報告があり，L型Caチャネルに作用すること

21

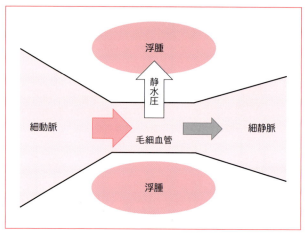

図5 Ca拮抗薬による血管拡張作用

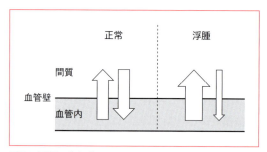

図6 浮腫の生じ方

から同様の機序によるのではないかと考えられています。

2. 薬剤性浮腫

　前述の通り，浮腫は，炎症や低栄養など種々の原因により，末梢血管静水圧，膠質浸透圧，毛細血管透過性，リンパ還流などのバランスが崩れて，細胞外液である間質の液量が増加することによって生じます（図6）。

　浮腫は大きく局所性と全身性に区分され，局所性浮腫の原因は毛細血管静水圧の上昇や血漿膠質浸透圧の低下，血管透過性の亢進等が多く，全身性浮腫は腎障害やNaの排泄低下，Naの過剰投与などによるNa貯留が原

表5　薬剤性浮腫の主な原因

毛細血管静水圧の上昇	Ca拮抗薬	
血管透過性の亢進	ACE阻害薬／ARB NSAIDs ペニシリン系抗菌薬 経口避妊薬 線溶系酵素薬 PPI	
Na・水分の排泄低下 （腎機能障害）	NSAIDs 副腎皮質ステロイド チアゾリジン系糖尿病薬（ピオグリタゾン），インスリン 抗悪性腫瘍薬（CDDP，ADMなど） 中枢神経作用薬（炭酸リチウム，カルバマゼピンなど） 造影剤 甘草，グリチルリチン，アシクロビル	
Na・水分の過剰投与	過剰輸液 Na含有抗菌薬	

〔佐藤洋志　他：薬剤性浮腫. 診断と治療，104（8）：1035-1039，2016をもとに作成〕

因として挙げられます。薬剤性浮腫の主な原因としては毛細血管静水圧の上昇，血管透過性の亢進，Naや水分の排泄低下，輸液によるNaや水分の過剰投与等が挙げられます（表5）。

3. Ca拮抗薬による浮腫の特徴

　Ca拮抗薬による浮腫の病態は血管拡張作用が原因であることから，降圧作用（血管拡張作用）の強いニフェジピンやアムロジピンなどのジヒドロピリジン系に多く，浮腫の頻度は用量依存的に増加すると報告されています[14]。また，浮腫を生じた場合にはL/N型であるシルニジピンへ変更することによって浮腫が改善したとの症例も報告されています[15,16]。

　発症する時期は服用開始後徐々に見られますが，一般的に6カ月以内が多いとされています。浮腫を生じやすい症例として，若年より高齢者，男性より女性，片側よりも両側性の下腿浮腫がみられることが多く，日中よりも夕方に増悪することが多いとされています。

引用文献

1) Trayes KP et al.：Edema: diagnosis and management. Am Fam Physician, 88 (2):102-110, 2013

2) Maisel AS, et al.：Rapid measurement of B-type natriuretic peptide in the emergency diagnosis of heart failure. N Engl J Med, 347 (3)：161-167, 2002

3) Makani H, et al.：Effect of renin-angiotensin system blockade on calcium channel blocker-associated peripheral edema. Am J Med, 124 (2)：128-135, 2011

4) Topham EJ, et al.：Chronic lower limb oedema. Clin Med, 2 (1)：28-31, 2002

5) Cho S, et al.：Peripheral edema. Am J Med, 113 (7)：580-586, 2002

6) Makani H, et al.：Peripheral edema associated with calcium channel blockers：incidence and withdrawal rate—a meta-analysis of randomized trials. J Hypertens, 29 (7)：1270-1280, 2011

7) Shah P, et al.：Pioglitazone：side effect and safety profile. Expert Opin Drug Saf, 9 (2)：347-354, 2010

8) Nesto RW, et al.：Thiazolidinedione use, fluid retention, and congestive heart failure：a consensus statement from the American Heart Association and American Diabetes Association. Diabetes Care, 27 (1)：256-263, 2004

9) Majima T, et al.：Safety and efficacy of low-dose pioglitazone (7.5mg/day) vs. standard-dose pioglitazone (15mg/day) in Japanese women with type 2 diabetes mellitus. Endocr J, 53 (3)：325-330, 2006

10) Frishman WH：Effects of nonsteroidal anti-inflammatory drug therapy on blood pressure and peripheral edema. Am J Cardiol, 89 (6A)：18D-25D, 2002

11) Ogawa S, et al.：Pregabalin treatment for peripheral neuropathic pain：a review of safety data from randomized controlled trials conducted in Japan and in the west. Drug Saf, 35 (10)：793-806, 2012

12) Semel D, et al.：Evaluation of the safety and efficacy of pregabalin in older patients with neuropathic pain：results from a pooled analysis of 11 clinical studies. BMC Fam Pract, 11：85, 2010

13) Tan EK, et al.：Clinical characteristics of pramipexole-induced peripheral edema. Arch Neurol, 57 (5)：729-732, 2000

14) Messerli FH：Vasodilatory edema：a common side effect of antihypertensive therapy. Curr Cardiol Rep, 4 (6)：479-482, 2002

15) 田名毅：L型Ca拮抗薬投与中の高血圧患者の下肢浮腫に対するL/N型Ca拮抗薬への変更の影響. Therapeutic Research, 32 (5)：653-660, 2011

16) 小野昌美　他：本態性高血圧患者におけるL型カルシウムチャンネル拮抗薬誘発性の下腿浮腫-L/T型拮抗薬ベニジピン塩酸塩への切り替え効果-. 診療と新薬, 47 (12)：1193-1200, 2010

3 転倒
── 薬剤性を含めた多因子を評価する

　若く健康な人が転ぶのと違い，高齢患者の転倒は私たちが思っている以上に本人の予後に悪影響を与えます。転倒を引き起こしやすい薬といえば睡眠薬や抗精神病薬などの向精神薬を思い浮かべる人が多いと思いますが，転倒は薬剤性だけでなく複数のリスク因子を評価することが肝心です。今回は高齢患者の症例から，転倒の原因や転倒リスクの評価法，さらに薬剤による転倒のエビデンスを解説します。

患者	70歳 女性
主訴	転倒
現病歴	尿路感染症で入院中。抗菌薬による治療で快方に向かっており，2日後に退院予定だった。起床後，トイレへ行こうと向かって歩いている途中にふらつき，右手で手すりにつかまりながら，左手をついて転んだ。頭部外傷や意識消失はなし
既往歴	心不全，高血圧，脂質異常症，過活動性膀胱，不眠症，変形性膝関節症，便秘，うつ
内服歴	カンデサルタン8mg　　　　1回1錠　1日1回 ブロチゾラム0.25mg　　　1回1錠　1日1回　眠前 ゾルピデム10mg　　　　　1回1錠　1日1回　眠前 オメプラゾール10mg　　　1回1錠　1日1回 ロキソプロフェン60mg　　1回1錠　1日3回 アムロジピン5mg　　　　 1回1錠　1日1回 カルベジロール10mg　　　1回1錠　1日1回 ロスバスタチン5mg　　　 1回1錠　1日1回 ソリフェナシン5mg　　　 1回1錠　1日1回 セルトラリン25mg　　　　1回2錠　1日1回 モサプリド5mg　　　　　 1回1錠　1日3回 酸化マグネシウム330mg　 1回1錠　1日3回 メコバラミン500μg　　　 1回1錠　1日3回
アレルギー	食べ物なし，薬なし

社会歴	喫煙なし，アルコールは機会飲酒
家族歴	特記事項なし
身体診察	
▶印 象	全身状態良好
▶バイタル	血圧121/72mmHg，脈拍数65回/分，呼吸数20回/分，SpO₂ 99%（Room air），体温36.1℃
▶頭頸部	眼瞼結膜貧血なし，甲状腺：触知しない，圧痛なし，頸静脈怒張なし
▶胸 部	心音：整，心雑音なし，肺音：清，肺雑音なし
▶腹 部	平坦，軟，圧痛なし，肝脾腫なし
▶下 肢	軽度浮腫あり
▶四 肢	左手掌部に軽度の擦り傷あり
▶神 経	脳神経所見に特に異常なし

転倒が起こるリスク，病態，患者に与える影響は？

　まず転倒は，「頻度が高く」かつ「ADL低下や障害や死を招く怖いもの」だということを知ってもらいたいと思います。見方次第では，がんよりタチが悪いといえるでしょう。

　転倒のリスクは「過去1年に転倒したことがあるかどうか」，「移動に不安があるかどうか」という2つの簡単な質問でスクリーニングできる[1]ので，ぜひ1度高齢者に聞いてみるのがお勧めです。ほかに推奨されている「Get up and Go Test」という身体診察[1]に関しては後で触れます。

　過去1年で転倒した人は再度転倒するリスクが高く[2]，移動に対する病識[3]や臨床的に検出できる歩行・平衡の異常は転倒のリスク[2]といわれています。

　転倒が実際に起こる頻度は，65歳以上では1年で約27%[2]，80歳以上[4,5]や長期ケア施設入所中の人では50%以上[6,7]とされています。転倒により20%は医師の診察が必要で，10%は骨粗鬆症からの骨折や重症のけがを経験します[8]。老人ホームでの転倒に伴う重症の確率は10～30%とより高くなります[9,10]。

高齢者に多い骨折は脊椎圧迫骨折，橈骨遠位端骨折，上腕骨近位端骨折，大腿骨頸部骨折/転子部骨折（ここでは股関節骨折に統一）であり，とりわけ股関節骨折はその人に与える社会的な影響が大きいといえます．股関節骨折のうち25〜75％は障害前の機能に戻らず[11]，股関節骨折患者の20％が1年以内に死亡し，生存者の多くは以前の機能には戻りません[12]．股関節骨折は国内において毎年9万件が新規発症しています[13]．そして，股関節骨折を経験した80歳以上の患者における生存率は1年で75％，2年56％，5年31％，10年で9％であり，患者の予後に大きな影響を与えています[14]．

加えて転倒は，骨折や機能低下を含む身体的障害だけでなく精神的な影響も与えます．70〜85歳の33〜46％では転倒に対する恐怖があったり[15]，15〜24％でADLが低下したり[16]，60％が中程度，15％が重度の活動制限をしています[17]．また，転倒への恐怖が認知障害，うつ，平衡や運動障害，転倒の病歴に関連していました[15]．

転倒の原因は？

転倒の原因はいわゆる「事故」が25〜45％を占めますが，個々のさまざまな因子の結果によるものです（図1）．例えば年齢に関連した姿勢障害，筋力・歩幅の低下は転倒を回避する能力を低下させている可能性があります．

表1の「その他の特異的な理由」には関節炎，急性疾患，薬剤，疼痛，飲酒，てんかん，ベッドからの転落などが含まれます．失神，めまい，意識障害による転倒であればその鑑別が必要になります．すべりやつまずきによる転倒，転倒発作/drop attack（意識消失を伴わない転倒）であれば，内的・外的危険因子の評価が必要となります．

この症例にどうアプローチする？

1 6つの観点からの評価

本症例では意識消失やめまいはなく，何となくふらついて倒れてしまったようです．すなわち定義上は転倒発作（drop attack）となるため，内的危険因子・外的危険因子の評価を行います．

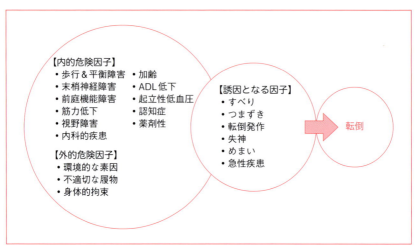

図1 多因子的および相互に関連している転倒
〔Rubenstein LZ, et al.：Falls and their prevention in elderly people：what does the evidence show? Med Clin North Am, 90（5）：807-824, 2006 をもとに作成〕

表1 転倒の主な原因

事故や環境要因	31％
歩行や平衡障害，脱力	17％
めまい	13％
転倒発作	9％
意識障害	5％
起立性低血圧	3％
視覚障害	2％
失神	0.3％
その他の特異的な理由	15％
不明	5％

〔Rubenstein LZ, et al.：Falls and their prevention in elderly people：what does the evidence show? Med Clin North Am, 90（5）：807-824, 2006 をもとに作成〕

　転倒に関するリスクにはさまざまなものがありますが，まず①起立性低血圧，②視力，③歩行・平衡の障害，④薬剤，⑤認知機能，⑥ADL・機能評価の6つの観点からの評価することが勧められています[2]。
　起立性低血圧は報告によってもまちまち[2]ですが，転倒のリスク[18]と考

えられています。起立性低血圧に対する介入（薬剤調整，体液量の調整，行動介入）は有益[19]であり，原因薬剤の調整により起立性低血圧は有意に減少（オッズ比0.35）します[20]。

視力障害も研究によってばらつきがありますが，転倒のリスクと考えられます[2]。特に白内障が原因であれば介入可能であり，すぐに手術する群では介入により転倒が減少した報告もあります[21]。また，遠近両用のメガネでは転倒のリスク上昇の報告があります[22]。

歩行障害や平衡障害は65歳以上の20～50％にみられます[23, 24]。歩行の異常，バランスの異常の両方が転倒のリスクです[2, 25]。その他にも下肢の障害（運動，感覚，平衡）[4]，潜在性の腓骨神経障害[26]，感覚性ニューロパチー[27]，下肢の筋力低下[28]は転倒のリスクと関連しています。ほかに転倒のリスクを上昇させる疾患としてパーキンソン病，膝の関節炎，感覚障害，脳卒中などによる歩行や平衡障害も転倒に関連しています[2]。

認知機能障害は周囲の状況把握ができないことも関連し，単独で転倒のリスク[2]であり，介入による効果が出やすいかどうかの判断材料にもなります[29]。認知機能評価というと長谷川式簡易知能評価スケールやMini-Mental State Examination (MMSE) が有名ですが，手間がかかるのが欠点です。その点，Mini-Cogという方法は

> ❶3つの言葉（桜，猫，電車）を繰り返してもらう
> ❷11時10分の時計を紙に書いてもらう（長針と短針も）
> ❸はじめの3つの言葉をもう一度言ってもらう

という方法であり，認知症に対して感度76％，特異度89％を示しMMSEと同等の信頼性がある[30]ため臨床で非常に使いやすいです。

ADLや機能障害がある人も転倒リスクとなる[31]ので，ADLやIADL（手段的日常生活動作）の聴取は重要です。

2 その他の転倒リスク

ほかに転倒リスクになるものとして，椅子に手をついて立ち上がる男性，虚弱，うつ症状，転倒歴，末梢神経障害，歩行速度の低下，慢性の筋骨格系の疼痛，低Na血症[18, 32～36]が挙げられています。

また，それ以外に足や靴の評価も重要です。重度の足の問題(中等症以上の外反母趾，つま先の変形，爪の変形や潰瘍)などがあると転倒のリスクになります[4]。靴の履き心地，靴底の摩耗，ハイヒールなど，靴の状態が悪いと転倒のリスクが高くなります[37]。かかとが低く，接触面積が大きい靴は転倒のリスクを軽減します[38]。

　転倒のリスクを他覚的に評価する方法で今回覚えてもらいたい診察に「Get up and Go Test」があります。ストップウォッチと椅子さえあれば簡単にできるので，ぜひ皆さんに試してもらいたいところです。Get up and Go Test[39]は次の手順により，その時間を測定する方法です。

❶ 手すりのない椅子から立ち上がる
❷ 3m歩行する
❸ 振り向いて椅子に戻る
❹ 振り向いて椅子に座る

　これによって，時間に加えて立ち上がり，足の筋力，バランス，前庭機能，歩行障害などさまざまな評価ができます。椅子に手をついて立ち上がる男性は転倒リスク[32]で，椅子から立ち上がるのに2秒以上かかる[40]ことも転倒のリスクとなります。Get up and Go Testの平均時間をみると，60代は約8.1秒，70代は約9.2秒，80～90代は11.3秒で，カットオフ値を12.6～13.5秒にすると感度30.5～31％，特異度74～89.5％で転倒リスク評価に使えたという報告があります[41, 42]。しかし，メタアナリシスおよびシステマティックレビューで否定的な結果も出ており過信は禁物です[43]。

 ## 追加でとりにいく問診・身体診察・検査所見は？

　転倒に対するアプローチでは表2のようなワークアップが推奨されています[44]。

❶ 追加の問診
- 転倒するのは初めてか⇒実は2～3カ月に1回転倒することがあった
- 転倒した際の目撃者⇒看護師の目撃あり，特に誘引なくふらふらとして転倒

3 転倒 ─ 薬剤性を含めた多因子を評価する

表2 転倒に対して行うことが推奨されるワークアップ

A 病歴	①転倒の病歴：状況，頻度，症状，けが ②すべての内服（市販薬含む） ③関連する危険因子の既往（骨粗鬆症，尿失禁，心血管疾患）
B 身体診察	①歩行，バランス，下肢の関節機能や動き ②神経学的所見：認知評価，下肢末梢神経，固有感覚，反射，皮質，錐体路， 　小脳機能の検査 ③下肢の筋力 ④心血管：心拍数，リズム，姿勢時の脈や血圧，必要に応じて頸動脈洞過敏 　症候群 ⑤視力の評価 ⑥足や履物の評価
C 機能評価	①ADLの評価 ②生活の質や転倒に対する恐怖
D 環境アセスメント	─

〔Panel on Prevention of Falls in Older Persons, American Geriatrics Society and British Geriatrics Society, et al.：Summary of the Updated American Geriatrics Society/British Geriatrics Society clinical practice guideline for prevention of falls in older persons. J Am Geriatr Soc, 59(1)：148-157, 2011 をもとに作成〕

- 転倒前後の記憶や症状⇒意識消失やめまい症状はなかった
- ADLやIADL⇒ADLは問題なし，IADLは同居している長男の妻に炊事や家事労働を手伝ってもらっている。移動のときはバスを使ったり家族が車を運転したりしている
- Mini-Cog⇒認知機能の問題なし
- 骨粗鬆症⇒今まで評価されたことがなかった

2 追加の身体診察

- 明らかな麻痺はなかったが，下肢の徒手筋力テスト（manual muscle test）は全体的に4/5程度に低下していた
- 下肢の表在や痛覚の障害はない
- 下肢の深部感覚障害はない，Romberg試験は正常
- 失調を調べるための回内・回外試験，指鼻指試験，膝踵試験は左右差ないが両側でやや拙劣
- 起立試験で血圧低下と脈拍上昇があり起立性低血圧の診断に至った
- 視力は問題なかった

- Get up and Go Testは合計18秒。立ち上がりに時間がかかり，歩行はややふらつきがあり，振り返りにも時間を要していた

3 検査結果

- 採血結果では128mEq/Lの低Na血症以外に血算，電解質，肝胆道系

One More Lecture

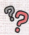
今回のような症例では，低Na血症はどの程度から治療が必要になるのでしょうか？

　低Na血症（135mEq/L未満）の治療適応はさまざまな要素に基づいて行われます。低Na血症は大きく症候性か無症候性なのか，急性（発症後48時間以内）か慢性（発症後48時間以降）かに分けられます（表3，4）。今回の症例のような無症候性・慢性の低Na血症の場合（既存の頭蓋内病変が存在する場合を除く）には120mEq/L未満で治療適応となります。120mEq/L以上の場合には，低Na血症の原因となるような薬剤の有無，可逆的な原因の検索，水分量の制限を行います（表5）。

表3　低Na血症

軽度	130〜134mEq/L
中等度	120〜129mEq/L
重度	120mEq/L未満

表4　低Na血症の症状

軽度〜中等度	頭痛，疲労感，嘔気，嘔吐，歩行障害
重度	痙攣，昏睡，呼吸停止

表5　低Na血症の治療適応（既存の頭蓋内疾患がない場合）

		症状の程度		
		無症候	軽度〜中等度	重度
低Na症	軽度	＊	＊	＊＊
	中等度	＊	＊	＊＊
	重度	＊＊	＊＊	＊＊

＊：低Na血症の原因となるような薬剤の有無や可逆的な原因の検索，水分量の制限
＊＊：治療適応
(UpToDate Overview of the treatment of hyponatremia in adultsをもとに作成)

酵素，腎機能，血糖値，甲状腺機能，アルブミン，凝固能で特記すべき異常は認められなかった

どのように解釈して進めていくか？

　病歴から尿路感染症に対する治療経過は良好であり，急性疾患に伴う転倒ではなく，めまい，失神，意識障害など直接的な素因はない転倒であると考えられます。病歴や身体診察からは，軽度の下肢筋力低下，軽度の歩行障害/平衡障害，両側の膝関節症，起立性低血圧といった転倒の因子があります。認知障害や視力障害はありませんでした。
　Get up and Go Testで認められた遅延は上記および薬剤を含めた多因子によるものと考えられました。

薬剤の関与を考えるとすれば？

　転倒に関する薬剤は多く，さまざまな薬と転倒との関連が報告されています。転倒に関連する主な薬剤を表6に示します。転倒リスクがある患者に対する介入のなかで，薬剤調整は安全かつ簡単に介入でき，効果が認められている[44]ため非常に重要です。特定の種類の薬剤の問題だけでなく，多剤併用（ポリファーマシー），最近の処方薬の変化[45〜47]，アドヒアランス[48]がリスクとなります。そして，どんなタイプの薬でも増えれば増えるほど転倒リスクになります[49]が，なかでも抗精神病薬と多剤併用は転倒との強い関連が示唆されています[50,51]。
　中枢神経に関連する薬剤は基本的に転倒リスクとなります。ベンゾジアゼピン（BZ）系薬などの鎮静薬/睡眠薬，フェノチアジン系抗精神病薬，抗うつ薬[4]，定型抗精神病薬は転倒と関連があります[50]。選択的セロトニン再取り込み阻害薬（SSRI）は三環系抗うつ薬（TCA）より安全と臨床医には思われていますが，転倒に関しては同じくらいのリスクがあります。TCA，SSRI，トラゾドンの比較研究ではオッズ比がおのおの2.0，1.8，1.2でした[52]。この文献では用量が増えるとリスクも増大していました。
　BZ系薬については，作用時間は転倒リスクに関連がなく用量や最近の使

表6　転倒との関連性が報告されている薬剤

薬剤	オッズ比	文献
BZ系薬	1.57, 1.48	47, 50
ゾルピデム	4.37, 1.87	60, 61
エスゾピクロン	N.S.	61
抗うつ薬	1.68, 1.68	47, 50
TCA＞SSRI＞トラゾドン	2.0/1.8/1.2	52
認知症治療薬	1.53	58
抗精神病薬	1.59, 1.73	47, 50
非定型抗精神病薬	1.54	59
降圧薬	1.24	47
利尿薬	1.07, 1.08	47, 49
β遮断薬	N.S.	47, 49
硝酸薬	1.13	49
ジゴキシン	1.2	49
NSAIDs	1.21, N.S.	47, 49
オピオイド	N.S.	47

用が危険因子であることを示唆する研究[53〜56]や，長期間作用が転倒のリスクであるとする研究もあります[48,57]。

　ほかに認知症治療薬[58]，非定型抗精神病薬[59]，非BZ系睡眠薬のゾルピデム[60,61]は有意に転倒のリスクでした。エスゾピクロンと転倒に関連はなかったとする報告もあります[61]。

　循環器系の薬剤では降圧薬（オッズ比1.24）が転倒のリスクとなります[47]。β遮断薬は有意差なく，利尿薬は関連がありました[47]。その他の薬剤ではNSAIDs[47]も転倒のリスクでした。

　転倒からは話がずれますが，骨折のリスクという面ではプロトンポンプ阻害薬もリスクになります[62]。加えていうと，この患者は70歳と高齢にもかかわらず骨粗鬆症の評価がされていません。ポリファーマシーの問題点は薬の数が多いことによるアドヒアランスの低下や有害事象だけでなく，必要な薬が内服されなくなるリスクもあることを認識しておくことが重要です。

> **One More Lecture**
>
> BZ系薬，ゾピクロン，エスゾピクロン，ゾルピデムで転倒・転落に関与するという報告は聞いたことがありますが，メラトニン受容体作動薬（ラメルテオン）やオレキシン受容体拮抗薬（スボレキサント）ではどうでしょうか？
>
> ラメルテオンやスボレキサントにおいても，添付文書に主な副作用として傾眠が記載されています。そのことから，特に高齢者では両者ともに転倒・転落に関与すると考えます。
>
> 　ラメルテオンはわが国の臨床試験において，主な副作用として，傾眠（3.4％），頭痛（1.0％），倦怠感（0.5％），浮動性めまい（0.5％）が報告されています。スボレキサントは第Ⅲ相国際共同試験で，主な副作用として，傾眠（4.7％），頭痛（3.9％），疲労（2.4％）が報告されています。上記を踏まえ，身体的および精神的な能力を障害するため，注意力を要するような，機械操作や自動車の運転等には注意を払う必要があります。

 ## その後の経過はどうなった？

　患者は上記の評価に加えて，転倒した時にスリッパを履いていたことが判明したため，今度はしっかりとした履物を使うように指導しました。また，高血圧のコントロールで家庭血圧測定の指示を受けておらず，退院後のフォローで測定したところ収縮期血圧が100～110mmHg程度だったため降圧薬の減量を行いました。また，一時的に抑うつ症状があったためセルトラリンが投与されていましたが，その後の必要性の評価がされていなかったので行うようにしたのと，眠前のレンドルミンの漸減を徐々に行う方針としました。住宅には手すりが入っていることを確認し，今後の転倒予防のためにデイサービスの利用を促しました。

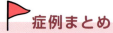 症例まとめ

- 転倒は頻度が高く，かつ重大な障害や死亡のリスクになる疾患なので介入が重要。スクリーニングは「転倒の既往」，「移動に対する不安」の2つの質問で可能である。
- 転倒はめまいや失神といった直接的な因子と多くの間接的な内的・外的因子からなっている。多因子のなかでも薬剤調整による介入は簡単に可能で，なおかつ有効性が示されている。転んだことのある人や転びそうな人には積極的に介入すべきである。

 ## 薬学的視点で症例を振り返ってみよう

　2つの思考プロセスによる評価で振り返ってみましょう（System1・2の詳細はp.6〜8参照）。
　病歴・身体診察に基づく最初のアプローチは，本ケースでは転倒発作（drop attack）であるため，内的・外的因子として多くの要因の関与（多因子性）を想起し，System2の思考プロセスへ移行しています。
　追加でとりにいく所見は，System2で想起した要因に基づいたアプローチとなっており，最終的には複数の転倒の素因＋薬剤性と考察しています。

 ## 薬学的視点による推論プロセス

　転倒に関連する薬剤は多いため（表7），本症例の場合，ポリファーマシー⇒降圧薬，BZ系薬の存在⇒副作用⇒減量・休薬・中止という，System1的思考プロセスで終わらせてしまわないことがポイントと思われます。転倒は多くの内的因子と外的因子が関与しており，内的因子の1つである薬剤だけに着目しても問題解決にはならないことに注意が必要です。

表7 転倒に関与する主な薬剤

症状	薬剤名
平衡障害	抗結核薬，抗てんかん薬，不随意運動治療薬，パーキンソン病治療薬，抗精神病薬，神経障害性疼痛治療薬，免疫抑制薬
末梢神経障害	タキサン系抗がん薬，プラチナ系抗がん薬
筋力低下	グリチルリチン製剤，スタチン，キノロン系抗菌薬，ステロイド，抗ウイルス薬，末梢性コリンエステラーゼ阻害薬，筋弛緩薬
骨粗鬆症	ステロイド，アロマターゼ阻害薬，Gn-RHアゴニスト，抗リウマチ薬の生物学的製剤
心血管障害	循環器治療薬
視覚障害	抗てんかん薬，抗コリン作用のある抗うつ薬，抗ヒスタミン薬，免疫抑制薬，アミオダロン，ボリコナゾール
起立性低血圧	降圧薬，抗精神病薬

被疑薬のおさらい

1. BZ系薬の作用機序

　今回は転倒の原因の1つとして，BZ系薬によるふらつきや筋弛緩作用が疑われた症例でした．ここでは，BZ系薬の作用機序を整理して，転倒との関連を調べていきましょう．

　BZ系薬は，大脳辺縁系に存在するGABA$_A$受容体－BZ受容体－Cl$^-$チャネル複合体のBZ受容体部に作用することによってGABA受容体を介して細胞内へのCl$^-$イオンの流入を促進させ，覚醒維持を司る脳幹網様体への興奮刺激を低下させて睡眠を誘導すると考えられています．

　BZ受容体作動薬が作用するGABA$_A$受容体－BZ受容体－Cl$^-$チャネル複合体はα，β，γサブユニットで形成されており，さらにαサブユニットにはα$_{1~6}$のサブタイプが存在し[63]，α$_1$が鎮静，α$_{2,3}$が不安・筋緊張，α$_5$が記憶・筋緊張に関与するとされています．[64]

　BZ系薬の結合部位はαとγのサブユニットの組み合わせによりω$_1$型，ω$_2$型，ω$_3$型のサブタイプが存在しており，ω$_1$受容体はα$_1$サブユニットを有していることから鎮静・睡眠に，ω$_2$受容体はα$_2$，α$_3$，α$_5$を有していることから不安・筋緊張・記憶に関与しているとされています．

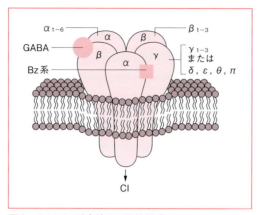

図2　GABA_A受容体の5量体構造
[Jacob TC, et al.：GABA (A) receptor trafficking and its role in the dynamic modulation of neuronal inhibition. Nat Rev Neurosci, 9 (5)：331-343, 2008をもとに作成]

　ふらつき・転倒は，筋緊張に関連するω_2受容体に作用することによって引き起こされることから，ω_1受容体に選択性が高く転倒リスクを改善する目的でBZ骨格を有さないゾルピデムやエスゾピクロンなどの非BZ系薬が開発されました。

2. 薬剤服用がどのように転倒につながるのか

　本文中にもあるように，転倒を生じる危険因子として薬剤だけではなくさまざまな要因が影響していますが，薬剤師としてはそれらを理解しつつも，高齢者では常に転倒の危険因子の1つとして薬剤を念頭におく必要があると思います。

　転倒を生じる可能性のある薬剤には，BZ系薬のように眠気を生じる睡眠薬や抗うつ薬など精神科系の薬剤だけではなく，血圧低下を生じる降圧薬や利尿薬，徐脈を生じるβ遮断薬，その他NSAIDsやオピオイド，認知症治療薬などさまざまな薬剤が知られているので，どのように転倒につながるのか，薬理作用や症状の視点から薬剤について整理しておきましょう。

3. BZ受容体作動薬の種類による違いと特徴

1でも述べたように，ω_1受容体に選択性の高い薬剤はふらつきや転倒は起きにくいと言われていますが，実際には表7にあるように，複数の研究において転倒のリスクとなることが示されており，「転倒リスクはない」と言い切るだけの根拠はないことから，現状では危険因子の1つとして注意していく必要があります。

さらにBZ系薬の感受性は加齢によって亢進することや，多くのBZ系薬の代謝に関係するCYP3A4の代謝活性は加齢に伴い低下することから，高齢者ではBZ系薬の作用増強や効果の遅延が考えられます[65]。

日本老年医学会の「高齢者の安全な薬物療法ガイドライン2015」においてもBZ受容体作動薬は転倒や骨折につながることから，「漫然と長期投与せず，減量，中止を検討する。少量の使用にとどめる」という記載になっており，注意が必要になります。

引用文献

1) Moyer VA, et al.：Prevention of falls in community-dwelling older adults：U.S.Preventive Services Task Force recommendation statement. Ann Intern Med, 157 (3)：197-204, 2012

2) Ganz DA, et al.：Will my patient fall?　JAMA, 297 (1)：77-86, 2007

3) Chu LW, et al.：Incidence and predictors of falls in the chinese elderly. Ann Acad Med Singapore, 34 (1)：60-72, 2005

4) Tinetti ME, et al.：Risk factors for falls among elderly persons living in the community. N Engl J Med, 319 (26)：1701-1707, 1988

5) Chang JT, et al.：Interventions for the prevention of falls in older adults：systematic review and meta-analysis of randomised clinical trials. BMJ, 328 (7441)：680-686, 2004

6) Thapa PB, et al.：Injurious falls in nonambulatory nursing home residents：a comparative study of circumstances, incidence, and risk factors. J Am Geriatr Soc, 44 (3)：273-278, 1996

7) Tinetti ME, et al.：Mechanical restraint use and fall-related injuries among residents of skilled nursing facilities. Ann Intern Med, 116 (5)：369-374, 1992

8) Kwan E, et al.：Assessment and management of falls in older people. CMAJ, 186(16)：E610-E621, 2014

9) Nickens H：Intrinsic factors in falling among the elderly. Arch Intern Med, 145 (6)：1089-1093, 1985

10) Oliver D, et al.：Strategies to prevent falls and fractures in hospitals and care homes and effect of cognitive impairment：systematic review and meta-analyses. BMJ, 334 (7584)：82, 2007

11) Rubenstein LZ, et al. : Falls and their prevention in elderly people : what does the evidence show?　Med Clin North Am, 90 (5) : 807-824, 2006
12) McGilton KS, et al. : Outcomes for older adults in an inpatient rehabilitation facility following hip fracture (HF) surgery. Arch Gerontol Geriatr, 49 (1) : e23-e31, 2009
13) Orimo H, et al. : Trends in the incidence of hip fracture in Japan, 1987-1997 : the third nationwide survey. J Bone Miner Metab, 18 (3) : 126-131, 2000
14) Tsuboi M, et al. : Mortality and mobility after hip fracture in Japan : a ten-year follow-up. J Bone Joint Surg Br, 89 (4) : 461-466, 2007
15) Austin N, et al. : Fear of falling in older women : a longitudinal study of incidence, persistence, and predictors. J Am Geriatr Soc, 55 (10) : 1598-1603, 2007
16) Tinetti ME, et al. : The effect of falls and fall injuries on functioning in community-dwelling older persons. J Gerontol A Biol Sci Med Sci, 53 (2) : M112-M119, 1998
17) Deshpande N, et al. : Activity restriction induced by fear of falling and objective and subjective measures of physical function : a prospective cohort study. J Am Geriatr Soc, 56 (4) : 615-620, 2008
18) Menant JC, et al. : Depressive symptoms and orthostatic hypotension are risk factors for unexplained falls in community-living older people. J Am Geriatr Soc, 64 (5) : 1073-1078, 2016
19) Close J, et al. : Prevention of falls in the elderly trial (PROFET) : a randomised controlled trial. Lancet, 353 (9147) : 93-97, 1999
20) van der Velde N, et al. : Withdrawal of fall-risk-increasing drugs in older persons : effect on tilt-table test outcomes. J Am Geriatr Soc, 55 (5) : 734-739, 2007
21) Harwood RH, et al. : Falls and health status in elderly women following first eye cataract surgery : a randomised controlled trial. Br J Ophthalmol, 89 (1) : 53-59, 2005
22) Lord SR, et al. : Multifocal glasses impair edge-contrast sensitivity and depth perception and increase the risk of falls in older people. J Am Geriatr Soc, 50 (11) : 1760-1766, 2002
23) Alexander NB : Gait disorders in older adults. J Am Geriatr Soc, 44 (4) : 434-451, 1996
24) Sudarsky L : Geriatrics : gait disorders in the elderly. N Engl J Med, 322 (20) : 1441-1446, 1990
25) Guideline for the prevention of falls in older persons. American Geriatrics Society, British Geriatrics Society, and American Academy of Orthopaedic Surgeons Panel on Falls Prevention. J Am Geriatr Soc, 49 (5) , 664-672, 2001
26) Louis H, et al. : Subclinical peroneal neuropathy : A common, unrecognized, and preventable finding associated with a recent history of falling in hospitalized patients. Ann Fam Med, 14 (6) : 526-533, 2016
27) Richardson JK, et al. : Peripheral neuropathy : a true risk factor for falls. J Gerontol A Biol Sci Med Sci, 50 (4) : M211-M215, 1995
28) Rubenstein LZ, et al. : The epidemiology of falls and syncope. Clin Geriatr Med, 18 (2) : 141-158, 2002
29) Jensen J, et al. : Fall and injury prevention in residential care--effects in residents with higher and lower levels of cognition. J Am Geriatr Soc, 51 (5) : 627-635, 2003
30) Borson S, et al. : The Mini-Cog as a screen for dementia : validation in a population-based sample. J Am Geriatr Soc, 51 (10) : 1451-1454, 2003
31) van Bemmel T, et al. : In an observational study elderly patients had an increased risk of falling due to home hazards. J Clin Epidemiol, 58 (1) : 63-67, 2005

32) Campbell AJ, et al. : Risk factors for falls in a community-based prospective study of people 70 years and older. J Gerontol, 44 (4) : M112-M117, 1989

33) Luukinen H, et al. : Predictors for recurrent falls among the home-dwelling elderly. Scand J Prim Health Care, 13 (4) : 294-299, 1995

34) Ensrud KE, et al. : Comparison of 2 frailty indexes for prediction of falls, disability, fractures, and death in older women. Arch Intern Med, 168 (4) : 382-389, 2008

35) Leveille SG, et al. : Chronic musculoskeletal pain and the occurrence of falls in an older population. JAMA, 302 (20) : 2214-2221, 2009

36) Renneboog B, et al. : Mild chronic hyponatremia is associated with falls, unsteadiness, and attention deficits. Am J Med, 119 (1) : 71. e1-e8, 2006

37) Rubenstein LZ, et al. : Falls and instability in the elderly. J Am Geriatr Soc, 36 (3) : 266-278, 1988

38) Robbins S, et al. : Improving balance. J Am Geriatr Soc, 46 (11) : 1363-1370, 1998

39) Mathias S, et al. : Balance in elderly patients : the "get-up and go" test. Arch Phys Med Rehabil, 67 (6) : 387-389, 1986

40) Nevitt MC, et al. : Risk factors for recurrent nonsyncopal falls. A prospective study. JAMA, 261 (18) : 2663-2668, 1989

41) Barry E, et al. : Is the Timed Up and Go test a useful predictor of risk of falls in community dwelling older adults : a systematic review and meta-analysis. BMC Geriatr, 14 (1) : 14, 2014

42) Kojima G, et al. : Does the timed up and go test predict future falls among British community-dwelling older people? Prospective cohort study nested within a randomised controlled trial. BMC Geriatr, 15 (1) : 38, 2015

43) Schoene D, et al. : Discriminative ability and predictive validity of the timed up and go test in identifying older people who fall : systematic review and meta-analysis. J Am Geriatr Soc, 61 (2) : 202-208, 2013

44) Panel on Prevention of Falls in Older Persons, American Geriatrics Society and British Geriatrics Society, et al. : Summary of the Updated American Geriatrics Society/British Geriatrics Society clinical practice guideline for prevention of falls in older persons. J Am Geriatr Soc, 59 (1) : 148-157, 2011

45) Cumming RG, et al. : Medications and multiple falls in elderly people : the St Louis OASIS study. Age Ageing, 20 (6) : 455-461, 1991

46) Buchner DM, et al. : Falls and fractures in patients with Alzheimer-type dementia. JAMA, 257 (11) : 1492-1495, 1987

47) Woolcott JC, et al. : Meta-analysis of the impact of 9 medication classes on falls in elderly persons. Arch Intern Med, 169 (21) : 1952-1960, 2009

48) Berry SD, et al. : Poor adherence to medications may be associated with falls. J Gerontol A Biol Sci Med Sci, 65 (5) : 553-558, 2010

49) Leipzig RM, et al. : Drugs and falls in older people : a systematic review and meta-analysis : II. Cardiac and analgesic drugs. J Am Geriatr Soc, 47 (1) : 40-50, 1999

50) Leipzig RM, et al. : Drugs and falls in older people : a systematic review and meta-analysis : I. Psychotropic drugs. J Am Geriatr Soc, 47 (1) : 30-39, 1999

51) Ensrud KE, et al. : Central nervous system active medications and risk for fractures in older women. Arch Intern Med, 163 (8) : 949-957, 2003

52) Thapa PB, et al. : Antidepressants and the risk of falls among nursing home residents. N Engl J Med, 339 (13) : 875-882, 1998

53) Ensrud KE, et al. : Central nervous system-active medications and risk for falls in older women. J Am Geriatr Soc, 50 (10) : 1629-1637, 2002

54) Cumming RG : Epidemiology of medication-related falls and fractures in the elderly. Drugs Aging, 12 (1) : 43-53, 1998

55) Wang PS, et al. : Hazardous benzodiazepine regimens in the elderly : effects of half-life, dosage, and duration on risk of hip fracture. Am J Psychiatry, 158 (6) : 892-898, 2001

56) Tamblyn R, et al. : A 5-year prospective assessment of the risk associated with individual benzodiazepines and doses in new elderly users. J Am Geriat Soc, 53 (2) : 233-241, 2005

57) Ray WA, et al. : Benzodiazepines of long and short elimination half-life and the risk of hip fracture. JAMA, 262 (23) : 3303-3307, 1989

58) Kim DH, et al. : Dementia medications and risk of falls, syncope, and related adverse events : meta-analysis of randomized controlled trials. J Am Geriatr Soc, 59 (6) : 1019-1031, 2011

59) Fraser LA, et al. : Falls and fractures with atypical antipsychotic medication use : a population-based cohort study. JAMA Intern Med, 175 (3) : 450-452, 2015

60) Kolla BP, et al. : Zolpidem is independently associated with increased risk of inpatient falls. J Hosp Med, 8 (1) : 1-6, 2013

61) Tom SE, et al. : Nonbenzodiazepine sedative hypnotics and risk of fall-related injury. Sleep, 39 (5) : 1009-1014, 2016

62) Khalili H, et al. : Use of proton pump inhibitors and risk of hip fracture in relation to dietary and lifestyle factors : a prospective cohort study. BMJ, 344 (7845) : e372, 2012

63) Jacob TC, et al : GABA (A) receptor trafficking and its role in the dynamic modulation of neuronal inhibition. Nat Rev Neurosci, 9 (5) : 331-343, 2008

64) Rudolph U, et al : Benzodiazepine actions mediated by specific gamma-aminobutyric acid (A) receptor subtypes. Nature, 401 (6755) : 796-800, 1999

65) 日本老年医学会日本医療研究開発機構研究費・高齢者の薬物治療の安全性に関する研究研究班　他編：高齢者の安全な薬物療法ガイドライン2015　(https://www.jpn-geriat-soc.or.jp/info/topics/pdf/20170808_01.pdf)

4 下痢
─5パターンから原因を絞り込む

下痢の原因となる病態・疾患は実に多く，一口に鑑別といっても決して簡単ではありません．下痢を起こしうる薬剤もさまざまなため，原因を絞り込むためのポイントを知ることが大切です．今回は下痢の病態に基づいた5パターンと時間経過，この2つを特に意識してケースに進みましょう．

患者	72歳 女性
主訴	慢性下痢
現病歴	ADLの自立した独居の72歳女性．4週間持続する慢性下痢を主訴に近医受診し，経過観察となっていたが改善しないため当院内科外来受診となった．嘔気・嘔吐なし，海外渡航なし，海・川・山などに出かけた病歴なし
既往歴	2型糖尿病，高血圧症
内服歴	シタグリプチン，ニフェジピン，アジルサルタン，ランソプラゾール
アレルギー	特記事項なし
社会歴	夫が4年前他界し，その後独居．喫煙なし，飲酒なし
家族歴	特記事項なし
身体診察	
▶意識	清明
▶バイタル	体温36.5℃，血圧127/62 mmHg，脈拍79回/分，SpO_2 97％（室内気）
▶頭頸部	眼瞼結膜蒼白なし，咽頭発赤なし，扁桃腫大なし，頸部リンパ節腫脹認めず，甲状腺腫大認めず
▶胸部	呼吸音：両側清，左右差なし，心音：整，心雑音聴取せず
▶腹部	腸蠕動音亢進・減弱なし，平坦・軟，左下腹部に軽度圧痛あり
▶四肢	温か，浮腫なし

下痢はどのようなメカニズムで起こる？

　腸管による1日の液体の吸収量はご存じでしょうか？　通常，成人においては1日に約9L（食事から2L，唾液から1L，胃液から2L，胆汁・膵液・腸液から4L）の液体が腸管内を通過し，これら9Lのうち8Lが小腸で，残り1Lのほとんどが結腸で吸収され，最終的に便中に含まれる水分量は約0.2Lです。
　下痢の原因となる病態には次の3つが考えられます。

> ❶ 腸管内に液体が出過ぎる〔分泌性，浸透圧性，吸収不良（脂肪性）〕
> ❷ 腸管壁に異常がある吸収障害（炎症性，吸収不良）
> ❸ 腸管で水分を吸収する時間がない（機能性やその他）

 ## この症例にどうアプローチする？

　3つの病態を踏まえて臨床的に鑑別を進めるには，①吸収不良（脂肪便），②炎症性，③浸透圧性，④機能性，⑤分泌性——の5つのパターンに分けていきます（図1）[1, 2]。
　慢性下痢の鑑別診断は非常に多彩です[1, 2]。鑑別リストを表1に示しました。ここではその多くの鑑別を述べるというよりは，慢性下痢の鑑別の考

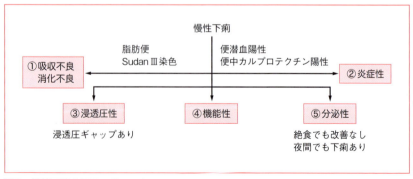

図1　慢性下痢のフローチャート

表1 慢性下痢の鑑別診断

分類	考えられる病態・疾患	特徴
分泌性	アルコール依存	飲酒そのものが浸透圧性の下痢を起こす。慢性膵炎の原因にもなる
	炎症性腸疾患	若年の再発性の下痢ではまず鑑別にあげる
	血管炎	発熱をはじめとする他の全身症状があれば考慮する
	顕微鏡的大腸炎	PPI，H_2受容体拮抗薬，SSRI内服患者では常に考える
	細菌感染	—
	神経内分泌腫瘍（ガストリノーマ，VIPoma[*1]，カルチノイド症候群，肥満細胞腫，ソマトスタチノーマ）	—
	術後（胆嚢摘出，迷走神経切除，胃や腸管切除）	—
	胆汁酸吸収不良	—
	内分泌疾患（甲状腺機能亢進症など）	甲状腺機能亢進症はまず除外するべき疾患
	副腎不全	下痢から疑うということはあまりない。症状の1つ
	薬剤性	（表2参照）
浸透圧性	セリアック病（セリアックスプルー）	グルテンに対する自己免疫性疾患
	炭水化物吸入不良症候群	食事摂取歴が重要
	乳糖不耐症	
	薬剤性	（p.47表2参照）
機能性	アミロイドーシス	心，腎，消化管，神経と多彩な症状を来すまれ，かつ診断が難しい疾患
	過敏性腸症候群（IBS）	commonではあるが，除外診断が必須
	強皮症	皮膚だけでなく肺，食道，腸管，腎臓などさまざまな場所に障害を及ぼす
	甲状腺機能亢進症	まず除外するべき疾患
	糖尿病性神経障害	糖尿病にかかった期間と他の疾患の除外が重要
	迷走神経切断後	腹部手術の既往の病歴聴取が重要
吸収不良	アミロイドーシス	心，腎，消化管，神経と多彩な症状を来す，まれかつ診断が難しい疾患
	胃バイパス術，消化管切除後，短腸症候群	腹部手術の既往の病歴聴取が重要
	ウィップル病	まれな感染症。体重減少，下痢，関節炎を起こす。中枢神経症状や血液培養陰性感染性心内膜炎を起こすこともある
	セリアック病（セリアックスプルー）	グルテンに対する自己免疫性疾患
	炭水化物吸入不良症候群/乳糖不耐症	食事との関連を考える
	腸間膜虚血	食事に関連した腹痛を来す（腹部アンギーナ）
	非侵襲性寄生虫感染（ジアルジアなど）	ジアルジアは渡航感染症。腐った卵のようなゲップが出る
	薬剤性	（p.47表2参照）

（次頁に続く）

分類	考えられる病態・疾患	特徴
吸収不良	small bowel bacterial overgrowth	腸内細菌の異常増殖によるもの。慢性下痢や吸収不良に加えてガス産生による腹部膨満，腹痛などを生じる。PPI，強皮症，肝硬変などがリスク
	リンパ管の障害（心不全，リンパ腫など）	腸リンパ管拡張などによる脂肪転送阻害
消化不良	肝胆道系疾患	胆汁分泌不全による脂肪の消化吸収不良で下痢が生じる
	胆汁酸分泌不足	
	膵外分泌機能不全／慢性膵炎	膵酵素がないため脂肪の分解／吸収ができず下痢が生じる
	胃排出調整機能の障害	胃に食物・水分を保持できないことや麻痺も下痢の原因になりうる
炎症性／感染性	ウイルス感染症（サイトメガロウイルス，単純ヘルペスウイルスなど）	免疫抑制患者の下痢ではサイトメガロウイルス感染を常に鑑別に考える
	炎症性腸疾患（クローン病や潰瘍性大腸炎）	若年の慢性下痢では鑑別の上位＋見逃してはいけない疾患
	寄生虫感染（クリプトスポリジウム，サイクロスポラなど）	クリプトスポリジウムは免疫正常者では2週間以内で治ることが多いが，HIV感染者では慢性で劇症の下痢を起こす
	細菌感染症（結核，エルシニア，アメーバ）	渡航歴の有無で鑑別が変わる。回盲部では結核を必ず鑑別に考える
	絨毛腺腫	粘液の大量分泌による電解質異常を引き起こすことがある
	大腸がん	高齢発症の下痢では常に鑑別にあげる
	放射線大腸炎	既往でがんがあれば治療歴も確認をする
	リンパ腫	小腸にできると発見が難しい
	Clostridium difficile 感染症	3カ月以内の抗菌薬投与後に起きる。高齢者，PPIやH$_2$受容体拮抗薬の内服などがリスク

＊1：VIP産生腫瘍。小腸から分泌される血管作動性腸管ペプチド（vasoactive intestinal peptide）の過剰産生により起こる。

え方で重要となる薬剤性の除外，感染性や悪性腫瘍など致死的な疾患の除外をすることと，慢性下痢のどのタイプかどうかを判断することに関して記載しています。なお，過敏性腸症候群（IBS）はCommonな疾患ですが，あくまで「除外診断」であることに注意してください。

　また，渡航歴がある人とHIV感染症や免疫不全の患者の慢性下痢では鑑別の考え方がガラリと変わるので，基礎疾患や渡航歴の病歴聴取は非常に大事です。寄生虫疾患を疑った場合は虫卵や虫体の検査を3回繰り返します[3]。

表2　下痢の原因となる主な薬剤

分類	薬剤	分類	薬剤
浸透圧性	クエン酸塩，リン酸塩，硫酸塩	吸収不良	コレスチラミン
	抗菌薬		チクロピジン
	糖アルコール（マンニトール，ソルビトール，キシリトール）		テトラサイクリン
			メチルドパ
	マグネシウム含有製剤		orlistat（肥満治療薬）
	α-グルコシダーゼ阻害薬	運動性/機能性	アセチルコリンエステラーゼ阻害薬
分泌性	アセチルコリンエステラーゼ阻害薬		抗がん薬
	カフェイン		コリン作動薬
	カルシトニン		刺激性下剤
	カルバマゼピン		マクロライド系抗菌薬
	抗がん薬		メトクロプラミド
	抗菌薬	炎症性/顕微鏡的大腸炎	エチドロネート
	抗コリン薬		エンタカポン
	抗不整脈薬		カルバマゼピン
	コルヒチン		金製剤
	ジギタリス製剤		クロザピン
	シンバスタチン		クロルプロパミド
	チクロピジン		抗菌薬
	テオフィリン		シクロスポリン
	プロスタグランジン製剤（ミソプロストール）		シンバスタチン，フルバスタチン
			セルトラリン，デュロキセチン，パロキセチン
	メトホルミン		チクロピジン
	H_2受容体拮抗薬		ペニシラミン
	NSAIDs		レボドパ，レボドパ・ベンセラジド
吸収不良	アカルボース		H_2受容体拮抗薬
	アミノグリコシド系抗菌薬		NSAIDs，セレコキシブ
	オクトレオチド		PPI
	オルメサルタン		α-グルコシダーゼ阻害薬
	甲状腺ホルモン		
	コルヒチン		

　沖縄出身の患者の場合，糞線虫を考慮します。好酸球上昇は寄生虫や好酸球性疾患を疑うきっかけの1つになります。慢性下痢に加えて発熱，皮疹（結節性紅斑），ぶどう膜炎，口腔内潰瘍，家族歴などあれば炎症性腸疾患を疑います[3]。

　薬剤性の原因で多いのは，ジギタリス製剤，制酸薬，テオフィリン，プロトンポンプ阻害薬（PPI），NSAIDs，抗菌薬，下剤などです（**表2**）。また，

20％以上の確率で下痢を起こすとされるのがα-グルコシダーゼ阻害薬，ビグアナイド薬，金製剤，コルヒチン，抗HIV薬，プロスタグランジン製剤，チロシンキナーゼ阻害薬，10％以上の確率で下痢を起こすとされるものには抗菌薬，抗がん薬，免疫抑制薬，コリン作動薬，cisapride，ジゴキシン，メトクロプラミド，orlistat，選択的セロトニン再取り込み阻害薬，チクロピジンなどがあります[4]。

図1の鑑別では，まず①は便Sudan染色，②は便潜血(に加えて便中カルプロテクチン)の検査が有用です[2]。便Sudan染色は外来でも検査しやすい簡便な検査ですが，感度73％，特異度69％という報告[5]もあり，3日連日で検査するのがお勧めです。炭水化物吸収不良の患者は水様の下痢を有し，過剰なガス貯留や膨満感を訴え，炭水化物摂取から90分以内に起こります。

脂肪便は油のようなドロッとした便で，酸味のある臭いがすることもありますが，見た目が正常のこともあります[6]。吸収不良症候群は通常腹痛は来しませんが，慢性膵炎，クローン病，強皮症による偽閉塞の可能性を考えます[3, 6]。吸収不良症候群を考えた場合，アルコール摂取歴，腹部手術の既往，ほかの栄養欠乏の症状がないかの確認を行います[6]。

③〜⑤は一般的な教科書では便浸透圧などの測定で分類されていますが，日本ではできない検査なのでここでは省略します。分泌性の下痢は絶食をしても夜間でも下痢を来すことが特徴的です。

薬剤の関与を考えるとすれば？

薬剤による消化管障害は上記のどの病態にも関与することが指摘されており，代表的な原因薬剤である抗菌薬をはじめ，NSAIDs，低用量アスピリン，PPI，抗がん薬，免疫抑制薬から感冒薬や漢方薬などのOTC医薬品まで多岐にわたります。一般に投与開始後1〜2週間以内に発症する場合が多く，抗がん薬などでは数コース経過後に起こることもあります。抗菌薬などでは数日以内の発症が多く，顕微鏡的大腸炎(後述)などを起こすPPIやNSAIDsでは内服1〜数カ月後の発症が多い(1年や3年の症例もある)とされています[7]。「前から飲んでいるので違う」という考えは通じません。

One More Lecture

顕微鏡的大腸炎について初めて知ったのですが，詳しく教えてください。

　顕微鏡的大腸炎はLindströmによって1976年に報告されました。慢性，持続性の水様性下痢がみられるにもかかわらず大腸内視鏡では異常所見を認めないことが多く，採取した生検を顕微鏡で観察すると異常が認められるのが特徴です。患者は男性より女性に多くみられ，発症のピークは60歳代とされます。

　顕微鏡的大腸炎は大きく病理所見で上皮直下に10μm以上の膠原線維帯を認める膠原線維性大腸炎（collagenous colitis）とそれを認めないリンパ球浸潤大腸炎（lymphocytic colitis）の2つに分類されます。詳細な原因は不明ですが，発症にPPI（特にランソプラゾール）やNSAIDsの投与の関与が指摘されており，頻度としても欧米では慢性水様下痢の1～2割程度指摘されているため，近年注目されています。そのほかの原因薬剤としてはラニチジン，チクロピジン，カルバマゼピン，フルタミドなども報告されています。

　症状としては，頻回の水様性下痢を主症状とし，再燃と寛解を繰り返します。少量の粘血や腹膜炎を合併したりする症例も報告されています。重症例では1日の排便量が5,000mLを超える報告もあり，そのため強い脱水症状を呈することもあります。合併症としては重症例では低K血症などの電解質異常，また消化管穿孔を合併し外科治療が必要となることがあります。ほかに甲状腺機能異常，セリアック・スプルー，糖尿病，慢性関節リウマチ，気管支喘息の合併が報告されています。

　治療法としては，軽症例には原因薬剤の中止，食事指導（カフェイン，アルコール，乳製品の摂取制限），投薬（止痢剤，陰イオン交換樹脂，副腎ステロイド剤，アミノサリチル酸など）が効果を示すことがあります。しかし，いずれも病態に即した治療ではなく，無効

例，特に重症例では手術療法（大腸亜全摘＋回腸人工肛門の造設）が必要となる症例も報告されています。

表3 顕微鏡的大腸炎の原因となる薬剤

強い関連	中等度の関連	弱い関連
アカルボース	カルバマゼピン	金製剤
アスピリン，NSAIDs	シンバスタチン	シメチジン
エンタカポン	セレコキシブ	Piascledine®
オメプラゾール／エソメプラゾール	デュロキセチン	
クロザピン	パロキセチン	
セルトラリン	フルタミド	
チクロピジン	フルバスタチン	
フラボノイド	レボドパ・カルビドパ・エンタカポン配合錠	
ラニチジン	レボドパ・ベンセラジド配合錠	
ランソプラゾール	oxetorone	

〔Münch A, et al.：Microscopic colitis：Current status, present and future challenges：statements of the European Microscopic Colitis Group. J Crohns Colitis, 6 (9)：932-945, 2012をもとに作成〕

　顕微鏡的大腸炎（microscopic colitis）は慢性で夜間に起こる非血性の下痢，体重減少，便失禁を伴い，図1①～⑤の中では分泌性の慢性下痢を来します[8]。顕微鏡的大腸炎はリンパ球浸潤大腸炎と膠原繊維性大腸炎に分かれます。膠原繊維性大腸炎であれば腹痛はよくみられるという報告もありますが，2つを臨床的に区別することは難しいところです。重度の脱水や血便がみられることはまれです。顕微鏡的大腸炎は自己免疫疾患，甲状腺疾患，糖尿病，セリアック病などに合併しやすいのが特徴です（オッズ比11.0）。顕微鏡的大腸炎で重篤な合併症として，まれですが大腸穿孔の報告があります。顕微鏡的大腸炎に関連しうる薬剤を**表3**に示します[8]。

　また，最近のトピックとしてARBのオルメサルタンによる吸収不良症候群の報告もあります[9]。非常にまれな副作用ですが，発売されて10年以上経って報告される副作用もあり，薬剤の関与は常に考える必要があります。

追加でとりにいく問診・身体診察・検査所見は？

1 問診

① 下痢の回数：4〜6回/日
② 便の性状（外観，量，臭気）：茶色で赤色や黒色なし．片手1杯分，臭気なし
③ 増悪あるいは寛解因子（食事，服薬との関連）：食事内容の変化なし．絶食で回数は減少するが下痢は持続する
④ 随伴症状（悪心・嘔吐，腹痛，発熱，便意の変化，体重減少）の有無：左下腹部痛軽度あり．体重減少なし
⑤ 薬物服用（下剤，鎮静薬，抗菌薬，PPI）：PPIは3カ月前から近医で使用．抗菌薬，下剤，NSAIDsは使用なし

One More Lecture

便の性状（外観，量，臭気）にはどのようなものがあり，特にどのような状態の時に注意すればよいですか？

　便の外観としてはまず形状として，水分量に依存してブリストルスケールにより分類されるような兎糞（とふん）状から水様便まで変化して，便の水分量は経口摂取された水分と腸管内から分泌された水分から，吸収された水分量の差の結果として現れます．そのため前述の吸収時間が短くなる腸管運動促進や吸収不良となる腸管浮腫となる病態では結果として排泄される水分量が多くなり下痢として現れます．その逆は硬便となります．外観としての注意で特に重要なのは便色で，赤色や暗赤色などの黒色変化は消化管出血を示唆する可能性があるため，食前後の腹痛など各疾患を疑いつつ詳細な問診が大切となります．同じ血液が赤色から黒色になるのは血液に含まれるヘモグロビンが主に胃液や腸管内に残る時間が長いと酸化されヘマチン化し，暗赤色から黒褐色に変化していくためです．胃からの出血でも量が多かったりすると赤色に近いこともあったり，鉄剤の内服は同

様に酸化の影響を受けて黒色便になったりするため，これらにも注意が必要です。ほかの便色は表を参照してください。

　排便量は，吸収されにくい食物繊維質が多いと排便として多く残るため増すとの報告がありますが，多くは水分量に依存します。

　便臭は，食物に含まれる主に蛋白質が腸内細菌や腸内酵素によって，スカトール，インドールなどの悪臭の強い分解物に変化することにより発生します。未吸収の炭水化物や脂肪便は発酵して酸性臭，肉食が多いときは腐敗臭と表現されますが，消化不良時には種々成分が混じることが多く実臨床では臭いでの鑑別は困難なことが多いです。

白色	透視用バリウム
銀白色	アルミニウム塩（水酸化アルミニウムなど）
白色残渣	バルプロ酸ナトリウム徐放剤
黒色	ビスマス塩製剤，硫酸鉄，プロトポルフィリンナトリウム，薬用炭
緑色	クロロフィル配合剤
赤色	セフジニル（鉄添加製剤との併用で着色），フェノバリン
橙赤色	リファンピシン，リマクタン

2 身体診察

　診察はまず意識状態，体温，脈拍，血圧，皮膚所見（湿潤，緊張度の低下）からショック症状・脱水症状・浮腫・貧血の有無，栄養状態などを診て，全身状態を素早く把握します。本症例では顔色は悪くなく食事も取れており，全身状態は比較的良好でした。

- 頸部：甲状腺の腫大や圧痛など確認するも異常なし
- 腹部：左下腹部痛を認めるも tapping pain（軽くつつく刺激で痛みがあれば陽性として，腹膜まで炎症が波及している可能性を考える）は陰性であった。
- 直腸診：がん種の有無と，指嚢に付着した便の性状・潜血反応をチェックするが，本症例では腫瘤の触知なく，付着便も茶色のみであった。

3 この時点で考えるべき鑑別診断は？

左下腹部に圧痛を認める70代高齢女性の慢性下痢であり，以下を鑑別として考えます。本症例において，頻度も考慮したうえで除外すべき疾患としてまず，①大腸がんを含む悪性腫瘍，②薬剤性が挙げられ，その他の鑑別として高齢発症の潰瘍性大腸炎などが考えられます。

また，PPIを内服開始1〜2カ月後からの慢性下痢であることを考えると，PPIによる顕微鏡的大腸炎が疑わしいといえます。

基本的なワークアップとして，甲状腺機能検査，便潜血，便SudanⅢ染色，便培養（場合によっては寄生虫の検査）を考慮します。抗菌薬投与歴があれば*Clostridioides difficile*感染症（CDI）の検査も行います。食事内容の変化はないことや，絶食でも下痢は持続することから，分泌性を考えます。

4 検査

- 血液検査：白血球数9,500/μL，CRP 5.8mg/dLであること以外は，Hb 12.5g/dL，電解質，肝胆道系酵素，腎機能検査に異常所見なく，空腹時血糖101mg/dL，HbA1c 5.7%，甲状腺機能検査，尿検査にも異常所見なし
- 検便（潜血，脂肪滴）：鮮血陰性，脂肪滴なし。腹部単純X線検査でも特記所見なしであった
- 便塗抹鏡検：食物成分（筋線維，デンプン顆粒）で，赤血球，白血球が軽度混在していた。原虫類（赤痢アメーバ，ランブル鞭毛虫），寄生虫卵などの指摘はされず。便細菌・抗酸菌培養は陰性であった
- 大腸内視鏡検査：S状結腸に浅く細長い，境界明瞭で周囲に浮腫の伴わない縦走潰瘍を認めた（図2）
  ⇒顕微鏡的大腸炎，なかでもコラーゲン性大腸炎に特徴的な所見
- 病理検査所見：図3

その後の経過はどうなった？

ランソプラゾールの内服2カ月後からの1カ月持続する慢性下痢症であ

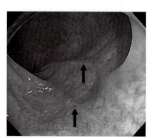

浅く細長い，境界明瞭な縦走潰瘍を認める

図2　大腸内視鏡検査所見

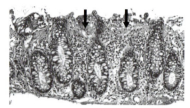

HE染色（×200）。薄ピンク色のコラーゲン線維が沈着

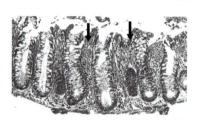

Masson-Trichrome染色（×200）。コラーゲン線維を青く染める染色法。コラーゲン線維の沈着を示す青い領域（collagen band）は20μmを超えている

図3　病理検査所見

り，典型的な内視鏡所見，病理所見からコラーゲン性大腸炎（被疑薬：ランソプラゾール）と診断しました。ランソプラゾールの内服中止により徐々に下痢は改善し，フォローの大腸内視鏡検査でもほぼ正常大腸粘膜となっていました。明らかな胃粘膜病変や胃食道逆流症を疑う既往，消化管出血リスクも少ないと考え，PPIは内服終了としました。

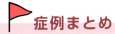 症例まとめ

- 急性下痢症では感染性が多いが，4週間を超える場合は薬剤性も含めた非感染性がほとんどとなるため，まず持続期間を確認する。
- 下痢の鑑別は，病態を①腸管内の液体が多過ぎる，②吸収能力が落ちている，③十分吸収する時間がなく通過する —— の3つに大きく分けて考える。
- 薬剤性下痢は3つのどの病態も起こしうるが，薬剤ごとに内服から発症時期までの期間の違いがあるため問診が重要となる。
- 慢性下痢を訴える患者でPPI（特にランソプラゾール）やNSAIDsなどを使用していた場合，顕微鏡的大腸炎も鑑別に考え，不必要な薬剤は中止も検討する。

 薬学的視点で症例を振り返ってみよう

2つの思考プロセスによる評価で振り返ってみましょう（System1・2の詳細はp.6〜8参照）。

1 病歴・身体診察に基づく最初のアプローチ
System1 内服歴から薬剤性の可能性を想起

2 追加でとりにいった問診・身体診察・検査所見からのアプローチ
System2 5つのパターン別診断
　　　⇒ 感染性や悪性腫瘍など致死的な疾患の除外
　　　⇒ 高齢発症の潰瘍性大腸炎の除外
　　　⇒ パターン別診断

本症例における病態（下痢）は4週間持続していることから，非感染症である可能性と，内服歴にPPIが含まれている時点で，System1であるランソプラゾールによる薬剤性の可能性を念頭に置いていたと思われます。

その後，System2において追加でとりにいった問診・身体診察・検査所見から5つのパターン別の鑑別診断が行われ，大腸内視鏡検査における縦

走潰瘍の所見で，再度ランソプラゾールが被疑薬として挙げられたと思われます。よって，System1の診断をSystem2の診断で補完した「比較的まれだが最近注目されている疾患で典型的」な症例でした。

薬学的視点による推論プロセス

　下痢の原因を鑑別するうえで重要になるのが時間経過であり，次のように理解することができます。
- 急性下痢⇒ややSystem1気味でもOK
- 慢性下痢⇒鑑別が非常に多彩なのでSystem2に切り替える

　特に慢性下痢の鑑別疾患は非常に多いので，最初に5つのどのパターンなのかの鑑別を行うとともに，甲状腺疾患と薬剤性について評価しておきたいところです。また，表1～3には下痢に関連する多くの要因が挙げられていますが，これらをすべて理解して覚える必要はありません。System2の思考プロセスの際に「そういえばこのような表があったな」と活用していただければと思います。

　下痢という病態では薬剤性を除外診断するため，医師としても薬剤師の意見を聞きたい場面が多くあります。本稿で紹介した薬剤リストのほかにも，認知症治療薬のなかでアセチルコリンエステラーゼ阻害作用を持つ薬剤や，胃腸障害を引き起こすエネーボ®などの経腸栄養剤なども浸透圧が高く，下痢を引き起こす原因となる場合があります。また，ほかの経腸栄養剤よりも飲みやすくカロリーの高いエネーボ®ですが，下痢にならないためには，（甘さは感じやすくなってしまいますが）冷たくし過ぎないようにする，服用頻度を高めて少量ずつ服用するなどの指導で対応できる場合もあります。

　下痢を訴える患者では，原疾患が判明すればその治療を行い，副作用が疑われる場合には被疑薬の中止などの対応が行われます。感染性腸炎が否定された場合で，下痢の症状がひどい場合には止瀉薬が投与される場合もあります。C.difficile腸炎の場合は乳酸菌製剤やメトロニダゾールもしくはバンコマイシンなどの投与が行われる場合があります。

　今回の症例はPPIのランソプラゾールが原因でしたが，PPIについてはC.difficile腸炎の原因となる場合もあるため，「下痢⇒ランソプラゾールが

被疑薬？⇒ランソプラゾールは中止⇒患者がつらそうなので止瀉薬服用」という流れにはならないように注意する必要性もあります。

下痢は少なからず薬剤性が原因となる病態ですが，短絡的に副作用と考えるのではなく，その可能性を視野に入れつつほかの因子についてもアセスメントすることが肝要です。

被疑薬のおさらい

1. PPIの作用機序

プロトンポンプ（H^+，K^+-ATPase）は胃の壁細胞に存在し，H^+を放出することによって胃酸の分泌の最終段階を担っています。壁細胞の酸性領域で活性体となり，H^+，K^+-ATPaseのSH基に共有結合し酵素活性を阻害します。酵素活性の阻害は不可逆的なので，酸分泌は持続的に抑制されます[10]。最近では，酸による活性化を必要とせず，K^+に競合的にプロトンポンプを阻害する新しい作用機序のPPIも使用されています。

2. 下痢はなぜ起こる？

今回はPPIが起因となって顕微鏡的大腸炎が発症した症例でしたが，発症のメカニズムはまだ現在十分に解明されていません。また，用量・期間との関係性も明らかになっていません[11,12]。

ほかにもPPIが起因となって発症する下痢として，CDIやその他の感染性腸炎（*Salmonellosis*や*Campylobacteriosis*）が報告されています。感染性腸炎を起こすメカニズムとしては，胃内pHの上昇によって細菌に対する宿主の免疫力が低下すること，またCDIにおいては腸内細菌叢が変化し*C.difficile*が異常増殖することが原因として考えられています[11]。抗菌薬を使用していない場合においてもPPIの使用はCDIの発症リスクとなることや，CDIを過去に罹患した患者ではPPIの使用によって再発のリスクが高まることが報告されています[13,14]。CDIの再発のリスクが高い患者に対してPPIを継続して，あるいは新たに使用する場合には，メリットやデメリットを考慮したうえでその必要性について慎重に判断する必要があります。

引用文献

1) Schiller LR：Chronic diarrhea. Gastroenterology, 127 (1)：287-293, 2004
2) Juckett G, et al.：Evaluation of chronic diarrhea. Am Fam Physician, 84 (10)：1119-1126, 2011
3) 酒見英太　監，上田剛史：ジェネラリストのための内科診断リファレンス　エビデンスに基づく究極の診断学をめざして, pp95-99, 医学書院, 2014
4) Abraham BP, et al.：Drug-induced, factitious, & idiopathic diarrhoea. Best Pract Res Clin Gastroenterol, 26 (5)：633-648, 2012
5) Maranhão HS, et al.：Steatocrit and Sudan Ⅲ in the study of steatorrhea in children：comparison with the Van de Kamer method. Arq Gastroenterol, 32 (3)：140-145, 1995
6) Bonis PAL, et al.：Approach to the adult with chronic diarrhea in resource-rich settings. UpToDate (last updated 3 27, 2015)
7) Saito S, et al.：Clinical characteristics of collagenous colitis with linear ulcerations. Dig Endosc, 26 (1)：69-76, 2014
8) Münch A, et al.：Microscopic colitis：Current status, present and future challenges：statements of the European Microscopic Colitis Group. J Crohns Colitis, 6 (9)：932-945, 2012
9) Basson M, et al.：Severe intestinal malabsorption associated with olmesartan：a French nationwide observational cohort study. Gut, 65 (10)：1664-1669, 2016
10) 田中千賀子　他　編：NEW薬理学　改訂第7版, p486, 南江堂, 2017
11) Keszthelyi D, et al.：Proton pump inhibitor use is associated with an increased risk for microscopic colitis：a case-control study. Aliment Pharmacol Ther, 32 (9)：1124-1128, 2010
12) Law EH, et al.：Association Between Proton Pump Inhibitors and Microscopic Colitis. Ann Pharmacother, 51 (3)：253-263, 2017
13) Kwok CS, et al.：Risk of Clostridium difficile infection with acid suppressing drugs and antibiotics：meta-analysis. Am J Gastroenterol, 107 (7)：1011-1019, 2012
14) Tariq R, et al.：Association of Gastric Acid Suppression With Recurrent Clostridium difficile Infection：A Systematic Review and Meta-analysis. JAMA Intern Med, 177 (6)：784-791, 2017

5　食思不振・体重減少
── 高齢者であれば積極的に薬剤性を疑おう

　高齢者における食思不振や体重減少の原因は多岐にわたるため，除外診断により副作用の可能性を絞り込んでいくことは簡単ではありません。しかし，ここで大切なのはやみくもに検査を行うことではなく，詳細な病歴聴取と身体診察を行うことです。今回は短期間に体重が減少した高齢女性のケースを通じて，医師が病歴や身体所見などの情報をもとにどのように原因を絞り込んでいくのか，その思考過程を追いかけてみましょう。

患者	84歳 女性
主訴	食思不振と体重減少
現病歴	アルツハイマー型認知症，高血圧，慢性腎臓病，骨粗鬆症があり，ADLは手引き歩行が可能なレベルで有料老人ホームに入所中。受診3カ月前くらいから徐々に食事量が減少してきていた。49kgから46kgと徐々に体重が減少し，数日前からは歩行も困難となったため，往診医より当院へ紹介となった
既往歴	65歳：高血圧，78歳：アルツハイマー型認知症 82歳：腰椎圧迫骨折
内服歴	アムロジピン5mg　　　　　1回1錠　1日1回　朝食後 アルファカルシドール1μg　1回1錠　1日1回　朝食後 L-アスパラギン酸カルシウム200mg 　　　　　　　　　　　　　1回1錠　1日3回　朝昼夕食後
アレルギー	なし
社会歴	特記事項なし
家族歴	特記事項なし

食思不振はどういう病態・疾患によって起こる？

　食思不振の原因は，口腔内や消化器疾患のような食物の通過する部分の問題から，全身性疾患，精神疾患まで多岐にわたり，かつ複数の病態が関与することもあります[1]。6～12カ月以内に5％以上の体重減少が有意な体重減少とされますが，この患者は食思不振がきっかけで5％以上の体重減少が半年以内の期間で起きているので精査が必要と考えられます[2]。

　以下では病態ごとに説明しますが，特に高齢者における意図しない体重減少の原因をまとめたものとして「Meals on Wheels」（配食サービスの意味）という語呂合わせがあります（表1）。また，主な疾患のリストは表2を参照してください。除外すべき疾患として悪性腫瘍と結核（特に肺外結核）の可能性は常に考える必要があります。

表1　意図しない体重減少の原因を示す「Meals on Wheels」

M	Medication effects	薬剤性
E	Emotional problems, especially depression	気分障害，特にうつ病
A	Anorexia nervosa, alcoholism, abuse	神経因性食思不振，アルコール関連，虐待
L	Late-life paranoia	老年期の妄想
S	Swallowing disorders	嚥下障害
O	Oral factors	歯がない，義歯が合っていない
N	No money	本人の貧困，施設の金銭的問題で個別化した対応ができない
W	Wandering and other dementia-related behaviors	徘徊や認知症に関連した行動異常
H	Hyperthyroidism, hypothyroidism, hyperparathyroidism, hypoadrenalism	甲状腺機能亢進・低下，副甲状腺機能亢進，副腎不全
E	Enteric problems	消化器疾患
E	Eating problems (e.g., inability to feed self)	自力で食事摂取ができない
L	Low-salt, low-cholesterol diet	過度の減塩，脂質制限食
S	Social problems (e.g., isolation, inability toobtain preferred foods)	社会的孤立，適切な食べ物が手に入らない

[Morley JE：Anorexia of aging：physiologic and pathologic. Am J Clin Nutr, 66 (4)：760-773, 1997 をもとに作成]

5　食思不振・体重減少──高齢者であれば積極的に薬剤性を疑おう

表2　体重減少の鑑別疾患

よくある疾患	味覚障害	・亜鉛欠乏が有名だが，鉄欠乏も味覚障害を来すことがある ・ビタミンB_{12}欠乏による舌炎 ・口腔内カンジダ症
	歯がない，義歯が合っていない	・口腔内の問題は見落とされがちであるが，介入により劇的に改善することがある
	消化器疾患	・各種の消化器疾患は食思不振を来す。可能であれば胃カメラを含めた画像評価が望ましい
	糖尿病	・重度の高血糖では口渇，多飲，多尿とともに食思不振も出現する
	甲状腺機能障害	・甲状腺機能低下症では全身性の浮腫（non-pitting edema）や体重増加，便秘，嗄声などがみられる ・甲状腺機能亢進症では手指の振戦や体重減少，下痢などがみられる
	電解質異常（低Na血症，高Mg血症，高Ca血症）	・各種の電解質異常で食思不振が起こりうるが，単独で起こることは珍しく，他疾患により続発的に起こる場合や薬剤性であることが多い
	COPD	・喫煙歴があり，労作時の呼吸困難，慢性的な咳，痰がみられる
	心不全	・労作時の呼吸困難，下肢の浮腫（pitting edema）がみられる
	各種の感染症	・特に高齢者では，肺炎，尿路感染，胆嚢炎などがあっても発熱やほかの症状がほとんどみられず，食思不振が主訴になることがある
	うつ病	・気分の落ち込みや不眠がみられる
	認知症	・短期記憶障害を中心とした症状が緩徐に進行するが，末期になると食事量が低下する
見逃してはいけない疾患	悪性腫瘍	・消化管悪性腫瘍のみならず，あらゆる悪性腫瘍は食思不振を来しうる。進行がんでは体重減少も伴う
	副腎不全	・低血圧や低Na血症を生じることが多いが，食思不振や気分の落ち込みなど，うつ病のような症状を訴えて受診することがある
	慢性硬膜下血腫	・典型的には頭部外傷の数週間後に症状が出現するが，転倒歴がはっきりしない場合がある。歩行障害や構音障害，認知機能低下を伴うことが多い
	薬剤性	・薬剤性口腔内乾燥（抗コリン薬，抗不安薬，抗うつ薬，利尿薬） ・薬剤性味覚障害（アロプリノール，ACE阻害薬，Ca拮抗薬，抗菌薬，BZ系薬，抗ヒスタミン薬，抗精神病薬） ・薬剤性食思不振（ジゴキシン，テオフィリン，抗痙攣薬，BZ系薬，SSRIなど）
	社会的要因	・アルコール依存，貧困，介護力不足により「食事の準備ができない」ケースが食思不振として受診することがある ・虐待の可能性を考慮する必要がある

（次頁に続く）

まれ	神経因性食思不振症	・若年者でボディイメージの崩れがある。うつ病など他の精神疾患を合併することがある
	唾液分泌の低下	・シェーグレン症候群

> **One More Lecture**
>
>  結核は感染臓器が肺であるという印象が強いですが，肺外結核として起こりやすい臓器はありますか？
>
> 　肺外結核は結核の全報告数のうち20％ほどを占め，胸膜，腹膜，髄膜，リンパ節，腸，皮膚，性器，脊椎などの骨や関節といった全身のあらゆるところに発症します[3]。体重減少のような全身症状に違いはないと思われますが，肺病変がないから結核ではないとは言えず，全身のあらゆる症状は結核の可能性を常に考える必要があります。

　しかし，ここで強調しておきたいのは高齢者の体重減少＝tumor huntに走るべきではないということです。もちろん，高齢者の予期せぬ体重減少では悪性腫瘍を考えるのですが，これらの占める割合は19～36％であり，精神的問題・ポリファーマシー・医原性の問題の方が原因として多いことが報告されています[1]。食思不振や体重減少というと，すぐ「CT検査」，「内視鏡検査」と安易なワークアップがされているのをしばしば見かけますが，CTによるスクリーニングは価値が低いとされており[4]，詳細な病歴聴取，身体診察，基本的血液検査と画像検査の組み合わせは，予期せぬ体重減少の患者のがん検出において感度100％であったとの研究もあります[5]。

　そのため，高齢者の体重減少をみても，tumor huntに走る前に大事なのは詳細な病歴聴取（特に社会歴，食事内容，うつ，認知機能低下）と身体診察です[6]。もし，検査至上主義に入りがちな医師がいる場合，医師が見落としがちな「口腔内疾患」，「精神疾患や認知症関連」，「薬剤性やポリファーマシー」などの別の視点を薬剤師が提案することも必要です。

1 口腔内疾患

　シェーグレン症候群による唾液腺からの唾液分泌障害，降圧薬・抗不安薬・抗コリン薬などによる薬剤や糖尿病などが原因となり口腔内乾燥を来すことがあります。また，亜鉛欠乏や薬剤により味覚障害を来すことがあります[7]。高齢者においては，加齢による唾液分泌の低下，味蕾の萎縮による味覚障害，歯がないことや義歯が合わないことなどによる物理的な問題などが関与し合って食思不振を来すことがあります。

2 消化器疾患

　加齢や圧迫骨折による亀背が原因となる逆流性食道炎や食道裂孔ヘルニア，胃・十二指腸潰瘍などの良性疾患から，食道がんや胃がんのような悪性疾患まで，あらゆる消化器疾患は食思不振を来すことがあります。高度の便秘も食思不振の原因となることがあります。

3 全身性疾患

　がんによる悪液質や，糖尿病，甲状腺機能障害，副腎不全などの内分泌疾患，種々の原因による電解質異常（代表的なものとして低Na血症，高Ca血症，高Mg血症）の症状の1つとして食思不振が出現することがあります。慢性閉塞性肺疾患，心不全，感染症も食思不振の原因となります。

4 精神疾患，その他

　うつ病などの精神疾患の身体化症状として食思不振が出現することがあります。高齢者では慢性硬膜下血腫が原因となりえますし，他疾患を評価したうえでの診断にはなりますが，特にアルツハイマー型認知症の末期では，食事や食物を失行・失認することで徐々に食思不振が進行していきます。アルコール依存，貧困，介護力不足により食事が取れない患者が「食思不振」として医療機関を受診することがあるので，単に疾患のみならず社会・生活背景まで踏み込んだ診療が必要となることがあります。

この症例にどうアプローチする？

　高齢者の5％以上の体重減少を伴う食思不振の症例です．ベースにアルツハイマー型認知症がありますが，認知症の経過としては急であり，一通りの身体疾患の鑑別を行います．前述の通り，症例によっては社会・生活背景も考慮する必要があります．高齢者ですので虐待の可能性も頭に入れて診察を行います．頻度が高い甲状腺機能障害や電解質異常などの全身性疾患，消化器疾患を念頭に置きつつ，悪性腫瘍や慢性硬膜下血腫などを示唆する病歴や身体所見がないかを診察していきます．

追加でとりにいく問診・身体診察・検査所見は？

1　問 診
- 食事量が徐々に減少しており，口渇，多飲，多尿はない．偏食はない
- 味覚障害なし
- 体重がここ3カ月で3kg程度減少した
- 咳，痰なし
- 腹痛なし，下血なし，便秘あり
- 排尿時痛，残尿感なし
- 気分の落ち込み，興味の消失なし
- 夜間はよく寝られている
- ここ1～2カ月で転倒や頭部打撲はしていない

2　身体診察
- 身長156cm，体重45.5kg
- バイタルサイン異常なし
- 口腔内乾燥あり，白苔なし
- 義歯は問題なく装着しており，う歯なし
- 甲状腺触知せず
- 頸部リンパ節腫大なし
- 腋窩乾燥あり

- 呼吸音左右差なし，ラ音なし
- 心音は整，心雑音なし
- 腹部異常なし
- 浮腫なし
- 構音障害なし
- 明らかな四肢の麻痺はないが，徒手筋力テスト（MMT）は3〜4程度
- 病的反射なし
- 皮下出血や打撲痕はない

3 検査所見

- 血液検査では血算，尿検査，肝機能，血糖，甲状腺ホルモン，BNP，尿検査は異常なし
- クレアチニン（Cre）2.58mg/dLと上昇あり
- 電解質はCa 12.5mg/dLと上昇あるが，その他Na，Mg，リンは正常値
- 胸部レントゲンで心拡大や胸水貯留なく，肺炎，肺がんを示唆する所見はない
- 頭部CTで慢性硬膜下血腫なし

 どのように解釈して進めていくか？

　問診からは味覚や精神疾患の関与はなさそうです。施設入所中であり，食事準備や介助の問題はなく，虐待を示唆する情報はありませんでした。身体所見では呼吸音，心音の異常はなく，浮腫も認めませんでしたので呼吸器疾患，心臓疾患はなさそうでした。口腔内と腋窩の乾燥があり脱水の所見を認めました。血液検査ではCre 2.58mg/dLの腎機能障害と，Ca 12.5mg/dLの高Ca血症を認めました。前医で行われた1カ月前の血液検査ではCre 1.86mg/dLで，Ca値は測定されていませんでした。何らかの原因で高Ca血症が生じ，食思不振となり脱水を来したものと考えられます。

　図1に，体内におけるCaの調節経路を示します。経路として，①腸管から吸収されるCaが増える，②腎臓から排泄されるCaが減少する，③骨へ吸収されるCaが増える（増骨），④骨から放出されるCaが増える（破骨）

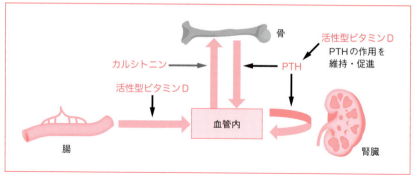

図1 Caの調節経路
(杉本恒明 他 総編集：内科学 第9版，1365-1368，朝倉書店，2007をもとに作成)

の4つがあります．これらを調節する物質として，副甲状腺ホルモン(parathyroid hormone；PTH)と活性型ビタミンD_3があり，血中Ca濃度を高める方向に働きます．一方で，カルシトニンは血中Ca濃度を下げる方向に働きます．

1 高Ca血症の症状

高Ca血症は値によって出現する症状が概ね決まっています．軽症の高Ca血症(10.5mg/dL＜Ca≦12mg/dL)は多くの場合，無症状であり，あったとしても軽度です．中等症の高Ca血症(12mg/dL＜Ca≦14mg/dL)では，多飲，多尿，食思不振，嘔気，筋力低下，意識レベルの低下などの症状が出現します．Ca値がさらに上昇するとこれらの症状がさらに重篤になり，昏睡や致死的な不整脈が出現することもあります[8]．

2 高Ca血症の鑑別診断

表3に示すように，高Ca血症を来す疾患は薬剤性や原発性副甲状腺機能亢進症のような内分泌疾患から悪性腫瘍によるものまで多岐にわたりますので，各種血液検査などで評価していきます．鑑別のためのフローチャートを図2に示します[10, 11]．

表3 高Ca血症となる原因

PTHが関与するもの	・原発性副甲状腺機能亢進症（孤発性，多発性内分泌腫瘍症1型・2型） ・2次性副甲状腺機能亢進症（慢性腎不全，ビタミンD欠乏症）
他の内分泌疾患	・甲状腺機能亢進症 ・副腎不全 ・末端肥大症 ・褐色細胞腫
ビタミンDが関与するもの	・ビタミンD中毒（処方薬やOTC医薬品によるもの） ・サルコイドーシス，結核などの肉芽腫性疾患 ・ホジキン病
悪性腫瘍	・PTHrPを産生する悪性腫瘍 　特に肺がん，頸部の扁平上皮がん，腎細胞がん ・多発性骨髄腫，乳がんによる骨溶解
遺伝性疾患	・家族性低Ca尿性高Ca血症

〔Carroll MF, et al.：A practical approach to hypercalcemia. Am Fam Physician, 67（9）：1959-1966, 2003をもとに作成〕

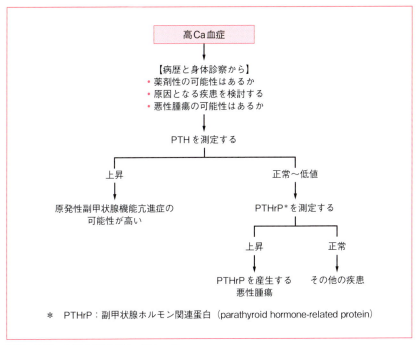

図2　高Ca血症の鑑別フローチャート
〔Carroll MF, et al.：A practical approach to hypercalcemia. Am Fam Physician, 67（9）：1959-1966, 2003, Shane E, et al.：Diagnostic approach to hypercalcemia. UpToDate, 2016（Last updated Nov 1）をもとに作成〕

One More Lecture

PTHrPの働きとPTHrPを産生する悪性腫瘍について教えてください。産生しない悪性腫瘍もあるのでしょうか？

　PTHrPは主に悪性腫瘍が産生するPTHに類似した物質です。PTHと同様の化学構造を持つため，腎臓，骨でCa濃度を上昇させる方向に働きます（図1）。がんの種類によっては多量に産生されるため，高Ca血症を来します[12]。PTHrPを産生することがある悪性腫瘍としては，表3にあるものが挙げられます。また，PTHrPを産生しない悪性腫瘍でも，骨転移を来しやすい悪性腫瘍（乳がん，前立腺がん，多発性骨髄腫など）や，異所性にPTHを産生することがある悪性腫瘍（卵巣がん，肺がんなど）でも高Ca血症を来すことがあります。

3 高Ca血症の治療

　鑑別診断を行いつつ，治療を行います。治療の中心は生理食塩水による補液です。高度の高Ca血症の場合はループ利尿薬やビスホスホネート製剤を使用することがあります。昏睡状態や，致死的な不整脈が出現するリスクが高いと判断した場合は透析を行うこともあります。

薬剤の関与を考えるとすれば？

　高Ca血症を来す薬剤として，活性型ビタミンD$_3$製剤，Ca製剤，サイアザイド系利尿薬，テオフィリン，炭酸リチウム，ビタミンA製剤，PTH製剤があります[10]。

　活性型ビタミンD$_3$製剤，PTH製剤[13]は，Caの腸管からの吸収を増やし，腎臓からの排泄量を減らし，骨から放出される量を増やすことにより高Ca血症を来すことがあります。Ca製剤は腸管で吸収される量が多くなってしまうため高Ca血症を来すことがありますが，1日の吸収量には限度があるのでCa製剤単独で高Ca血症が起こることは比較的まれです。サイア

ザイド系利尿薬は，腎臓からの排泄量を減らすことにより高Ca血症を来すことがあります。テオフィリン，炭酸リチウムはPTHを増加させることで，上記のPTH製剤と同様に高Ca血症を来すことがあります[14〜17]。ビタミンA製剤は大量に摂取すると骨から放出されるCaの量を増やすことにより高Ca血症を来すことがあります[10]。

その後の経過はどうなった？

　本症例では活性型ビタミンD_3製剤であるアルファカルシドールとCa製剤であるL-アスパラギン酸Caを内服していたため，まずはこれらによる高Ca血症を疑い，この2剤を中止しました。

　Ca 12.5mg/dLであることから中等症の高Ca血症と考え，生理食塩水の点滴を行ったところ，第3病日にはCa 9.5mg/dLまで改善し，経口摂取も可能となりました。Creも改善しました。食思不振の原因として見逃せないのは悪性腫瘍であり，胃カメラを行いましたが異常はありませんでした。PTHは正常であり，副甲状腺機能亢進症はありませんでした。PTHrPも正常であり，悪性腫瘍に伴う高Ca血症は否定的と考えました。

　以上により，高Ca血症の原因はアルファカルシドールとL-アスパラギン酸Caによる薬剤性のものと考えました。経過は良好であり，第12病日に退院しました。いずれの薬剤も添付文書通りの内服であり，過量内服もありませんでしたが，高齢であり腎機能が悪いことが影響し，高Ca血症を来したものと考えられました。文献的な根拠はありませんが，筆者の経験や周りの総合診療医の話を聞くと，高齢者や腎機能障害がある場合の活性型ビタミンD_3製剤やCa製剤の処方は少量にとどめておくべきではないかと考えます。

再び薬剤の関与について考えてみよう

　本症例は活性型ビタミンD_3製剤とCa製剤を原因とした高Ca血症による食思不振と体重減少という症例でした。内科的な疾患ではなく，薬剤が原因で体重減少を来すような症例はどれくらいあるのでしょうか？　調べて

みると，2％程度とする文献もありますが[18]，薬剤による体重減少はしばしば見落とされる原因因子ともされており，またポリファーマシーそのものが味覚障害を引き起こすことにより食思不振の原因となる[1]ので，実際に薬剤がどこまで関与しているのかデータとして出すのは難しいかもしれません。

体重減少を来しうる薬剤は多岐にわたります。症状と薬剤の系統から表4，5にまとめましたので参照していただければと思います。おそらく高齢者，特に施設入所をしている人では，これらの薬剤を飲んでいない人の方が少ないと言ってもよいくらいではないかと思います。

薬剤性による症状は「除外診断」，「原因薬剤を止める」の2つがKeyとなります。しかし体重減少の場合，「除外診断」に相当な労力と患者への侵襲や負担が懸念されます。そのため，再度強調しておきたいポイントは，①食思不振や体重減少の原因として常に薬剤の可能性を考えること，②不必要な薬剤は積極的に切っていくこと，この2点です。

表4　体重減少に関連する薬剤（症状別の分類）

食思不振	抗菌薬，抗痙攣薬，抗精神病薬，ベンゾジアゼピン系，ジゴキシン，アマンタジン，レボドパ，メトホルミン，神経弛緩薬，アヘン，SSRI，テオフィリン，ニコチン，金製剤
口腔乾燥	抗コリン薬，抗ヒスタミン薬，クロニジン，ループ利尿薬
嚥下障害	ビスホスホネート製剤，ドキシサイクリン，金製剤，鉄剤，レボドパ，NSAIDs，カリウム製剤，抗コリン薬，ステロイド，キニジン，テオフィリン，抗がん薬
嘔気や嘔吐	アマンタジン，ビスホスホネート製剤，ジゴキシン，ドパミンアゴニスト，レボドパ，メトホルミン，ニトログリセリン，SSRI，三環系抗うつ薬，テオフィリン，スタチン，鉄剤，カリウム製剤，ホルモン療法，抗菌薬，アヘン，フェニトイン，ドネペジル，メマンチン，コルヒチン
嗅覚 and/or 味覚障害	アロプリノール，ヒドララジン，ヒドロクロロチアジド，ACE阻害薬，Ca拮抗薬，抗コリン薬，抗ヒスタミン薬，クロモグリク酸ナトリウム，スピロノラクトン，ニトログリセリン，アセタゾラミド，プロプラノロール，スタチン，レボドパ，セレギリン（MAO阻害薬），ペルゴリド，チアマゾール，カルバマゼピン，フェニトイン，メトホルミン，エチドロネート（ビスホスホネート製剤），ペニシラミン，金製剤，鉄剤，リチウム，鼻血管収縮薬，抗がん薬，トリアゾラム，三環系抗うつ薬，抱水クロラール，コカイン，アルコール，アンフェタミン，抗菌薬，抗真菌薬

〔Gaddey HL, et al.：Unintentional weight loss in older adults. Am Fam Physician, 89 (9)：718-722, 2014, Alibhai SM, et al.：An approach to the management of unintentional weight loss in elderly people. CMAJ, 172 (6)：773-780, 2005をもとに作成〕

表5　薬剤の分類による食思不振の原因薬剤

循環器	ジゴキシン，アスピリン，ACE阻害薬，Ca拮抗薬，サイアザイド系利尿薬，ループ利尿薬，スピロノラクトン，スタチン，ニトログリセリン
神経精神	SSRI，三環系抗うつ薬，抗精神病薬，ベンゾジアゼピン系，抗痙攣薬，リチウム，レボドパ，ドパミンアゴニスト，メマンチン，ドネペジル
骨や関節（鎮痛薬含む）	ビスホスホネート製剤，NSAIDs（COX-2阻害薬含む），オピオイド，アロプリノール，コルヒチン，金製剤，ヒドロキシクロロキン
内分泌	メトホルミン，レボチロキシン
その他	抗コリン薬，抗ヒスタミン薬，抗菌薬，鼻血管収縮薬，鉄剤，カリウム製剤，アルコール，ニコチン

〔Stajkovic S, et al.：Unintentional weight loss in older adults. CMAJ, 183（4）：443-449, 2011 をもとに作成〕

症例まとめ

- 食思不振の原因は口腔内疾患から全身性疾患，精神疾患，悪性腫瘍まで多岐にわたる。
- 頻度は悪性腫瘍以外の方が多いので，薬剤性やほかの疾患の可能性を積極的に考えるべきである。
- 高齢者は薬剤性の食思不振を容易に来す。特に骨粗鬆症の治療をしている場合には薬剤性の高Ca血症を積極的に疑う。

One More Lecture

今回のケースでは骨粗鬆症が基礎疾患で，高Ca血症の原因として連想しやすかったですが，疾患に伴う高Ca血症（悪性腫瘍など）と薬剤による高Ca血症で何か特徴の違いはあるのでしょうか？

　高Ca血症自体の症状は変わらないと思います。当然ですが薬剤による高Ca血症であれば被疑薬の中止で改善します。被疑薬を中止してもCa値が正常化しない場合や改善に乏しい場合は，薬剤による関与があるとしても，ほかに原因となる疾患が隠れている可能性を考えます。当然ではありますが，高Ca血症によるものと思われる以外の症状・所見がある場合は，そちらの評価を積極的に行います（例：血

痰があり肺結核や肺がんの可能性がある，血液検査所見から血液悪性腫瘍の可能性がある，すでに積極的な治療ができない骨転移を伴う悪性腫瘍が指摘されているなど）。

 薬学的視点による推論プロセス

　食思不振の原因は多岐にわたり，また原因となりうる薬剤も数多くあるため，薬剤師のアセスメントから副作用の発見に至ることは難しいと思います。とはいえ，食思不振につながる原因を知ることができれば，その原因となる薬剤の検出が可能な場合があります。例えば嘔気や口内炎，腹痛のような場合であり，処方医へ問い合わせを行って処方変更となる場合もあれば，必要な薬効の副作用対策として，制吐薬や口腔用ステロイド軟膏，プロトンポンプ阻害薬が新たに処方される場合もあります。このような経緯による新たな処方については，ぜひ薬歴に記録して監視し，症状の改善とともに処方から削除を求める対応が，ポリファーマシーを防ぐことにつながります。

　薬は多くのものが「〇〇塩」の形で製剤化されており，本来の薬効とは関係のない形で薬剤性の電解質異常の原因となることは有名です。例えば，酸化Mgは安全性情報[*1]で繰り返し注意喚起が行われており，「食思不振」も報告されています。特に高齢者では，Na，K，Mg，Caなど，重篤な転帰をたどる場合もあるため注意が必要です。これらの電解質異常の初期症状は多彩ですが，投与されている薬剤の「〇〇塩の総量」を薬剤師として意識しておき，いざというときにSystem1（詳細はp.6～8参照）で想起できると，副作用発見の一助となると思います。

　食思不振の原因としてOTC医薬品や健康食品が原因となる場合も少なくありません。まずはNSAIDsであるロキソプロフェンNa水和物やイブ

[*1]：厚生労働省医薬・生活衛生局：1. 酸化マグネシウムによる高マグネシウム血症について. 医薬品・医療機器等安全性情報, No.328, 2015

プロフェンなどが挙げられ，その他，コエンザイムQ10の副作用として，胃の不調が0.39％，食思不振が0.23％，吐き気が0.16％との記載があり，コラーゲンでは食思不振，嘔吐，胃の不快感，口内炎，膨満感，吐き気，げっぷなどの胃腸症状が報告されています*2)。サプリメントの摂取については，ぜひ投薬のたびに確認しておくことで，後日起こるかもしれない症状にも対応できると思います。

また，薬物相互作用として，マルファ（水酸化アルミニウムゲル・水酸化Mg）などの制酸薬と牛乳摂取から起こるミルク・アルカリ症候群による高Ca血症についても押さえておきたいところです。

 被疑薬のおさらい

1. ビタミンD製剤の作用機序

今回は，活性型ビタミンD_3製剤とCa製剤の併用での高Ca血症による食思不振と体重減少が疑われた症例でした。ここでビタミンD製剤の作用機序について確認してみましょう。

ビタミンDは食物として摂取または皮膚で合成された後に，肝臓と腎臓での2段階の水酸化により活性化され骨代謝等に関与することが知られています。ビタミンDの受容体は，小腸，副甲状腺，腎臓，骨など全身の臓器や細胞に検出されることから，ビタミンDの作用は多岐にわたると考えられています。その中でも血漿Ca濃度およびリン濃度の調節作用が中心となります。

ビタミンDは小腸に働き食物からのCaおよびリンの吸収を促進します。また，骨組織にも働きビタミンD依存的に骨基質蛋白質（オステオカルシンやオステオポンチン）の合成を促進します[19)]。その他の作用として，腎臓では副甲状腺ホルモン（PTH）と協調的に作用して，遠位尿細管におけるCaの再吸収を促進します。また，リンの再吸収抑制作用を有するPTHの産生を抑制することでリンの吸収も促進します[19)]。

これらの作用により骨の石灰化が促進され，骨粗鬆症の治療薬としてビ

---

*2)国立健康・栄養研究所：「健康食品」の安全性・有効性情報（https://hfnet.nibiohn.go.jp/）

タミンD製剤が使用されます。

2. ミルク・アルカリ症候群

1910年にSippyにより提唱された「ミルク・アルカリ療法」は，粘膜保護作用を目的として牛乳とクリームの混合物を摂取し，30分後に制酸作用を目的として酸化Mg，炭酸水素Naおよび次炭酸ビスマスを混和したアルカリ製剤を服用することを頻回に繰り返す治療法で，消化性潰瘍に対する有効な治療法として報告されました[20]。しかし，高Ca血症，代謝性アルカローシス，急性腎不全を三徴候とする副反応が相次ぎ，「ミルク・アルカリ症候群」としてBurnettらにより報告されました[21]。この病態では代謝性アルカローシスの存在そのものが，遠位ネフロンにおいてCa感知受容体とCaチャネルを刺激し，高Ca血症にもかかわらず，さらにCaの再吸収を助長する悪循環に陥ること，Mgにより代謝性アルカローシスが持続することが明らかとなっています[22]。1980年代にH$_2$受容体拮抗薬やプロトンポンプ阻害薬が登場してから消化性潰瘍の治療戦略が大きく変わり「ミルク・アルカリ症候群」はほとんど見られなくなりましたが，近年，骨粗鬆の予防や治療の目的で，CaやビタミンD製剤を服用している女性に認められる疾患として再び注目されています。高齢者は腎機能が低下しているため，Mgが蓄積しやすく，Ca蓄積に対する緩衝作用が低下していることから一連の反応が起こりやすくなっているため注意が必要です。疾患の名称から乳幼児にアルカリ製剤の併用で起こると誤解されることがありますが，原因薬剤の違いからむしろ「カルシウム・アルカリ症候群」として呼称することが推奨されています[22]。

高Ca血症予防のためにも主治医への定期的な血清Ca濃度測定の依頼を行い，CaやビタミンD製剤を服用中の患者には「薬が効きすぎてしまうため，CaやビタミンDのサプリメントを一緒に服用しないでください」と服薬指導を行いましょう。

引用文献

1) Gaddey HL, et al.：Unintentional weight loss in older adults. Am Fam Physician, 89 (9)：718-722, 2014

2) Wong CJ：Involuntary weight loss. Med Clin North Am, 98 (3)：625-643, 2014
3) 青木和正：忘れられ，問題が残されている病気—肺外結核—. 複十字, 316：10-11, 2007 (https://www.niid.go.jp/niid/ja/id/677-disease-based/ka/tuberculosis/idsc/iasr-topic/7725-454t.html)
4) Stajkovic S, et al.：Unintentional weight loss in older adults. CMAJ, 183 (4)：443-449, 2011
5) Metalidis C, et al.：Involuntary weight loss. Does a negative baseline evaluation provide adequate reassurance？ Eur J Intern Med, 19 (5)：345-349, 2008
6) Raut A, et al.："Explainable" Weight Loss：A Teachable Moment. JAMA Intern Med, 177 (3)：420-421, 2017
7) 金子明寛：食思不振. 杏林医学会雑誌, 42 (2)：45-46, 2011
8) Carroll MF, et al.：A practical approach to hypercalcemia. Am Fam Physician, 67 (9)：1959-1966, 2003
9) Shane E, et al.：Diagnostic approach to hypercalcemia. UpToDate, 2016 (Last updated Nov 1)
10) 田中良哉　他：副甲状腺ホルモン関連蛋白産生腫瘍. 日本内科学会雑誌, 96 (4)：17-22, 2007
11) 旭化成ファーマ：テリボン皮下注用56.5μg添付文書, 2018年8月改訂 (第9版)
12) 伊藤陽子　他：Theophylline投与の関与が強く疑われた高Ca血症の1例. 日本腎臓学会誌, 49 (4)：446-451, 2007
13) Milton L, et al.：Theophylline-induced hypercalcemia. Ann Intern Med, 105 (1)：52-54, 1986
14) Mallet LE, el al.：Effects of lithium carbonate on human calcium metabolism. Arch Intern Med, 146 (4)：770-776, 1986
15) Shine B, et al.：Long-term eff ects of lithium on renal, thyroid, and parathyroid function：a ret. rospective analysis of laboratory data. Lancet, 386 (9992)：461-468, 2015
16) Alibhai SM, et al.：An approach to the management of unintentional weight loss in elderly people. CMAJ, 172 (6)：773-780, 2005
17) 岡崎亮：ビタミンDと骨代謝疾患. The Lipid, 20 (3)：52-56, 2009
18) Sippy BW：Gastric and duodenal ulcer：Medical cure by an efficient removal of gastric juice corrosion. JAMA, 64 (20)：1625-1630, 1915
19) Burnett CH, et al.：Hypercalcemia without hypercalcuria or hypophosphatemia, calcinosis and renal insufficiency：a syndrome following prolonged intake of milk and alkali. NEJM, 240 (20)：787-794, 1949
20) Patel AM, et al.：Got calcium？ Welcome to the calcium-alkali syndrome. J Am Soc Nephrol, 21 (9)：1440-1443, 2010

6 筋力低下
― 持参薬からは副作用の可能性を考えにくい症例

　筋力低下の訴えから薬剤性を想起する場合，スタチンなどによる横紋筋融解症を思い浮かべる人が多いかもしれません。しかし，今回の症例の入院時持参薬は降圧薬とNSAIDsのみ。ここから筋力低下の被疑薬として考えることはできるでしょうか。それともほかの疾患・病態が原因でしょうか。情報収集から鑑別疾患の絞り込みまでをみていきましょう。

患者	75歳 女性
主訴	下肢の筋力低下
現病歴	高血圧，腰痛で自宅近くのクリニックに通院中で，認知症はなくADLは自立している。1カ月ほど前から腰痛がひどくなってきたので痛み止めの内服薬を多めに飲んでいた。1週間前頃から，布団から起き上がる際や階段昇降の際などに力が入りにくくなり，徐々に増悪してきたため，救急車で来院
既往歴	48歳から高血圧，60歳頃から腰痛
内服歴	アムロジピン錠5mg　　　1回1錠　1日1回 セレコキシブ錠100mg　　1回1錠　1日2回
アレルギー	特になし

身体診察

▶全身状態　良好な印象

▶バイタル　体温36.0℃，呼吸数16回/分，脈拍86回/分，血圧154/90mmHg，SpO₂ 97%

筋力低下はどのようなメカニズムで起こる？

　発熱など全身状態悪化に伴う倦怠感を「脱力」，「力が入らない」と表現して受診する患者もいます（広義の筋力低下）が，はっきりとした筋力低下（狭義の筋力低下）は大脳～筋までの神経伝達か筋に障害があると考えられます。
　運動神経線維の経路，通称「錐体路」は図1のような走行をたどります。脊髄の前角細胞より上を上位運動ニューロンといい，前角細胞以下を下位運動ニューロンといいます。上位運動ニューロンに障害が起きれば筋緊張は亢進し，腱反射は亢進し，病的反射は陽性になることが多いです。萎縮は廃用にならない限り，ないか軽度です。
　下肢運動ニューロンに障害が起きれば筋緊張は低下し，萎縮もみられ，

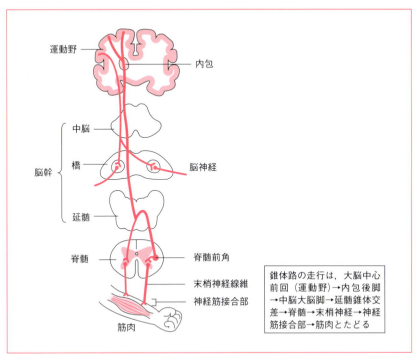

図1　錐体路の解剖

腱反射は消失します。線維束性収縮はピクピクとひきつるような筋肉の収縮で，下位運動ニューロン（特に脊髄前角の障害といわれる）の障害で認められることがあります。

 ## この症例にどうアプローチする？

本症例は，高血圧の既往のある高齢者の比較的急性に進行した筋力低下です。狭義の筋力低下を来す疾患や，敗血症や出血に伴う貧血に伴う広義の筋力低下（倦怠感）など，初期の鑑別疾患は多岐にわたります[1]。

表1に示した通り，筋力低下を来す疾患の鑑別には筋力低下の部位のパターンが重要になります。ほかに，感覚障害を伴っているのか，腱反射の

表1 筋力低下の鑑別疾患（部位による鑑別）

部位・症状	病変	鑑別疾患の例
片麻痺 （片側の上下肢麻痺）	脳	脳梗塞，脳出血，多発性硬化症，脳の占拠性病変など
	脊椎／脊髄	頸髄の占拠性病変など
片側の上肢の麻痺	脳	単上肢麻痺のみを来す脳梗塞もある（pseudo-peripheral palsy）
	脊椎／脊髄	頸椎の神経根症など
	末梢神経	胸郭出口症候群や上肢の単神経障害（正中神経麻痺など）
片側の下肢の麻痺	脳	単下肢麻痺のみを来す脳梗塞もある（pseudo-peripheral palsy）
	脊椎／脊髄	腰椎のヘルニアや神経根症など
	末梢神経	下肢の単神経障害（総腓骨神経麻痺など）
対麻痺 （両側下肢の麻痺）	脊髄	占拠性病変や横断性脊髄炎など
	末梢神経	ギラン・バレー症候群，CIDP（慢性炎症性脱髄性多発神経炎）など
	神経筋接合部	Lambert-Eaton症候群など
四肢麻痺	脊髄	占拠性病変や横断性脊髄炎など
	末梢神経	ギラン・バレー症候群，CIDP，ビタミンB_{12}欠乏，アルコール性など
	神経筋接合部	重症筋無力症など
	筋疾患	横紋筋融解症，皮膚筋炎，電解質異常，薬剤性など
	運動ニューロン	ALS（筋萎縮性側索硬化症）など
倦怠感 （広義の筋力低下）	さまざま	敗血症をはじめとする全身性疾患

消失や亢進，病的反射の有無，筋力低下は近位優位なのか遠位優位なのかなどの情報を集めにいきます．まずは問診，身体所見をとり鑑別を絞っていきましょう．

追加でとりにいく問診・身体診察・検査所見は？

1 問診

- 洗濯・料理など，上肢を使う動きには支障がないよう．特に夕方に症状が強いという感じもしない．痺れもない
- 腰痛は加齢による骨の変形のせいと言われている．最近転んだり腰を強打したりした記憶はない

2 身体診察

- 眼瞼浮腫：なし，眼瞼結膜黄染：なし
- 甲状腺：触知せず，圧痛なし，頸静脈怒張：なし
- 心音：整，心雑音なし
- 肺音：清，肺雑音なし
- 腹部：平坦で軟，圧痛はなく，腫瘤は触れない
- 肝腫大：なし
- 四肢：下腿浮腫（＋）
- 筋力：上肢は全く異常なし［徒手筋力テスト（MMT）5］．下肢の筋力はやや低下しており腸腰筋・大腿四頭筋・大腿二頭筋はMMT4
- 感覚：上肢下肢ともに感覚障害はない
- 反射：深部腱反射は正常範囲で消失はなかった．バビンスキー反射は陰性

3 血液検査

- 血算に特記すべき異常はない．電解質はNa 149mEq/L，K 1.9mEq/L，Cl 104mEq/L，HCO_3^- 33mEq/Lと，低K血症と代謝性アルカローシスを認めた．このほか，血糖値，肝機能，腎機能に特記すべき異常はない．クレアチンキナーゼ（CK）の値は正常範囲であった

One More Lecture

徒手筋力テストとはどのような検査で，何を調べるために行われるのでしょうか？

　徒手筋力テスト（Manual Muscle Test；MMT）は，人体の主要な筋肉の筋力を大まかに把握するための簡便な検査で，日常診療で広く用いられています。

　検査に特別な器材は必要なく，検者が徒手的に力を加えることで判定します。0（筋収縮なし）から5（強い抵抗を加えても，重力に逆らい完全に動かすことができる）までの6段階があります。

　脳梗塞や頸髄損傷などの患者に対して麻痺の程度をみるための指標にも使いますし，集中治療室入室中の重症患者の検温時に大まかに筋力をチェックする施設もあります。本来は「右上腕二頭筋MMT6」などのように筋もしくは筋群に対して行いますが，「右上肢MMT3」のように大まかに表記することもあります。

どのように解釈して進めていくか？

　体幹に近い筋を近位筋といい，腰や大腿などの筋肉を指します。一方，手首・足首や指先の筋肉など体幹から遠い筋を遠位筋といいます。筋力低下の分布が上肢 and/or 下肢，近位 and/or 遠位かを聞く問診の例として，下記のようなものがあります。

> 上肢の近位筋：腕を上げるのがだるい，髪を洗うのが難しい
> 上肢の遠位筋：ドアを開けにくい，ペットボトルのふたを開けにくい
> 下肢の近位筋：階段を上りにくい，立ち上がりにくい
> 下肢の遠位筋：少しの段差でつまずきやすい

　したがって，「階段を上りにくい」という病歴からは両下肢の近位筋の障害が考えられます。MMTの所見もそれに合致します。筋緊張性ジストロ

フィーなどの例外はありますが，筋疾患であれば近位筋が障害されやすく，末梢神経障害であれば遠位筋が障害されやすいです。

腱反射や病的反射も鑑別に有用です。上位運動ニューロンである脳や脊髄の障害であれば，腱反射が亢進したり病的反射が陽性になったりし（急性期では逆に反射していたりはっきりしないこともある），ギラン・バレー症候群などの下位運動ニューロンである末梢神経がやられる疾患は腱反射亢進が消失することがあるので鑑別に参考になります。本症例は，下肢の遠位が障害されていないこと，腱反射の亢進がないこと，感覚障害がないことなどから対麻痺のパターンではありません。

神経筋接合部疾患による筋力低下は，その疾患によってある程度決まったパターンがみられます。重症筋無力症は眼瞼下垂や複視で発症することが多く，筋症状は典型的には夕方～夜に症状が悪化する日内変動があり，運動の反復によって筋力が低下します。悪性腫瘍，特に小細胞肺がんに関連するといわれるLambert-Eaton症候群は主に下肢の筋力低下で発症し，繰り返し運動すると徐々に力が強くなります。本症例ではこの2疾患とも現時点で強く疑う所見に乏しいといえます。

以上より，本症例は両下肢近位優位に発症した急性の筋力低下で，腱反射亢進や感覚障害を伴わないことからミオパチーによる筋力低下が考えられます。筋疾患の鑑別は**表2**のように多岐にわたります。病歴と薬剤歴を踏

表2　ミオパチーの鑑別

原　因	代表的な疾患
炎症性	多発筋炎，皮膚筋炎，封入体筋炎，血管炎や膠原病
内分泌	甲状腺機能低下症，クッシング症候群
電解質異常	低K血症，低P血症，低Ca血症，低Na血症，高Na血症，低Mg血症，高Mg血症
代謝異常	糖原病，脂質代謝異常，尿酸代謝異常
薬剤	異常薬物（コカイン，ヘロイン），アルコール，ステロイド，コルヒチン，抗マラリア薬，スタチン，ペニシラミン，ジドブジン
感染症	ウイルス感染症，細菌感染症（ライム病，化膿性筋炎），真菌感染症，寄生虫感染症
横紋筋融解症	悪性症候群，セロトニン症候群，熱中症，外傷，痙攣，血管手術後
遺伝性	筋ジストロフィー

> **One More Lecture**
>
>
> 腱反射や病的反射について詳しく教えてください。
>
>
> 　今回のような筋力低下の患者の診断補助にも使えますし，頚髄損傷や脳梗塞からの回復の具合を見るときにも有用です。
> 　腱反射は，膝蓋腱，アキレス腱，上腕二頭筋腱などを打腱器（ハンマー）で叩いているイメージでしょうか。専門の先生は細かく評価しますが，大ざっぱに「強い」，「弱い」で評価することもあります。図1で示したように，反射が亢進していれば上位運動ニューロン（脊髄より中枢）に障害が，反射が減弱・消失していれば下位運動ニューロン（脊髄から末梢）に障害があることが示唆されます。
> 　病的反射は，中枢神経系が未熟な乳幼児では健常児でも見られることがあります。成人では基本的に病的反射が出たら異常です。上位運動ニューロンに何らかの障害がある可能性が示唆されます。下顎反射，バビンスキー反射などが有名です。
> 　いずれも1つの検査だけで障害部位を特定できるわけではありませんが，さまざまな検査を組み合わせることで目の前の患者がどこに障害を抱えていそうか推定できます。

　まえたうえで，初期のワークアップとして電解質の検査結果，CK，甲状腺機能（甲状腺刺激ホルモン），炎症反応（CRPや赤血球沈降速度）の提出が勧められます。

1 ステロイド，スタチンによるミオパチー

　薬剤によるミオパチーでまず押さえるべきはステロイドとスタチンです。ステロイドによるミオパチーは近位筋優位で筋肉痛や筋肉の圧痛は目立ちません。上肢より下肢や骨盤に起きやすいのが特徴です。CKは通常は正常です。用量との関連もあり，プレドニゾロン10mg/日未満ではまず起きず，40～60mg/日以上の高用量で2週間以内に起きることが多いとされます。

ステロイド減量してからは3～4週間で改善します[2]。

一方，スタチンによる筋症状は両側性で近位筋優位の筋力低下や筋肉痛を起こします。夜間のこむら返りや腱の痛みを引き起こすこともあります。また，CKが正常な症例もあります。発症は基本的に投薬開始数週間～数カ月後ですが，いつでも起こりえます。薬剤を中止したら数日～数週間で元に戻るとされます[3]。

スタチン使用者10万人当たり2～3人と，まれですが重篤になりうる副作用にスタチン関連自己免疫性ミオパチーがあります。投薬直後から数年後までさまざまな時期に発症し，1度発症するとスタチンの使用を中止しても継続してしまいます。筋力低下は対称性に近位優位，CKは90％以上の症例で2,000IU／Lを超え，MRIでは筋肉に浮腫が認められます。HMG-CoA還元酵素に対する自己抗体が陽性になり，治療は免疫抑制薬となります[4]。

2 低K血症の可能性

本症例では低K血症が認められました。低K血症による筋力低下は筋疾患パターンをとるので本症例とも合致します。急性の経過から膠原病は考えにくく，発熱をはじめとしたほかの症状が認められないので感染症由来も考えにくく，CK上昇が見られないので横紋筋融解症には該当しません。代謝異常はまれな疾患であり，内分泌疾患も考えにくいため現時点では低K血症が原因として一番可能性が高いでしょう。

低K血症に対する評価として尿中Kを提出したところ，尿中Kの上昇（15mEq／L以上）が認められ，Kの尿中排泄亢進による低K血症が考えられました。サプリメント，漢方薬も含めて何か飲んでないかしつこく尋ねたところ，腰痛に対して，友人からもらった漢方薬（芍薬甘草湯）を飲んでいることが判明しました。最近腰痛が悪化したため，来院1週間前頃から常用量の3倍くらい内服するようになったという病歴が得られました。

診断は低K血症で終わり？

先ほどの表2に照らし合わせてみても，当てはまるのは低K血症と言ってよさそうです。下肢から筋力低下が始まるなどの点も合致します。治療

はKの補充と原因の除去になるわけですが，原因はいったい何でしょうか．

低K血症の原因には，①Kの摂取不足（経口摂取不良など），②Kの排泄増加（下痢，利尿薬の副作用など），③細胞内へのK取り込み増加（βアドレナリン受容体作用やアルカローシス，インスリンの作用など）の大きく3パターンがあります[5]．これらについて体系的に評価していく必要がありますが，本稿ではその詳細は割愛します．

本患者は，尿中Kが高値で，尿からのK排泄が増えていることが示唆されました．ここでもう1度病歴を振り返ってみると，利尿薬は内服していないものの，芍薬甘草湯を内服しているとのこと．しかも，常用量以上内服しているとのことでした．そこで甘草による偽アルドステロン症を第1に考え，追加でレニン活性，血漿アルドステロン濃度を測定したところ，どちらも低値でした．本症例は「甘草の多量内服⇒偽アルドステロン症⇒低K血症⇒筋力低下」というストーリーだったと考えられます．

甘草などの薬剤による偽アルドステロン症

1 早期発見のポイント

- 副作用の好発時期：使用開始後10日以内～数年経過と非常に幅がありますが，使用開始後3カ月以内の発症が多いとされています（約40％）[6, 7]．
- リスクファクター：国内の男女比は1：2です．全体の80％が50～80歳です．体が小さい高齢女性が最も典型的です[6~8]．何らかの事情でループ利尿薬，サイアザイド系利尿薬などを内服している場合，重篤化しやすいので注意が必要です．

2 原因薬剤

医療用漢方製剤148処方のうち，甘草を含有しているものは実に109処方にも上ります．また，一般用医薬品（総合感冒薬，解熱鎮痛薬，総合胃腸薬，婦人科用薬）など，さまざまな医薬品にも含まれています．また医薬品だけでなく，チョコレートなどの一般食品にも甘草エキスが含まれていることがあります[7]．しかし，やはり偽アルドステロン症の報告例が多いのは甘草含有量が多い漢方薬であり，代表的なものを表3に列挙します．

表3 甘草を多く含む主な漢方薬

漢方薬	1日服用量中の甘草含有量 (g)
甘草湯	8.0
芍薬甘草湯	6.0
小青竜湯	3.0
人参湯	3.0
葛根湯	2.0
小柴胡湯	2.0
防風通聖散	2.0

3 発症機序・症状・検査所見

　アルドステロンなどのミネラルコルチコイドは，ミネラルコルチコイド受容体(MR)を介して，またコルチゾールなどのグルココルチコイドはグルココルチコイド受容体を介して，その生理作用を発揮します．しかし，コルチゾール(体内ではアルドステロンより圧倒的に高濃度で存在する)はアルドステロンと同程度の親和性でMRにも結合します．尿細管などのアルドステロン標的臓器には11β-hydroxysteroid dehydrogenase (HSD) 2が発現しており，コルチゾールをMRに結合しないコルチゾンに変換することで，MRがコルチゾールに占拠されるのを防いでいます[9〜11]．しかし，甘草，グリチルリチンの代謝産物であるグリチルレチン酸によって11β-HSD2の活性が抑制され，過剰となったコルチゾールがMRを介してミネラルコルチコイド作用を発揮することによって副作用が生じます[9]．

　その結果，ミネラルコルチコイド過剰により各種症状［四肢の脱力，筋肉痛，痙攣(こむら返り)，浮腫など］，徴候(血圧上昇，浮腫，体重増加，不整脈など)が生じます．検査所見としては，低K血症，代謝性アルカローシス，低レニン活性，低アルドステロン濃度などがみられます[11, 12]．

偽アルドステロン症の治療法と症例の経過

　基本的に，薬剤性の偽アルドステロン症は原因薬剤の中止のみで軽快することが多いですが，本症例ではK補充(尿からのK排泄が増えるだけで意

味がないとする文献もある）に加え，アルドステロン拮抗薬であるスピロノラクトン錠50mgを1回1錠，1日2回の投与を行いました[13]。治療開始後2日で症状は大幅に改善（「違和感」という表現に変わった），3日でK値は2.5mEq/Lまで上昇し始めましたが，最終的に症状が消失しK値が正常範囲内に上昇するまでには10日間を要しました。スピロノラクトンは漸減していき，内服を終了してもK値が安定するようになるまでには約3週間を要しました。

症例まとめ

- 筋力低下の鑑別には，経過と分布が重要。筋疾患パターン（両側性で近位筋優位）であれば薬剤，電解質，CKをまず評価する。
- 漢方も医薬品である。「漢方薬，サプリメントは薬ではない。いくら飲んでも副作用はない」と思っている人は意外に多い。
- 甘草による偽アルドステロン症の治療は原因薬剤の中止のみでもよいが，K補充やアルドステロン拮抗薬も有効である。生体が元の状態に戻るには数週間を要する。

薬学的視点で症例を振り返ってみよう

　2つの思考プロセスによる評価で振り返ってみましょう（System1・2の詳細はp.6～8参照）。

　本症例における筋力低下の原因は，甘草を含んだ漢方薬である芍薬甘草湯を大量に内服した結果起こった，偽アルドステロン症による低K血症でした。筋力低下の原因の鑑別は多岐にわたりますが，低K血症であることからSystem1による低K血性ミオパチーを想起しそうです。しかし，内服薬に該当薬剤が見当たらないところがポイントで，System2の思考により挙げた要因を丁寧に除外したうえで，最終的には"しつこく尋ねた"漢方薬の服用歴が判明した経過でした。

　このように，常用薬が後から判明することは少なくありません。まず，患者はサプリメントや生薬を含めた漢方薬を，体だけでなくほかの医薬品

にも影響を及ぼす「薬」として認知していない場合が多いためです。そのため，薬剤師が入院時の初回面談で聞き取りを行う際は，テレビなどで有名なサプリメントの名前を用いて，錠剤やカプセルだけではなく，液体や抽出して服用するティーバッグなど具体的な例を列挙して尋ねることが必要となります。その他，以前の診察時に医師から服用を止められていたり，入院時に持参薬を提出したものの，どうしても手元に持っていたい気持ちがあったりして，ばれないよう隠し持って入院している場合もあるので，お薬手帳との突き合わせだけでなく，日常の生活を丁寧に聞き取り掘り下げて確認を行うことで，薬剤師だからこそ気づくことができる場合があります。そのような場合に遭遇したら患者を責めることなく，持参薬として提出し忘れたかのようにさらっと流せる技量も必要ですね。

薬学的視点による推論プロセス

　薬剤師が，筋力低下を患者から聞き取って真っ先に連想するのはステロイド性ミオパチーあるいはスタチンやフィブラート系薬剤による横紋筋融解症でしょう。しかし今回の症例ではステロイドを内服しておらず，また横紋筋融解症ではCKの上昇がみられるはずであり，現在の内服薬であるアムロジピンとセレコキシブから筋力低下は考えにくいところです。

　低K血症から考えると，アムロジピンの添付文書にも頻度0.1％未満と少ないながら血中K減少の記載があるため，消去法でアムロジピンを被疑薬として検討する場合もあるでしょう。患者が30年ほど前の48歳で高血圧と診断されたことを考えると，1週間のうちに徐々に力が入らなくなっていった増悪は早すぎる感がありますが，一応服薬期間の確認は必要でしょう。

　国立健康・栄養研究所が公開している「健康食品の素材情報データベース」の「茶」の項[14]には，去痰目的に市販の総合感冒薬を長期連用していた患者で，緑茶抽出物入り飲料を大量に摂取したことによる低K血性ミオパチーの症例が掲載されていますが，総合感冒薬の服用期間も飲料の量も一般的ではなかったため，あまり参考にはなりません。

　甘草の過量摂取による偽アルドステロン症は有名であり，多くの薬剤師

はすぐに想起可能と思われるかもしれませんが，筋力低下という症状から偽アルドステロン症や漢方薬の疑いにたどり着くことは容易でなく（漢方の服薬歴が不明確な場合は特にそう），System2の思考プロセスが必要です。

芍薬甘草湯については，1日7.5g（または6.0g）を2～3回に分服という適応通りの用法・用量でも，内服期間によっては高齢者だけでなく一般的に偽アルドステロン症を引き起こす過量投与となりかねません。患者に対して，副作用の早期発見につながる服薬指導はもちろんのこと，低K血症の危険性を特に懸念する場合は，ある程度即効性も期待できるので用法をまずは疼痛時頓服とし，必要に応じて定期内服へ変更するといった医師への処方提案も考慮したいところです。

 被疑薬のおさらい

1. 偽アルドステロン症の発症機序のおさらい

今回の症例は芍薬甘草湯が原因となった薬剤性の偽アルドステロン症でした。発症機序についてもう少し詳しく見てみましょう。

血中には大量のコルチゾールと少量のアルドステロンが存在しており，コルチゾールもアルドステロンも腎臓のミネラルコルチコイド受容体に結合し，血圧上昇，低K血症，高Na血症などのミネラルコルチコイド作用を発現します。しかし，コルチゾールはミネラルコルチコイド受容体に結合する前に，11β-HSDの働きで，すぐにミネラルコルチコイド受容体には結合できないコルチゾンに変換されてしまいます。

しかし，甘草やグリチルリチンの代謝産物であるグリチルレチン酸やその誘導体であるカルベノキソロンはこの11β-HSDを阻害する働きがあり，これにより過剰となったコルチゾールがミネラルコルチコイド受容体に結合してアルドステロン過剰時と同様の臨床像を呈します。これが薬剤性の偽アルドステロン症を起こすしくみです。さらに，アルドステロンが過剰であると勘違いした体内ではネガティブフィードバックが起こり，レニン-アルドステロンの分泌は抑制されるため，低レニン活性，低アルドステロン濃度といった検査所見がみられ，アルドステロンの過剰分泌で起こる原発性アルドステロン症との鑑別に有用となるのです[11]。

2. どうしてスピロノラクトンを使うの？

　スピロノラクトンはアルドステロン拮抗薬です。ミネラルコルチコイド依存性のNa-K交換反応や水分貯留作用に拮抗し，高Na血症，低K血症，浮腫などを改善する働きがあるため[16]，偽アルドステロン症の治療に用いられるのです。ミネラルコルチコイド，同じくアルドステロン拮抗薬であるエプレレノンも有効とされています[15]。

3. 偽アルドステロン症を起こす薬剤

　甘草以外にも甘草抽出物やグリチルリチンを含む薬剤，さらにフッ素含有ステロイド外用薬や酢酸フルドロコルチゾンなどのミネラルコルチコイド製剤も偽アルドステロン症の原因となることがあります[11]。好発時期が数日から数年と広いため，服用期間にかかわらず，四肢の脱力・筋肉痛・こむら返り，頭重感，全身倦怠感，浮腫などの自覚症状がないか確認していくことが大切ですね。甘草の1日量が2.5gを超える場合や複数の漢方薬を併用する場合，さらには利尿薬やインスリンなど，低K血症を誘起しうる薬剤と併用する場合は特に注意していきましょう[6]。

引用文献

1) Asimos AW：Evaluation of the adult with acute weakness in the emergency department. UpToDate (last updated：Apr26, 2017)
2) Miller ML, et al.：Glucocorticoid-induced myopathy. UpToDate (last updated：Feb 19, 2016)
3) Rosenson RS, et al.：Statin myopathy. UpToDate (last updated：Mar 11, 2016)
4) Mammen AL：Statin-associated autoimmune myopathy. N Engl J Med, 374 (7)：664-669, 2016
5) Mount DB：Causes of hypokalemia in adults. UpToDate (last updated：Jan 05, 2016)
6) 日本病院薬剤師会　編：偽(性)アルドステロン症. 重大な副作用回避のための服薬指導情報集 (第1集). じほう, 53-57, 1997
7) 野畑俊介　他：漢方薬による偽アルドステロン症を契機に発見された内分泌非活性副腎腫瘍の1例. 泌尿器科紀要, 47 (9)：633-635, 2001
8) 入江正洋　他：神経症性うつ病に併発したグリチルリチン少量投与による偽アルドステロン症の1例. 内科, 69：795-799, 1992
9) Stewart PM, et al.：Mineralocorticoid activity of liquorice：11-beta-hydroxysteroid dehydrogenase deficiency comes of age. Lancet, 2 (8563)：821-824, 1987
10) Funder JW, et al.：Mineralocorticoid action：target tissue specificity is enzyme, not receptor, mediated. Science, 242 (4878)：583-585, 1988
11) 厚生労働省：偽アルドステロン症, 重篤副作用疾患別対応マニュアル, 2006

12) Kaplan NM, et al. : Apparent mineralocorticoid excess syndromes (including chronic licorice ingestion). UpToDate (last updated : Feb 29, 2016)

13) 河邉博史　他：アルドステロン症, 偽アルドステロン症. 循環科学, 16 (3)：224-227, 1996

14) 国立健康・栄養研究所：「健康食品」の安全性・有効性情報. 素材情報データベース；チャ (茶) (https://hfnet.nibiohn.go.jp/contents/detail491lite.html)

15) 日本内分泌学会：内分泌の病気「偽アルドステロン症」(http://square.umin.ac.jp/endocrine/ippan/03_disease/02_07.html)

16) アルダクトンA錠® インタビューフォーム, 2018, 11 (第8版)

7 意識障害
― 低Na血症の多彩な原因を鑑別する

　意識障害の原因は多岐にわたりますが，緊急性を要するうえに患者から正しい病歴をとりづらいため，苦手意識を持つ人は多いと思います．今回の症例は「意識障害で救急搬送された80歳男性」．初期対応としてABC（気道，呼吸，循環）をチェックした後，優先度の高い疾患から鑑別していった結果，低Na血症が認められました．さて，皆さんならここからどうしますか？　低Na血症の病態を思い浮かべつつ，総合診療医の鑑別の考え方を学んでいきましょう．

患　者	80歳 男性
主　訴	意識障害
現病歴	高血圧で加療中の80歳男性．受診1カ月前にACE阻害薬が追加された．2週間後の通院では血圧は目標値まで下がっていたが，食欲不振，嘔気を認めていた．受診当日の朝，家族の呼びかけに反応せず意識が低下しており，救急要請された．直近の頭部外傷はなく，痙攣や尿失禁もなし，感染症を疑う症状もなかった
既往歴	高血圧
内服歴	アムロジピン10mg／日，エナラプリル5mg／日
社会歴	喫煙歴なし，飲酒は機会
家族歴	特記事項なし
身体診察	
▶バイタル	血圧120／85mmHg，心拍数80回／分（整），呼吸数18回／分，SpO$_2$ 99％，体温36.1℃
▶意　識	GCS 11点（E3V3M5），瞳孔：右3mm，左3mm，対光反射：右（＋），左（＋）
▶神　経	項部硬直なし，脳神経学的所見に明らかな異常なし，四肢麻痺なし，腱反射正常，病的反射なし，その他の身体診察では特記すべき異常なし

意識障害の原因は？

　意識障害とは，意識の清明度の低下（傾眠，昏迷，半昏睡，昏睡），または意識内容の変化（せん妄，もうろう状態）を認める状態です。米国の分析では，施設入所中の高齢者の意識障害の主な原因は，感染症45％，代謝性・中毒性18％，脳血管障害11％で，脳血管障害より肺炎・尿路感染症や電解質異常の頻度が高いといわれています[1]。意識障害の原因疾患は多岐にわたりますが，大別すると代謝・全身的原因，精神科疾患，神経疾患に分かれ，AIUEOTIPSで体系的に鑑別を考えると有用であることが知られています（表1）。

意識障害の初期対応

　高血圧が既往の80歳男性の意識障害であり，まずはABCが安定しているかを確認します。ABCが安定していたら，AIUEOTIPSで鑑別を考えながら，患者・家族から追加の病歴聴取と身体所見をとり検査をオーダーします。

表1　意識障害の鑑別疾患：AIUEOTIPS

A	Alcohol	アルコール
I	Insulin	低血糖，高血糖
U	Uremia	尿毒症
E	Electrolytes Endocrinopathy Encephalopathy	電解質異常（低/高 Na, K, Ca, Mg） 内分泌疾患 高血圧性脳症，肝性脳症
O	Opiates decreased O_2	薬物中毒 低酸素血症
T	Trauma Temperature	外傷 低体温/高体温
I	Infection	感染症
P	Psychiatric Porphyria	精神疾患 ポルフィリン症
S	Stroke Syncope/Seizure Shock	脳血管障害 失神/てんかん ショック

意識障害ではまず血糖を測定し，迅速に治療可能で後遺症を残す可能性もある低血糖を除外します．本症例では血糖130mg/dLであり，項部硬直や片麻痺などの神経学的異常は認められませんでした．同時並行で採血し，脳血管障害の鑑別のため迅速に頭部CTを施行しました．

検査の結果，頭部CTでは明らかな出血や梗塞を認めませんでした．採血結果では，血算，肝・腎機能は正常で，炎症所見の上昇を認めませんでしたが，Na 122 mEq/Lの低Na血症を認め緊急入院の運びとなりました．

低Na血症に至るまでのメカニズムは？

1 Na調整のメカニズム

Naは細胞外液の主要な陽イオンであり，体内の総Na量が細胞外液量を決めます．細胞外液は血漿（血管内）と間質液に分かれますが，血漿の85％は静脈系に，15％は動脈系に存在するといわれています．

血管内脱水や心不全などで有効な循環血漿量が減少すると，動脈系（頸動脈洞，大動脈弓）に存在する圧受容体や交感神経系がレニン・アンジオテンシン・アルドステロン系（RAA系）を刺激し，腎臓からNa再吸収を促進させます．心不全の場合は，体内にNaを貯留し有効な循環血漿量を増加させようとしますが，増えたNaは主に静脈系や間質に貯留します．こうして動脈系の圧受容体は，RAA系の代償機構にもかかわらず常に体液減少状態であると判断し，慢性的にRAA系を刺激し続けてしまうのです．

2 RAA系

38億年前，地球の海に最初の生命が誕生しました．その後さまざまな環境変化を経て，陸上生活をする生物が生まれましたが，海水に行かずとも環境に耐えうるために，海水と同じ組成の細胞外液を保持する能力を獲得しなければなりませんでした．その進化の過程で発達した能力がRAA系であるといわれています．

私たちの体では，循環血漿量の低下により腎臓の輸入細動脈に流れる血液の量が減少すると，血管壁にある傍糸球体細胞からレニンが分泌され，血液中のアンジオテンシノーゲンからアンジオテンシンⅠという物質を作ります．

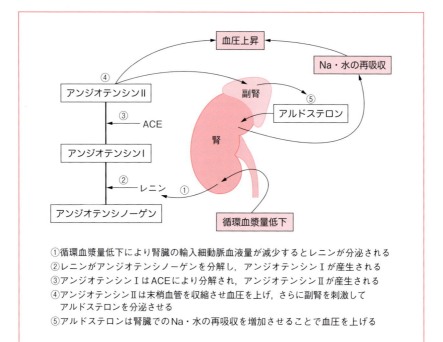

図1　RAA系

アンジオテンシンⅠはアンジオテンシン変換酵素(angiotensin-converting enzyme；ACE)によりアンジオテンシンⅡに変換されます。

アンジオテンシンⅡはそれ自体が強力な末梢血管を収縮させる働きをしますが，それと同時に副腎皮質を刺激しアルドステロンを分泌させます。アルドステロンは腎臓の遠位尿細管，集合管に作用し，尿から血液中へのNaと水の再吸収を増加させます(図1)。

3　Naと水分調節の密接な関係

38億年の進化の過程を経て，人間はNaを体に蓄えるシステムを獲得してきました。しかし，生体の恒常性を保つにはこれだけでは不十分で，高まった塩分濃度を水分で薄めるシステムが必要でした。体内の水分は，大きく分けて2つの重要なシステムによって調節されます。口渇刺激と抗利

尿ホルモン（anti-diuretic hormone；ADH）です。

　水分摂取不良により脱水や循環血漿量の低下が起こると，血漿浸透圧は上昇します。すると視床下部の口渇中枢が刺激され，飲水行動が励起されます。また，血漿浸透圧の上昇は視床下部におけるADH合成を促進し，腎臓の集合管のアクアポリン2（AQP2）水チャネルに作用して水分の再吸収を促進させます。

　一方，Naのみが喪失すると，血漿浸透圧は低下し，ADHの分泌が抑制されます。すると，集合管からの水分の再吸収が抑制され，尿中に過剰な水分が排出され，結果的にNa濃度は一定に保たれます。以上から，低Na血症とはNaの喪失だけでは決して起こりえません。口渇中枢とADHの調節異常がNa喪失と合併して初めて，低Na血症となります。

 ## どのように解釈して進めていくか？

　低Na血症の鑑別を進める手順を図2に示します[2]。教科書的には，低Na血症の鑑別は細胞外液の量に基づいて分けられていることが多いです。まず高血糖などによる偽性低Na血症を除外し，尿浸透圧測定と病歴から水中毒を除外し，細胞外液量の評価から鑑別を考えます。しかし実臨床では，細胞外液量が減少しているのか正常なのか不明瞭な状況も少なくなく，あくまで参考の1つとして考えるものだと筆者は考えています。

　本症例では血漿浸透圧が270 mOsm/kgと低下し，尿浸透圧は300 mOsm/kgと最大希釈尿（尿浸透圧＜100 mOsm/kg）ではなかったことから，水中毒は否定的と考えられました。

　明らかな嘔吐や下痢はなく，利尿薬の内服や熱傷の既往はありませんでした。労作時呼吸苦や下腿浮腫は認めず，細胞外液が増加している初見はなく診察や検査結果からも心不全，腎不全，肝硬変は否定的でした。また，追加検査で施行した甲状腺機能，副腎機能は正常でした。尿中Naは100 mEq/Lと，低Na血症の状態にもかかわらず相対的に高値でした。

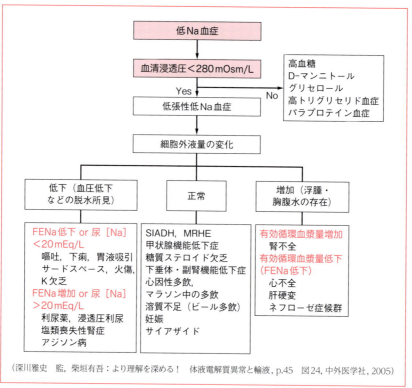

図2 低Na血症の鑑別診断

One More Lecture

細胞外液が増加・減少しているような所見とは，具体的にどのような症状でしょうか？

次のような症状や所見が出ることが参考になります。
- 細胞外液が増加
  - 間質の浮腫
  - 頸静脈怒張
  - 眼瞼や下腿の浮腫
- 細胞外液が減少
  - 舌や口腔粘膜の乾燥，舌の縦のしわ，腋窩の乾燥

- 起立性低血圧，血圧の低下，頻脈
- 尿量低下

低Na血症を起こす薬剤には何があるか？

　低Na血症を起こす薬剤を表2に示します。一番有名なものはサイアザイド系利尿薬です。近年になり半量サイアザイド系利尿薬の効果が注目されたのと，ARBとの配合剤の発売もありサイアザイド系利尿薬の使用頻度は増えたため注意が必要と考えられます。逆に，一番頻用されているループ利尿薬による低Na血症はまれであることを強調しておきたいところです。フロセミドによる尿は，典型的にはhalf normal salineといわれ，約60〜90 mEq/Lの低張の尿が出ます。その分血清Naは上昇するので低Na血症にはなりにくいのです[2]。

　また，入院中発症の低Na血症は不適切な低張液の輸液によるものが多いです。低Na血症を起こすため，必要性の判断を適切にせず，漫然と維持液を輸液することはなるべく避けましょう。

表2　薬剤性低Na血症の機序とその原因薬剤

Naと水の恒常性異常	サイアザイド系利尿薬（最も多い），ループ利尿薬（まれ），アミロライド
ADH産生亢進	抗うつ薬（三環系抗うつ薬，SSRI，モノアミン酸化酵素阻害薬），抗精神病薬（ハロペリドール，フェノチアジン系），抗がん薬（ビンクリスチン，ビンブラスチン，シスプラチン，カルボプラチン，シクロホスファミド，メルファラン，イホスファミド，メトトレキサート），インターフェロン，モノクローナル抗体，レバミゾール，ペントスタチン
ADH効果の増強	抗てんかん薬（カルバマゼピン，ラモトリギン），糖尿病治療薬（クロロプロパミド，トルブタミド），シクロホスファミド，NSAIDs
reset osmostat	抗うつ薬（ベンラファキシン），抗てんかん薬（カルバマゼピン）
まれな原因	ACE阻害薬，免疫グロブリン大量療法，抗菌薬（ST合剤，シプロフロキサシン，スルバクタム・セフォペラゾンなど），抗不整脈薬（アミオダロン，プロパフェノン），テオフィリン，プロトンポンプ阻害薬，ブロモクリプチン，デュロキセチン，bupropion

[Liamis G, et al.：A review of drug-induced hyponatremia. Am J Kidney Dis, 52 (1)：144-153, 2008 をもとに作成]

SIADHとその類似疾患は？

抗利尿ホルモン不適合分泌症候群（syndrome of inappropriate secretion of antidiuretic hormone；SIADH）は，主だった低Na血症を来す疾患が除外され，細胞外液の量も正常そうであり，Na排泄が相対的に高い（SIADHの診断基準は尿中Na＞40 mEq/L）場合に鑑別に挙がります。そして，その類似疾患にMRHE，CSW，reset osmostatといった病態があります[2]。

1 SIADHの特徴

SIADHは「腎臓で必要以上に水分が吸収され，代わりにNaが排泄される病気」です。病態としては，ADHが不適切に過剰に分泌され，腎の集合管に作用することによって水の再吸収が亢進し，希釈性の低Na血症を起こします。原因は大きく，中枢神経疾患，薬剤，胸腔内疾患，腫瘍に分かれます。SIADHの特徴は，理学的に脱水や浮腫の所見を認めないことです。その理由としては，低浸透圧が集合管のAQP2の発現を軽減させることや，循環血漿量の一時的な増加が2次的にRAA系を抑制し，心房からのNa利尿ペプチドの分泌亢進や糸球体濾過量の増加が起きるためといわれています[3]。

SIADHを起こす主な薬剤には抗精神病薬，抗うつ薬，抗てんかん薬，化学療法，シクロホスファミドのほか，さまざまな薬剤が関与しています。

2 MRHE，CSW，reset osmostatとは？

ミネラルコルチコイド反応性低Na血症（mineralocorticoid-responsive hyponatremia of the elderly；MRHE）はSIADHの鑑別疾患であり，日本人が提唱した疾患概念です[4]。病態としては加齢性変化による腎のNa保持能とRAA系賦活能の低下が考えられています。臨床では軽度の脱水徴候があったり飲水しても改善しない点がSIADHとの鑑別のポイントとなります[2]。

中枢性塩類喪失（cerebral salt wasting；CSW）は，中枢神経疾患（主にくも膜下出血や頭部外傷）がベースにある患者において低Na血症を生じる疾患の1つです。病態としてNa利尿ペプチドの分泌亢進による腎性Na喪失が考えられていますが，その存在を疑問視する専門家もいます。CSWは

細胞外液が減少する傾向にありますが，飲水により補充されたり，SIADHでも中枢神経疾患により引き起こされるのでその鑑別は難しいことがあります．SIADHの治療である水制限をCSWの患者に行うと，細胞外液の低下による血圧低下を引き起こす可能性があります[2]．

reset osmostatはSIADHの亜系といわれ，ADH分泌のtonicity（張度）の閾値が正常より低い値で"reset"されている状態です．血清Na値はreset値の近く（120〜130 mEq/L）付近で安定しており，それ以上に低Naが進行することはあまりありません．reset osmostatはSIADHの原因疾患のほかに，結核，頸椎損傷，低栄養などが多くみられます[2]．

その後の経過はどうなった？

上記の経過からSIADHとMRHEのどちらかの病態と考えられましたが，身体所見上は明らかな脱水を疑う所見に乏しく，鑑別困難でした．水制限を施行しましたがNaの上昇は認められませんでした．

ACE阻害薬開始後に発症したと考えられる経過であったことと，ACE阻害薬によるMRHE発症の報告があり[5]，内服を中止したところ血清Naの値は徐々に改善していきました．高齢者ではもともと腎でのNa保持能とRAA系の機能が低下しており，ACE阻害薬によりさらなる阻害が加わったことを契機として，MRHEによる低Na血症を誘発したと考えられました．

鑑別の考え方をおさらい

本症例は，ACE阻害薬という低Na血症の原因としてはまれな薬剤によって引き起こされた症例です．ACE阻害薬内服患者で低Na血症をみたらACE阻害薬をやめようという趣旨ではなく，以下のような流れでした．

❶ 意識障害の原因として低Na血症が考えられた．
❷ 細胞外液の評価と，低Na血症の原因として多い疾患の鑑別を行ったが該当するものもなく，低Na血症を起こしやすい薬剤の内服歴もなかった．

❸鑑別としてSIADHとその類似疾患が原因に挙がった。
❹水制限をしても低Na血症は改善せず，SIADHとしてあわなかった。高齢であることも踏まえ，SIADHの類似疾患であるMRHEという疾患が考えられたことと，ACE阻害薬開始後に発症した低Na血症だった。そのため，頻度としてはまれであるがACE阻害薬が原因として考えられ，薬剤を中止してみたら改善した。
❺加齢によるRAA系の低下がACE阻害薬により増悪し，低Na血症が引き起こされたと判断した。

症例まとめ

- 血清NaはRAA系，ADH，ステロイド，甲状腺などさまざまなホルモンが影響する電解質であり，その鑑別は非常に多彩である。
- 薬剤性低Na血症の原因で最も多いのはサイアザイド系利尿薬，そのほかに精神科領域の薬，抗がん薬，抗てんかん薬などがある。
- 診断がハッキリしない場合，薬剤性は常に鑑別に残る。可能性が少しでもあれば中止による診断的治療を検討する。

薬学的視点で症例を振り返ってみよう

　2つの思考プロセスによる評価で振り返ってみましょう（System1・2の詳細はp.6〜8参照）。

　本症例は「言葉により開眼する」，「不適当な言語による応答」，「痛み刺激の部位に手足を持ってくる」というGCSで11点の状態の意識障害であり，AIUEOTIPSを利用して鑑別し，そのうちの「E」(Electrolytes)の電解質異常である低Na血症が該当しました。

　低Na血症の原因はSystem1からは想起されず，System2として血漿浸透圧の測定，尿浸透圧や尿中Naの測定，甲状腺機能や副腎機能の検査から該当なく，また，脱水所見や浮腫・胸腹水が存在しないため細胞外液量の評価も該当せず，SIADHも該当しませんでしたが，最終的には，服用開

100

始1カ月であるエナラプリルの内服中止から鑑別に至りました。

薬学的視点による推論プロセス

　症状が急性の経過であれば1つの原因で説明できることがほとんどであるため，受診当日の「意識の低下」と，2週間前の受診ではありますがその際に挙がった「食欲不振」，「嘔気」などのプロブレムリストに関連した疾患によるものと考えられます。そして，「ある患者でいくつものプロブレムリストが挙がった場合，それは1つの疾患で説明される」という格言「オッカムの剃刀」から考えると，低Na血症を引き起こす病態として，内服されている薬剤の添付文書を検索してみることが重要です。エナラプリルの添付文書には副作用としてSIADHが記載されており，薬剤師としてはエナラプリルの副作用を疑う提案を行うのではないかと思います。とはいえ患者は80歳の男性であり，「複数の疾患が同時に起こっている」という「ヒッカムの格言」も念頭に置く必要があります。また，AIUEOTIPSは知っておきたいところです[6]。

　次に，治療であるNa補正へと視点を移すと，3％高張食塩水の処方提案が必要となります。浸透圧性脱髄症候群を起こさないよう0.5 mEq/時（12 mEq/日）を超えない投与速度に注意が必要であり，3％高張食塩水の体重×0.6 mL/時の投与[7]と，生理食塩液500 mLから100 mL抜き，20 mLの10％NaClを6本（120 mL）加えると，簡便に3.1％となる看護師に優しい処方提案が大切です。

被疑薬のおさらい

1. RAA系とACE阻害薬の作用機序のおさらい

　今回は意識障害の原因としてACE阻害薬による低Na血症が疑われた症例でした。ここでは，RAA系による血圧・体液量維持のメカニズムとACE阻害薬の基本的な作用機序についておさらいしましょう。

　RAA系は血圧および循環血液量を維持するためのシステムであり，生体内の循環血液量やNaが少なくなると，腎臓からレニンが分泌されることか

ら始まり，アンジオテンシノーゲン，アンジオテンシン I，アンジオテンシン II，アルドステロンなどが産生分泌されます（図1）。アンジオテンシン II は AT_1 受容体を介した血管収縮により血圧を上昇させ，アルドステロンは腎臓の遠位尿細管において Na と水の再吸収を促進させることにより，ともに循環血液量や Na 量の維持を司っています。

ACE 阻害薬は，アンジオテンシン I からアンジオテンシン II への変換を阻害することにより血管を拡張させ，血圧を低下させる効果があります。RAA 系に影響することからアンジオテンシン II 受容体拮抗薬（ARB）と合わせて RAA 系阻害薬とも呼ばれることもあります。

2. 低 Na 血症の種類と薬剤の関係

一方で，低 Na 血症は体内の総 Na 量に対して総水分量が「相対的に」過剰になることで，Na が減少する場合だけではなく，水分量が相対的に増加することによっても引き起こされます。表3に低 Na 血症のパターンとその原因を示します。

一般的に，1日2g 程度の食塩を摂取していれば摂取不足が原因で低 Na 血症を発症することは少ないといわれていますが，経腸栄養を使用している患者では Na が不足している症例をしばしば見かけます。

本症例では食欲不振や嘔気を認めていたそうですので，食欲不振による Na 摂取の低下や，嘔吐からの細胞外液減少型の低 Na 血症も頭に入れつつ，さらに薬剤による低 Na 血症を検討していきたいところです。

薬剤性の低 Na 血症の原因としては，①腎臓における希釈能の低下（チア

表3　低 Na 血症のパターンと原因

パターン	病態	原因
細胞外液量減少型 水分と Na の喪失	総 Na 量 ↓↓ 総水分量 ↓	下痢や嘔吐，サードスペースへの喪失，利尿薬，浸透圧利尿など
細胞外液量正常型 Na の再吸収低下による尿への排泄促進	総 Na 量 → 総水分量 ↑	甲状腺機能低下症，薬剤性（ADH 分泌促進），SIADH，MRHE，原発性多飲症など
細胞外液量増加型 サードスペースなど血管外における体内水分量の貯留	総 Na 量 ↑ 総水分量 ↑↑	腎不全，ネフローゼ，肝硬変，心不全など

ジド系利尿薬）や，②ADH作用亢進（トルブタミド，抗精神病薬，ビンクリスチン，カルバマゼピンなど），③RAA系の抑制（ACE阻害薬，ARB）が原因として考えられることから（表2参照），本症例ではACE阻害薬であるエナラプリルがリストアップされていました。

3. 加齢とRAA系阻害薬による低Na血症

　腎機能は加齢とともに低下し，それに伴い近位尿細管におけるNa再吸収が低下し，水分・Naの遠位尿細管への輸送が増加することが知られています。また加齢によりアルドステロン反応性も低下してNaの再吸収が不十分となり，尿中へのNa排泄が増加しやすい状態になっています。通常はRAA系が亢進してそれらを代償していますが，RAA系のレニン活性が低下してくるとNa保持ができなくなり，Naと一緒に水分を喪失することによって体液量の減少が見られます[4]。その体液量の減少に対してADHが分泌されて代償的に水分が保持されますが，Naの再吸収が追いつかないことから低Na血症につながりやすくなります。

　MRHEは上記のような病態が中心であり[8]，ACE阻害薬などのRAA系阻害薬が引き金になることが多く，高齢者低Na血症の30％近くを占めるといわれています。

引用文献

1) 上田剛士：ジェネラリストのための内科診断リファレンス, 医学書院, 2014
2) 柴垣有吾：より理解を深める！ 体液電解質異常と輸液, 中外医学社, 2005
3) Saito T, et al.：Hypotonicity reduces the activity of murine aquaporin-2 promoter induced by dibutyryl cAMP. Exp Physiol, 93 (10)：1147-1156, 2008
4) Ishikawa Se, et al.：Close association of urinary excretion of aquaporin-2 with appropriate and inappropriate arginine vasopressin-dependent antidiuresis in hyponatremia in elderly subjects. J Clin Endocrinol Metab, 86 (4)：1665-1671, 2001
5) Iwagaki H, et al.：Hyponatremia after initiation of angiotensin-converting enzyme inhibitor in a geriatric patient with chronic heart failure：A case of mineralocorticoid-responsive hyponatremia of the elderly. Geriatr Gerontol Int, 17 (5)：847-848, 2017
6) 坂本壮：救急外来 ただいま診断中！ 中外医学社, 2015
7) 中川義久　他　監：プロブレム別診療マネジメントチャート50, メディカ出版, 2015
8) 石川三衛：高齢者の低Na血症と水代謝異常. 日内会誌, 102 (7)：1807-1813, 2013

8 意識障害
―アプローチ方法を確立し，薬剤の可能性を常に考えよ！

　救急外来で最も多い主訴の1つに意識障害が挙げられます。意識障害というと，どうしても頭蓋内疾患を考えてしまいますが，脳卒中以外にも低血糖，電解質異常，感染症，薬剤など原因は多岐にわたります。また，低血糖や血栓溶解療法の適応のある脳梗塞など迅速に対応する必要がある症例も多く，原因検索にはスピードが要求されます。
　今回は意識障害の症例を通じて，意識障害患者の具体的アプローチ，そして原因として増加傾向にある薬剤性を疑った時のポイントを考えたいと思います。

患者	82歳 男性
主訴	意識障害
現病歴	普段ならば6時に起床し自身で新聞を取りに行くが，来院当日の朝は7時になっても新聞が取り込まれておらず，不審に思った娘が起こしに行くと普段よりも反応が乏しいことに気がついた。その後起床し会話が可能であったものの，呂律が回っておらず，日にちを間違えるなどの見当識障害を認めたために，心配した娘とともに当院救急外来を受診した。来院前日の就寝前までは特に普段と変わった様子もなく，食事摂取も良好であった
既往歴	高血圧，2型糖尿病，脂質異常症，心房細動
内服歴	アムロジピン5mg/日，グリメピリド1mg/日，ビルダグリプチン50mg/日，アトルバスタチン10mg/日，ワルファリン3mg/日
アレルギー	特記事項なし
社会歴	喫煙なし，アルコールは機会飲酒
家族歴	特記事項なし

> **身体診察**
> ▶ **印象** 見た目は全身状態良好
> ▶ **バイタル** 意識2/JCS, 血圧146/86mmHg, 心拍数86回/分(整), 呼吸数15回/分, SpO_2 96%, 体温36.2℃. 意識は普段と比較して悪いものの, その他の数値は普段と同様
> 身体診察上は構音障害を認めるが, その他, 運動・感覚障害など特記所見なし. 項部硬直など髄膜刺激徴候は認めない

意識障害はどういう病態によって起こる？

　意識障害は両側大脳半球における広範な領域か, 上位脳幹の傍正中(ぼうせいちゅう)領域または両側間脳を含む, 上行性覚醒系の損傷もしくは圧迫によって生じます. また, これらの部位が低酸素や低血糖などの代謝性の要素でも意識障害は生じえます. くも膜下出血などの頭蓋内疾患だけでなく, 意識障害の原因は多岐にわたることを改めて理解しておきましょう.

意識障害を起こす疾患には何がある？
意識障害患者の具体的アプローチは？

　意識障害の原因を頭に入れておきましょう. Carpenterの分類「AIUEOTIPS」が有名です(**表1**). 初めにアルコールが挙げられているのは, 後述する理由から好きではありませんが, 語呂が覚えやすいため頭に入れておきましょう. また, AIUEOTIPSに加えて, ビタミン欠乏や大動脈解離も意識障害の原因として合わせて覚えておきましょう.
　意識障害患者など救急外来で頻度が高く, そして迅速に診断する必要がある症候に関しては自身でアプローチ方法を持っておくことが重要です. 筆者は意識障害に関しては**表2**のようなアプローチ方法を実践しています[1].

表1　AIUEOTIPS（意識障害の鑑別疾患）

A： Alcohol 　　Aortic Dissection	アルコール 大動脈解離
I： Insulin (hypo/hyper-glycemia)	低 / 高血糖
U： Uremia	尿毒症
E： Encephalopathy (hypertensive, hepatic) 　　Endocrinopathy (adrenal, thyroid) 　　Electrolytes (hypo/hyper-Na, K, Ca, Mg)	高血圧症 / 肝性脳症 内分泌疾患 電解質異常
O： Opiate or other overdose 　　Decreased O_2 (hypoxia, CO intoxication)	薬物中毒 低酸素
T： Trauma 　　Temperature (hypo/hyper)	外傷 低 / 高体温
I： Infection (CNS, sepsis, pulmonary)	感染症
P： Psychogenic 　　Porphyria	精神疾患 ポルフィリア
S： Seizure 　　Shock 　　Stroke, SAH	てんかん ショック 脳卒中

（坂本壮：救急外来　ただいま診断中！　p.20, 中外医学社，2015）

表2　意識障害に対する10の鉄則（Dr. Sakamotoの10's rule）

①ABCの安定が最重要！

②バイタルサイン，病歴，身体所見が超重要！　外傷検索，AMPLE聴取も忘れずに！

③鑑別疾患の基本をmasterせよ！

④意識障害と意識消失を明確に区別せよ！

⑤何が何でも低血糖の否定から！　デキスタ，血液ガスcheck！

⑥出血か梗塞か，それが問題だ！

⑦菌血症・敗血症が疑われたらfever work up！

⑧電解質異常，アルコール，肝性脳症，薬物，精神疾患による意識障害は除外診断！

⑨疑わなければ診断できない！　AIUEOTIPSを上手に利用せよ！

⑩原因が1つとは限らない！　確定診断するまで安心するな！

8 意識障害 ─ アプローチ方法を確立し，薬剤の可能性を常に考えよ！

One More Lecture

ABCの安定について詳しく教えてください。また，AMPLE聴取とは何でしょうか？

Airway（気道），Breathing（呼吸），Circulation（循環）を安定させることは，原因を検索することよりも大切です。ABCが安定していなければ，場所を移動する必要がある検査は施行できません。用手的な気道確保では酸素化が不十分，細胞外液や昇圧剤を使用しても血圧が不安定な場合にはCTを撮影しにいくのは御法度なわけです。

AMPLE聴取は，Allergy（アレルギー），Medication（内服薬），Past history／Pregnancy（既往歴，妊娠の有無），Last meal（最終食事），Environment or Event（受傷現場の環境または受傷機転）のことで，病歴聴取の際にはこれらもきちんと確認しましょう。

この症例にどうアプローチする？

表2に則って鑑別していきましょう。バイタルサインは安定しています（**鉄則①**）。病歴や身体所見からは，高齢者の急性の意識障害，構音障害を認めることから，脳梗塞などの脳卒中も考える必要があります。頭部外傷などの転倒，外傷歴はありませんでした（**鉄則②**）。糖尿病の既往がありグリメピリドを内服していることから，低血糖の可能性はあります*1)。また，血圧も高く構音障害を認めることからやはり脳卒中の可能性はあります*2)（**鉄則③**）。ご家族からみて明らかに普段と異なる意識状態なので，意識消

＊1）低血糖の原因で最も多いのはインスリンやSU薬です。これらを使用している患者では積極的に低血糖の可能性を考える必要があります。その他，アルコール多飲者，低栄養状態の患者，胃切除後のダンピング症候群などが主な原因となります。また，忘れてはいけない低血糖の原因に敗血症が挙げられます。ショックバイタルなど血行動態が不安定な患者の血糖値が低い場合には要注意です。

＊2）意識障害の原因が脳卒中などの頭蓋内疾患の場合には，通常血圧は上昇します2)。本症例では頭蓋内疾患であっても矛盾のない血圧ですが，脳卒中を疑わせる麻痺や構音障害を認める患者の血圧が120/70 mmHgなど正常ないし普段と比較し低い場合には，脳卒中もどき（stroke mimics）の可能性もあります。低血糖，大動脈解離，痙攣などの可能性を考え対応する必要があります。

107

失ではなく意識障害でよいでしょう＊3)（鉄則④）。ここまでは病歴，バイタルサイン，身体所見で判断します。意識障害だから頭部CTをまず撮影するといったアプローチはお勧めしません。重度の意識障害で詳細な病歴聴取や身体所見をとることが困難な場合にはその限りではありませんが，まずはベッドサイドで評価可能な項目を迅速に確認しましょう。発症様式が突然なのか急性なのか，進行性なのか変動があるのかなど，検査所見よりも原因検索に寄与する情報が病歴には多々含まれます。また，バイタルサインの解釈はその後のアクションを大きく変えます。身体所見も同様です。病歴聴取や身体所見をとることが難しい場合が多いのが意識障害患者ですが，その場合には病歴を知る本人以外の人，家族や目撃者から必ず確認するようにしましょう。これを怠ると診断までに時間がかかるだけでなく，診断がつかないこともあるのです。急がば回れです。

　鉄則①～④を実践し，ある程度意識障害の原因が推定できるか否か，これが肝です。救急外来という現場では限られた時間，人材，資源（可能な検査）で対応しなければならず，前述した通り早期に治療介入しなければ予後不良となってしまう疾患も多く含まれることから，原因が推測できなくてもアプローチをストップさせるわけにはいきません。そこで鉄則⑤からは具体的な病態，疾患を意識して鑑別を進めていきます。

　血糖値は202mg/dLと低血糖は否定的でした（鉄則⑤）。頭部CTでは，脳出血やクモ膜下出血など意識障害を説明しうる病変は認められませんでした（鉄則⑥）。頭部MRIも考慮しましたが，発症時間が不明確で血栓溶解療法の適応はないと考え，救急外来では行わない方針としました。

　バイタルサインでは全身性炎症反応症候群（systemic infl ammatory response syndrome；SIRS）（表3）やquick SOFA（qSOFA）（表4）を満たさず，悪寒戦慄（表5）も認めないことから，積極的に敗血症や菌血症は疑いませんでした（鉄則⑦）。また，総胆管結石に伴う胆管炎，尿管結石に

＊3) 意識障害と意識消失を明確に分ける理由は，原因が異なるためです。大雑把にいうと，意識障害であれば頭蓋内疾患の可能性を考えますが，意識消失ではまず考えません（クモ膜下出血は例外です。失神で来院することもあります）。また，意識消失，特に失神の場合には心血管性失神を鑑別する必要があります。目の前の患者が意識障害か意識消失かは常に意識して対応しましょう。ポイントは普段との比較です。3/JCSであっても，普段からであれば意識消失でよいと判断しますが，普段0/JCSの患者が3/JCSであれば，それは意識障害であって認知症ではありません。

表3 全身性炎症反応症候群（SIRS）の診断基準

体温	＜36.0℃ or ＞38.0℃
脈拍	＞90回/分
呼吸数	＞20/分 or PaCO₂＜32 mmHg
白血球数	＞12,000/μL，4,000/μL or 10％桿状核球

（注）上記項目の2項目以上満たせばSIRSと診断

表4 quick SOFA Criteria

呼吸数≧22分
意識障害（意識変容）
収縮期血圧≦100mmHg

表5 悪寒の程度と菌血症のリスク

悪寒の程度	菌血症の相対リスク
①軽度悪寒 mild chills	2倍
②中等度悪寒 moderate chills（重ね着でもブルブル＋）	4倍
③悪寒戦慄 shaking chills（布団の中でもブルブル＋：歯がガチガチ）	12倍

相対リスクは，悪寒なしの患者と比較した場合のデータ．
〔Tokuda Y, et al.：The degree of chills for risk of bacteremia in acute febrile illness. Am J Med, 118（12）：1417, 2005をもとに作成〕

伴う急性閉塞性腎盂腎炎など閉塞部位が存在する感染症の場合にはドレナージなど今後の対応が変わるため，腹部エコーを行い確認しましたが，総胆管の拡張や水腎症を疑う所見は認められませんでした．しかし，高齢者の急性の意識障害であり，基礎疾患として糖尿病があることから，感染症をこれだけの理由で否定することは難しく，fever work upは行う方針としました．髄膜炎の可能性も考慮しましたが，急性経過で身体所見からも積極的に疑わなかったこと，ほかに原因と考えられる要因が推定されていたため，腰椎穿刺はこの段階では行わない方針としました．

追加でとりにいく問診・身体診察・検査所見は？

ここまでで少なくとも意識障害の原因として低血糖や脳出血は否定的です．また，感染症であったとしても敗血症のように臓器障害を伴う重篤な病態や抗菌薬以外の治療（ドレナージやデブリードマン）が必要な病態ではなく，緊急性は高くないと判断できます．

鉄則⑧～⑩に進むわけですが，電解質異常や肝性脳症は血液検査の結果のみでは判断ができないこと，アルコールや精神疾患，薬物は除外診断であることを忘れてはいけません。そこで，これらの疾患である「らしい所見」を，問診，身体診察，検査所見に注目して集めていきます。

1 アルコールらしい問診，身体診察，検査所見

飲酒していたという事実，そしてアルコール血中濃度です。注意点はアルコール血中濃度は絶対的なものではないということです。一般的に推定アルコール血中濃度[*1]が200mg/dLを超えている場合にはアルコールが原因である可能性が高くなりますが，アルコール依存患者など普段から多量に飲んでいる人の場合には，それ以上でも意識が清明なことは珍しいことではありません。あくまで他を除外した際に判断することを忘れてはいけません。

アルコール臭は飲酒量や血中濃度と相関しないことも覚えておきましょう。エタノール自体はほとんど無臭です。飲酒者の臭いは，アルコール飲料に含まれる芳香(アセトアルデヒド)によるものです。

2 精神疾患らしい問診，身体診察，検査所見

自身で薬を内服したという病歴が聴取できれば診断は簡単ですが，意識障害を認めている場合は病歴が不明なことも少なくありません。つき合っている相手や両親に飲むことを宣言している場合も多いことから，周囲の人への病歴聴取も重要となります。どうしても病歴がわからない場合には，空のPTPが多数発見された，以前にも過量内服歴があるなどから原因を探っていきます。身体診察では手首(多くは右利きのため左前腕部)のリストカット痕も基礎疾患を推測するのに役立つため，忘れずに確認しましょう。

3 電解質異常，肝性脳症らしい問診，身体診察，検査所見

ナトリウムやカルシウム，アンモニアなどの数値に異常が認められる場

[*1]：推定アルコール血中濃度＝浸透圧ギャップ(実測値−計算値)×4.6
血漿浸透圧(計算値)＝2Na＋Glu (mg/dL) /18＋BUN (mg/dL) /2.8
血漿浸透圧(実測値)：採血結果で浸透圧を提出

合は，これらによる意識障害の可能性を考えますが，数値のみで判断してはいけません．意識するべきは「急性か慢性か」です．数値の異常が急性の変化である場合（例：先週の採血ではNa135mEq/Lだったが本日は118mEq/L）には意識障害の原因となりえますが，以前と大きな変化が認められない場合（例：普段の定期的な採血でNa120mEq/L程度）には，原因とは考えない方がよいでしょう．

これらの数値が急性に変化する原因として薬剤が挙げられます．内服薬の変更や怠薬の有無は必ず確認するようにしましょう．利尿薬による電解質異常，選択的セロトニン再取り込み阻害薬（SSRI）による抗利尿ホルモン不適合分泌症候群（syndrome of inappropriate antidiuretic hormone secretion；SIADH）などの頻度は高く，しばしば経験します．

> **One More Lecture**
>
>
> 急性か慢性かを意識する際，受診歴がないなど過去のデータが手元にないシチュエーションもあると思います．そのような場合の注意点はありますか？
>
>
> 初診の患者の場合には比較するものが自施設にはありません．しかし，普段かかっている病院やクリニックには存在することが多く，必ず連絡し確認することを怠らないようにしましょう．また，本人，家族が以前のデータを持っている場合もあります．最近ではデータをスマホに入れ管理している人も珍しくありません．「異常値≠治療の必要あり」であることを意識して，急がば回れの精神で情報を集めましょう．

 ## どのように解釈して進めていくか？

1 よくある疾患

意識以外のバイタルサインの異常がなく，低血糖や脳出血が認められな

い場合に頻度が高い意識障害の原因が薬剤性です．高齢者では内服薬数も多く，成人と比較し薬剤関連の救急外来受診率は高くなるため，常に薬の影響は考えておく必要があります．

2 見逃したくない疾患

　薬剤性と同様に常に考えておいてほしい意識障害の原因が痙攣，痙攣後です．目の前で痙攣が起これば誰もが判断可能ですが，痙攣後の状態（post-ictal state）や非痙攣性てんかん重積（nonconvulsive status epilepticus；NCSE）といって外観からでは痙攣の有無がわからない（脳波をとらなければ判断困難な）痙攣があることを知っておきましょう．本症例のように会話可能な場合には積極的にNCSEを疑うことはありませんが，重度の意識障害で来院し原因がはっきりしない場合には鑑別に挙げ，脳波などを精査する必要があります．「普段からぼーっとしていることがある」，「できるはずのことができない」などの病歴はNCSEを疑う病歴です．

薬剤の関与を考えるとすれば？

　薬剤の可能性を考えた場合には，薬剤を中止（もしくは減量）し経過をみるしかありません．そして時間経過とともに症状（本症例では意識障害）が改善すれば薬剤性と判断します．本症例では高血圧，2型糖尿病，脂質異常症，心房細動に対する処方のみで，意識障害を来すようなものは含まれていませんでした．処方薬に意識障害を来すような薬がないことを理由に薬剤性を否定していいのでしょうか．

　お薬手帳に載っているものだけを内服しているとは限らないことに注意が必要です．サプリメントや漢方薬を自身で購入し内服している患者は少なくありません．また，以前にもらった薬（解熱鎮痛薬や抗菌薬が代表的）や家族・知人からもらった薬（解熱鎮痛薬，睡眠導入薬が代表的）を内服していることもあるのです．処方されている薬ではなく，飲んでいる薬を正確に把握すること，これが重要です．

その後の経過はどうなった？

　薬剤性が原因と考えられ，処方薬以外の薬を内服していないか本人，家族に確認したところ，前日の夜に眠れなかったため，妻に処方されていたベンゾジアゼピン（BZ）系薬を初めて内服したことがわかりました。薬の半減期を考慮し，入院，経過観察したところ症状は時間経過とともに改善し，普段通りの意識状態へ改善しました。本人は，「最近トイレが近くて，夜も最低でも4回はトイレに行くから寝てしまえばと思って…」と話されました。BZ系薬の副作用として傾眠や昏迷，翌日までの持ち越しは有名であり，また交通事故や転倒のリスクもあります。安易な処方は避けることが重要ですが，不眠は患者さんにとって切実な問題です。BZ系薬を飲まないように指導するのではなく，原因に対する介入（今回の場合，前立腺肥大に対する排尿コントロール）も忘れてはいけません。

抗菌薬・抗ウイルス薬による脳症

　前述のようにBZ系薬による傾眠や昏迷はよく知られていますが，それ以外の薬剤でも意識障害が起こることに注意が必要です。抗うつ薬によるセロトニン症候群や抗精神病薬による悪性症候群などだけでなく，日常診療で使用する機会の多い抗菌薬や抗ウイルス薬でも脳症は起こります。過去の報告では，抗菌薬による中枢神経系の副作用は1％未満でまれとされていましたが，重症患者にセフェピムを投与したうち15％で脳症があったという報告もあり[3]，薬剤による脳症はまだ十分認知されていないために過小評価されている可能性があります。ここでは主に抗菌薬と抗ウイルス薬に関連した脳症を取り上げます。

1 抗菌薬関連脳症[4, 5]

　抗菌薬による脳症は3つのタイプに分かれます。

① Type1

　Type1はβ-ラクタム系薬，特にペニシリン系薬やセファロスポリン系薬による脳症です。セフェピム脳症が有名ですが，他のβ-ラクタム系薬で

も脳症は起こります。薬剤開始1～10日目で発症し，中止後2～7日で改善します。35～48％で痙攣を発症し，サイコーシス（一過性の精神病症状）は10～30％程度でみられます。ほかに認知機能障害，ミオクローヌスなどの症状を呈します。MRIは正常であることが多く，高齢者や腎機能障害の患者に合併することが多いとされています。

② Type2

Type2は痙攣発作がまれなタイプで，ペニシリンG，スルホンアミド系薬，キノロン系薬，マクロライド系薬などで起きます。薬剤開始数日で発症し，中止後数日で改善します。サイコーシスを60～70％程度で発症し，痙攣の発症は0～15％程度とType1に比べると少ないです。Type2もMRIは正常なことが多いとされます。

③ Type3

Type3はメトロニダゾールによる脳症です。薬剤開始数週後に小脳失調を呈し，痙攣は10％，サイコーシスの程度は20％程度です。基本的にMRIでの画像変化が認められ，可逆性の変化が小脳歯状核，脳幹，脳梁膨大部にみられます。

イソニアジドによる脳症は上記のどれにも当てはまらず，発症はメトロニダゾールのように数週間から数カ月して起こり，痙攣はまれでサイコーシスが多いとされます。イソニアジド過量内服による中毒の場合は脳症がすぐに発症し痙攣が起きやすいのが特徴です。

2 アシクロビルによる脳症 [6～8]

アシクロビル投与1～2日後に振戦，ミオクローヌス，昏迷，無気力（いずれも30％），興奮（26.9％），幻覚（20％），構音障害（16.7％），失調，羽ばたき振戦（いずれも6.7％），痙攣（3.3％）など多彩な精神神経症状を来します。精神症状や不随意運動が多く，薬剤中止後6日後に症状が改善します。また，血液透析が有用な可能性があります。アシクロビルは腎排泄型薬剤で，高齢者や腎機能障害患者で生じやすいですが，腎機能正常でも発症しうるとされます。

③ バラシクロビルによる脳症[9,10)]

　バラシクロビルによる脳症は治療開始72時間以内に発症し，薬剤中止後4日で改善します（改善に14日かかった症例もあります）。症状は意識障害(85.0％)，幻覚(45.0％)が多く，それ以外に昏迷，構音障害，失調，死亡の妄想などがあります。報告症例では基本的に急性ないし慢性腎障害があり，薬剤過剰投与の症例が5～6割あったとされています。基本的なことではありますが，腎機能の確認および適正用量の投与が重要であると再認識させられます。高齢者の帯状疱疹に対してバラシクロビルを処方する際は注意すべきと考えられます。また，アシクロビル同様，投与前は腎機能正常でも脳症を起こした症例が報告されており，処方の際は腎機能のチェックだけでなく十分な飲水を促すことも大切です。

　このほかにも抗てんかん薬，抗がん薬，免疫グロブリン静注療法（IVIG），分子標的治療薬，免疫抑制薬（シクロスポリン，タクロリムス，メトトレキサート）などさまざまな薬で脳症を来す可能性があります[5)]。やはり「常に薬剤性を考えること」，「内服薬は詳細に確認すること」が非常に重要です。

症例まとめ

- 意識障害のアプローチを確立させ，漏れなく原因検索を行う。
- 高齢者のいかなる主訴においても1度は薬剤性を考える。
- 内服薬は詳細に確認すること。お薬手帳を確認して安心してはいけない。

薬学的視点で症例を振り返ってみよう

　2つの思考プロセスによる評価で振り返ってみましょう（System1・2の詳細はp.6～8参照）。

　82歳男性で，見た目は全身状態良好，バイタルサインは安定していますが，JCSが2程度（時，場所または人物がわからない）の意識障害がある患者です（表6）。今回は表2に則って鑑別が行われています。これはSystem2とも考えられますが，このなかから状態に即した対応がなされており，

表6 Japan Coma Scale (JCS)

大分類	小分類	JCS
1桁：自発的に開眼，瞬き動作，または話をしている	・意識清明のようだが，いまひとつはっきりしない ・いまは何月か，どこにいるのか，または周囲の者（看護師・家族）がわからない ・名前または生年月日が言えない	1 2 3
2桁：刺激を加えると開眼，離握手，または言葉で応ずる	・呼びかけると開眼，離握手，または言葉で応ずる ・体を揺さぶりながら呼びかけると開眼，離握手，または言葉で応ずる ・痛み刺激を加えながら呼びかけると開眼，離握手，または言葉で応ずる	10 20 30
3桁：痛み刺激を加えても開眼，離握手，そして言葉で応じない	・刺激部位に手をもってくる ・手足を動かしたり，顔をしかめる ・全く反応しない	100 200 300

　System1による脳梗塞脳出血などの脳卒中は頭部CTで，既往歴や薬歴から疑われた低血糖などは血糖値202mg/dLにて否定されました。

　鉄則⑧には薬物中毒がありますが，本症例で該当する薬剤はなく，家族への聞き取りの結果BZ系薬の摂取が判明し，経過観察を行い，時間経過とともに改善したことで鑑別に至りました。

薬学的視点による推論プロセス

　意識障害の場合，System1の思考プロセスで中枢神経系の問題が想起されやすいです。また，薬歴から低血糖も想起されやすいと思われます。患者が服用しているグリメピリドはSU薬であり，DPP-4阻害薬であるビルダグリプチンとの相互作用や，グリメピリドの肝臓での代謝を阻害して作用を増強するワルファリンとの相互作用による低血糖発現が懸念されますが，前述の通り否定されました。**鉄則⑨**にある通り，System1，2の思考プロセスにおいてAIUEOTIPSを活用していくのがよいと思われます。

　System2として，直接意識障害を来す薬剤の探索も検討されるべきです。そのような薬剤として，オピオイド，睡眠薬，抗精神病薬，抗うつ薬，抗菌薬などが挙げられますが，今回の薬歴にはありませんでした。しかし坂本先生のご指摘の通り，薬剤情報やお薬手帳に載っている情報がすべてで

はなく，サプリメントや漢方薬のほか，医療用医薬品では抗アレルギー薬として発売されているジフェンヒドラミンが，OTC医薬品では睡眠改善薬として発売されていることなど，薬剤師の面談による聞き取りが重要なのは言うまでもありません。

被疑薬のおさらい

1. 家族も含めたアプローチを

　以前，高齢の女性患者の夫から，「あまりにも妻が眠れないというので，どんなものかと思って妻が処方されている寝る前の薬を飲んだんですよ。そうしたら30時間も寝てしまって，救急車を呼ばれる寸前で目が覚めました」というエピソードを聞いたことがあります。今回のケースも似たような状況です。高齢者への薬の処方については課題が多く，厚生労働省の調査[11]では，薬を処方されている患者さんの約5割が65歳以上の高齢者という報告や，1年間の残薬対策で100億円以上の薬剤費が削減できる可能性があるという驚くべき報告[12]もあります。

　これらの調査から高齢患者の自宅には多くの薬剤が余っているといった環境が容易に想像できます。このような状況を考えると，今後は患者本人が服用している薬だけではなく，家族を含めた生活環境全体を考慮したアプローチが必要になってくると思います。

2. 安易なBZ系薬の処方に注意

　今回，被疑薬となっているBZ系薬については，三島らの調査[13]で，約33万人の診療報酬データを解析した結果，およそ16人に1人の割合でBZ系薬が処方されているという状況が明らかになり，精神科だけでなく，整形外科や一般内科，外科でも安易に処方される傾向にあります。BZ系薬は，BZ受容体に結合することでGABA受容体の親和性を高め，共役するCL$^-$チャネルが活性化し細胞内へのCL$^-$流入が増加し，結果的にシナプス後膜に過分極が生じ，細胞の興奮が抑制的に作用することで効果を発現すると考えられています。また，BZ受容体は睡眠作用や抗不安作用だけでなく，筋弛緩作用も有するため，それによる転倒にも注意する必要があります。

さらにBZ系薬が有する各サブユニットへの親和性によって種々の作用が影響を受けるため，各BZ系薬の特性を理解しておくことも重要です[14]。BZ系薬の耐性や依存性については，鎮静作用には耐性を認めますが，抗不安作用には耐性を認めにくいため，常用者に対する投与でも抗不安作用が発現します[14]。それがBZ系薬の長期的な服用につながり，常用量依存の問題に発展しています。厚生労働省はその流れを断ち切るために2001年よりBZ系薬を含めた向精神薬の処方剤数を制限するなどの対策を進めていて，ある程度の効果はみられているようです[13]。

　このように安易なBZ系薬の処方が問題視され，その使用方法に注意喚起がなされている昨今ですが[15]，星野のように使用方法を間違えなければ悪い薬ではないという意見もあります[16]。医師や薬剤師などの医療従事者が薬の特性を熟知し，適切なタイミングで適切な量の薬が，適切なアドバイスとともに患者さんの手元に届くのなら，今回のようなケースは未然に防げるかもしれません。また，何かあった場合でも素早い対応が可能になるのではないでしょうか。

引用文献

1) 坂本壮：救急外来 ただいま診断中！ 中外医学社, 2015
2) Ikeda M, et al：Using vital signs to diagnose impaired consciousness：cross sectional observational study. BMJ, 325 (7368)：800-802, 2002
3) Fugate JE, et al：Cefepime neurotoxicity in the intensive care unit：a cause of severe, underappreciated encephalopathy. Crit Care, 17 (6)：R264, 2013
4) Bhattacharyya S, et al：Antibiotic-associated encephalopathy. Neurology, 86 (10)：963-971, 2016
5) 望月仁志　他：薬剤性脳症. 日本内科学会雑誌, 106 (8)：1579-1583, 2017
6) Haefeli WE, et al：Acyclovir-induced neurotoxicity：concentration-side effect relationship in acyclovir overdose. Am J Med, 94 (2)：212-215, 1993
7) Adair JC, et al：Acyclovir neurotoxicity：clinical experience and review of the literature. South Med J, 87 (12)：1227-1231, 1994
8) Ernst ME, et al：Acyclovir- and ganciclovir-induced neurotoxicity. Ann Pharmacother, 32 (1)：111-113, 1998
9) Asahi T, et al：Valacyclovir neurotoxicity：clinical experience and review of the literature. Eur J Neurol, 16 (4)：457-460, 2009
10) 佐川尚子　他：バラシクロビル投与後にアシクロビル脳症および急性腎障害を発症した高齢糖尿病患者の1例. 日本老年医学会雑誌, 51 (6)：581-585, 2014
11) 厚生労働省保険局調査課：薬効分類別, 年齢階級別, 都道府県別にみた調剤医療費の動向 (2018年7月) (https://www.mhlw.go.jp/bunya/iryouhoken/database/zenpan/dl/cyouzai_doukou_topics_h30_07.pdf)

12) 益山光一　他：医療保険財政への残薬の影響とその解消方策に関する研究（中間報告）（2015年度厚生労働科学特別研究）(https://www.mhlw.go.jp/file/05-Shingikai-12404000-Hokenkyoku-Iryouka/0000103268.pdf)
13) 三島和夫：多剤併用に対する診療報酬の減算算定は向精神薬の処方動向にどのような影響を与えたか．精神科治療学,32 (11)；1477-1482,2017
14) 上島国利　他　監：改訂レジデントハンドブック・Case Study 抗不安薬・睡眠薬・抗うつ薬・気分安定薬の使い方，アルタ出版，2006
15) 医薬品医療機器総合機構：ベンゾジアゼピン受容体作動薬の依存性について，2017 (https://www.pmda.go.jp/files/000217046.pdf)
16) 星野弘　他：安易な処方による『依存』問題．統合失調症のひろば，9：14-27，日本評論社，2017

9 関節痛
― 膠原病の疑いから薬剤の可能性までをどう考えるか

　今回の症例は，両肩の痛みで受診した80歳男性。関節痛から思い浮かぶのは関節リウマチなどの膠原病ですが，その病態はさまざまです。一方，関節症状を引き起こす薬剤といえば何が挙げられるでしょうか。今回は多彩な関節炎の見極め方のポイントや，副作用を起こしうる薬剤の特徴について考えていきましょう。

- **患者** 80歳 男性
- **主訴** 両肩の痛み
- **現病歴** 基礎疾患に糖尿病，高血圧，前立腺がんがありADLは自立している80歳男性。受診3カ月前に自覚した両肩の痛みで受診。受診1〜2カ月前に近医整形外科受診し，レントゲン撮像で異常なし。外用薬や肩関節注射が行われたが改善しなかった。肩の痛みは2〜3カ月で徐々に増悪，VASで安静時5/10，動作時8/10。外傷の病歴はない
- **既往歴** 糖尿病，高血圧，前立腺がん（3カ月に1回リュープロレリン）
- **内服歴**
  - タムスロシン0.2mg　　1回1錠　1日1回
  - シメチジン200mg　　　1回1錠　1日2回
  - シタグリプチン50mg　　1回1錠　1日2回
  - リュープロレリン（GnRHアナログ）3カ月前
- **アレルギー** 食べ物なし，薬なし
- **社会歴** 飲酒なし，元喫煙者（15本×62年）
- **身体診察**
  - ▶印象　　見た目の印象は良好
  - ▶バイタル　血圧136/82mmHg，心拍数72回/分，呼吸数12回/分，SpO₂ 98％，体温36.6℃
  - ▶頭頸部　側頭動脈含め，特記すべき異常なし
  - ▶関節　　肩関節部は明らかな腫脹や発赤はないが可動時痛はある。右手関節部に圧痛と可動時痛がある以外には胸腹部，四肢で特記すべき異常はなく，浮腫もない

関節炎の鑑別とは？

　「関節が痛い」場合の鑑別は，解剖に基づいて考えるのがよいでしょう（図1）。本当に「関節（この場合は関節包内）」が痛いのか，関節周囲の構造物（特に滑液包，腱，付着部）が痛いのか，その関節とは関係ない構造物（周囲の皮膚や筋膜や神経など）が痛いのか，そこが重要です．滑液包炎の好発部位は肘と膝であり，解剖の理解が重要です．関節部の皮膚の蜂窩織炎などは時に鑑別が難しくなります．

　また，関節痛が炎症性疾患によるものなのか非炎症性疾患によるものなのかも重要です．表在関節であれば関節の腫瘍や発赤や圧痛などの炎症所見の有無や，朝のこわばりの持続時間が1時間以上だと関節リウマチを含む炎症性疾患の可能性が高いといわれています．

　そして重要な軸に，急性or慢性，単関節炎or多関節炎があります．

- **急性単関節炎**は極論すると「化膿性関節炎か否か」くらい化膿性関節炎の

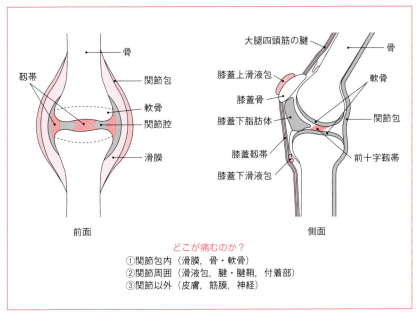

図1　関節の解剖

除外が重要です。その他の鑑別として淋菌性関節炎，偽痛風や痛風などの結晶誘発性関節炎，外傷性，急性多関節炎の初期などが鑑別に挙がります。
- **慢性単関節炎**は変形性関節症が多いですが，見逃してはいけないものとして結核性関節炎と無腐性骨壊死（特に大腿骨頭）があり，ほかに神経性関節症や慢性多関節炎の初期などが鑑別に挙がります。
- **急性多関節炎**の鑑別は多岐にわたりますが，重要なのは感染性心内膜炎，播種性淋菌性関節炎を含めた感染症の評価が必要であることです。ほかにライム病や急性ウイルス感染症（特にヒトパルボウイルスB19，B型肝炎ウイルス，C型肝炎ウイルス，HIV，風疹）なども急性多関節炎を来しえます。その他の鑑別として，反応性関節炎，成人スティル病，血清病様反応，慢性多関節炎の初期などがあります。
- **慢性多関節炎**の鑑別も非常に多岐にわたりますが，関節リウマチ，リウマチ性多発筋痛症，結晶誘発性関節炎，全身性エリテマトーデス（SLE）などの膠原病，反応性関節炎や乾癬性関節炎，血清反応陰性関節炎などがあります。

この症例にどうアプローチする？

すでに3カ月経っているので慢性多関節炎の鑑別となります。したがって，急性ウイルス感染症などによる関節炎は考えにくくなります。

分布も含めて考えると，亜急性〜慢性で経過している左右差のない両側の肩の痛みなので，鑑別の上位は高齢発症関節リウマチ（elderly onset rheumatoid arthritis；EORA）とリウマチ性多発筋痛症（polymyalgia rheumatica；PMR）を挙げます。その他の鑑別疾患として，両側に同時期に生じた関節症（五十肩を含む），感染性心内膜炎，結核，甲状腺機能低下症，RS3PE症候群[*1]，腫瘍随伴症候群（骨髄異形成症候群，肺がんに伴う肥厚性骨関節症など），関節症状を示す悪性リンパ腫，ANCA関連血管炎

[*1]：RS3PE症候群とはremitting seronegative symmetrical synovitis with pitting edemaの略で，remitting＝寛解性・予後良好，seronegative＝リウマトイド因子・抗核抗体が陰性，symmetrical＝対称性，synovitis＝滑膜炎を表す。高齢者で急性に発症することが多い。

122

9 関節痛 — 膠原病の疑いから薬剤の可能性までをどう考えるか

表1 ACR/EULAR 関節リウマチ分類基準2010

腫脹または圧痛のある関節数 (0〜5)		大関節：肩，肘，膝，股，足首 小関節：MCP，PIP，第1IP，第2.5MTP，手首 変形性関節症との鑑別のためDIP，第1CMC，第1MTP は除外 最低1つの小関節を含む11関節以上には，顎関節，肩鎖 関節，胸鎖関節なども含めることができる
大関節の1カ所	0	
大関節の2〜10カ所	1	
小関節の1〜3カ所	2	
小関節の4〜10カ所	3	
1つの小関節を含む11カ所以上	5	
血清反応 (0〜3)		陽性基準は施設ごとの正常値を超える場合 低値陽性：正常上限．正常上限の3倍まで 高値陽性：正常上限の3倍を超える場合 国際基準ユニットができれば変更
RF，抗CCP抗体の両方が陰性	0	
RF，抗CCP抗体の両方の いずれかが低値陽性	2	
RF，抗CCP抗体の両方の いずれかが高値陽性3	3	
罹患期間 (0〜1)		評価時に腫脹または圧痛関節のうちで，患者が申告する 期間
6週未満	0	
6週以上	1	
炎症反応 (0-1)		陽性基準は施設ごとの正常値を超える場合 スコアリングには最低1つの血清反応と最低1つの炎症反 応の測定が必要
CRP，ESRの両方が正常	0	
CRP，もしくはESRの いずれかが異常高値	1	

6点以上でRA診断確定

RF：リウマチ因子，ESR：血沈（赤血球沈降速度）
〔Aletaha D, et al.：2010 Rheumatoid Arthritis Classification Criteria：an American College of Rheumatology/European League Against Rheumatism collaborative initiative. Arthritis Rheum, 62 (9)：2569-2581, 2010をもとに作成〕

なども念頭に置きます。

RAの典型的な臨床像は，中年女性に発症し，初期症状は朝のこわばりと手指関節（特にMCP関節とPIP関節）や足関節（MCP関節，MTP関節）に症状が出現しやすいとされます。2010年に提唱されたRAの診断基準を表1に示します[1, 2]。

しかしながら，EORAはこのような典型例とは臨床像が異なります。1：4だった男女比が1：1.5程度と性差が少なくなり，発症がより急性で発熱・倦怠感・体重減少などの随伴症状を来しやすく，血沈やCRPなどの炎症反応を示す検査値も上昇しやすいのが特徴です。朝のこわばりは通常のRAと同様にみられ，PMRに似た上肢の筋肉痛を起こすことがあります。関節症状も手の小関節より肩や膝などの大関節が障害されやすくなります[3]。

表2　EULAR/ACRリウマチ性多発筋痛症（PMR）診断（分類）基準案2012

- 必要条件：50歳以上，両側の肩の痛み，CRPまたはESRの上昇
- さらに下記により，超音波検査を行った場合は4/6点以上，行わない場合は5/8点以上でPMRと診断

項目	点数 （超音波なし） (0-6)	点数 （超音波あり） (0-8)
朝のこわばり（45分超）	2	2
臀部痛または動きの制限	1	1
リウマトイド因子陰性，抗CCP抗体陰性	2	2
他の関節に症状がない	1	1
1つ以上の肩関節に，三角筋下滑液包炎もしくは二頭筋の腱滑膜炎もしくは肩甲上腕関節の滑膜炎（後部または腋窩部）かつ1つ以上の股関節に滑膜炎もしくは転子部滑液包炎	なし	1
両肩関節に，三角筋下滑液包炎もしくは二頭筋の腱滑膜炎もしくは肩甲上腕関節の滑膜炎	なし	1

超音波検査なし：感度68％，特異度78％。超音波検査あり：感度66％，特異度81％
〔Dasgupta B, et al.：2012 Provisional classification criteria for polymyalgia rheumatica：a European League Against Rheumatism/American College of Rheumatology collaborative initiative. Arthritis Rheum, 64（4）：943-954, 2012をもとに作成〕

　PMRはcommonな疾患で，「高齢者が全身の痛みで受診する」，「ステロイドが著効する」というイメージを持たれている読者も多いと思われますが，PMR疑い症例に対する安易なステロイド投与が時に感染性心内膜炎やANCA関連血管炎に対して行われ，現場で混乱を招くことがあります。それを避けるには，PMRの診断と，ステロイドによる初期治療は高い精度およびその後のフォローアップが必要であり，加えてPMRという疾患の特徴を掘り下げて把握する必要があります。2012年に発表されたPMRの診断基準案（表2）では，必要条件として50歳以上，両側の肩の痛み，CRPないし血沈の上昇があり，その他の主な症状として朝のこわばりと臀部の痛みや可動制限があります。まさにこの「朝のこわばり」，「臀部や股関節部の痛み」，「両肩の痛み」がPMRのメインの症状です。この症状からすれば，「全身が痛い」，「寝返りが打てず動けない」という主訴でPMRの人が受診することが多いのもうなずけます。全身の疼痛症状は基本的に両側性で，ほかに倦怠感，体重減少，発熱などの全身症状を来します。側頭動脈炎を合併することもあるので，PMRを考えた時点で頭痛，顎跛行，頭皮の圧痛，

視力障害，顎動脈炎，四肢の跛行といった症状のチェックが重要です。有症状率としては朝のこわばりは100％，肩の疼痛96％，臀部痛77％，頸部痛66％，また末梢性の疼痛83％，全身性の症状は54％に出現するといわれています[4]。その他の臨床像として，手や足の腱鞘炎を起こしたり，1/3ほどの症例では手首や膝などに末梢関節炎を，1/4の症例では非びらん性のMCP関節の滑膜炎を起こしたりします[5]。

まとめると，PMRもEORAも急性に上腕の筋肉痛，両側の肩の痛み，発熱や炎症反応上昇を来し，両疾患も末梢関節の症状を来しえます。両者の鑑別は難しく，最初PMRと思われた症例が後にEORAの診断となるのが1/3，最初EORAと思われた症例が後にPMRの診断となるのが1/4[6]といわれており，そもそも鑑別が難しいですし連続して出現することもあります[7,8]。

追加でとりにいく問診・身体診察・検査所見は？

1 問診

- 朝のこわばりはあり，1時間以上の持続
- 上肢の痛みはあるが両手の挙上や寝返りは可能。肩以外に右手首の関節痛あり
- ほかの症状として発熱，頭痛，鼻汁，視覚症状，頸部痛，胸痛，咳嗽，喀痰，腹痛，腰痛，股関節痛，大腿部痛，皮疹，下痢，光線過敏，筋肉痛，顎跛行，視力障害，体重減少の自覚はない

2 身体診察

- 肩鎖関節，烏口突起，肩峰下，上腕筋部に圧痛はない
- 両手，両足部のスクイーズテスト（図2）は陰性
- 股関節の可動時痛や大腿部の筋把握痛はなく，皮疹もない

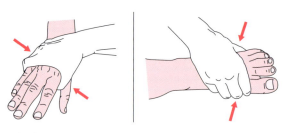

MCP関節（手指のつけ根），MTP関節（足指のつけ根）を握り，圧痛があるかを確認する．圧痛があれば関節リウマチの可能性が高くなる

図2　スクイーズテスト

③ 検査結果

抗核抗体	×2,560（speckled type）	P-ANCA	陰性
リウマチ因子	陰性	C-ANCA	陰性
抗CCP抗体	陰性	PSA	感度以下
SS-A抗体	陰性	FT4，TSH（甲状腺機能検査）	正常
SS-B抗体	陰性		

 どのように解釈して進めていくか？

　スクイーズテストはRAのスクリーニングに有用な身体診察なので，ぜひとも日常診療に取り入れていただきたいと思います．本症例ではスクイーズテスト陰性で，手や指のところに症状がないのがRAっぽくないともいえますが，それはあくまで典型的なRAの話であり，上述したようにEORAは小関節より大関節に症状を来しやすいことからEORAはまだ除外できません．RAの分類基準（表1）に照らし合わせると3点で，基準は満たしませんが，両肩の関節炎が2～3カ月持続しており，RAは関節破壊を予防するため早期の治療が重要であることを考えると専門医への早期コンサルトも

考慮するべき状態であるといえます。

PMRか否かに関しては，大腿部の痛みや股関節部の痛みがないのでPMRとしては非典型的です。上述のようにPMRはそもそも除外が重要な疾患なので，非典型的である時点で鑑別の上位からは外れることになります。

PMRやEORAに近い臨床像を示す鑑別疾患例としては甲状腺機能低下症，RS3PE，腫瘍随伴症候群（骨髄異形成症候群，肺がんに伴う肥厚性骨関節症），関節症状を示すリンパ腫，結核，ANCA関連血管炎などが挙げられます。しかし，四肢の浮腫がないことからRS3PEは否定的であり，甲状腺機能低下症も検査結果からは否定されました。ANCA関連血管炎に関しては，ほかの部分の症状がないため積極的には疑いにくいところです。

薬剤の関与を考えるとすれば？

関節症状を起こす薬剤としては**表3**のものがあるといわれています[9]。臨床的には抗菌薬とアロマターゼ阻害薬，そして後述のDPP-4阻害薬を覚えておけばよいと考えます。関節症状を起こしうる抗菌薬や抗真菌薬にはミノサイクリン，キノロン系，リファンピシンなどの抗菌薬やボリコナゾールなどがあります。キノロン系抗菌薬は腱障害やアキレス腱断裂以外にも

表3 関節痛・関節炎を起こす主な薬剤

抗菌薬	テトラサイクリン系：ミノサイクリン，ドキシサイクリン キノロン系：シプロフロキサシン，レボフロキサシン 抗結核薬：リファンピシン，リファブチン ストレプトグラミン系：キヌプリスチン・ダルホプリスチン 抗真菌薬：ボリコナゾール
DPP-4阻害薬	シタグリプチン，サキサグリプチン，リナグリプチン，アログリプチン
抗がん薬	アロマターゼ阻害薬：アナストロゾール，レトロゾール，エキセメスタン タキサン系：パクリタキセル，ドセタキセル，カバジタキセル
レチノイド	isotretinoin
サイトカイン	IFNα，G-CSF製剤
セロトニン受容体阻害薬	ミアンセリン，ミルタザピン，nefazodone
ワクチン	風疹，HBV，BCG

［Adwan MH：An update on drug-induced arthritis. Rheumatol Int, 36（8）：1089-1097, 2016をもとに作成］

関節炎を起こすことで知られ，キノロン系抗菌薬による関節や腱の障害は開始して3週間以内に開始し，中止すれば2週間以内に改善します。アロマターゼ阻害薬は約半数が3カ月以内に関節痛を生じたという報告があり，頻度も多く，朝のこわばりや握力低下を来す報告もあります[9]。また，2%以下から12.5%と報告によってさまざまですが，リュープロレリンによる関節痛の報告もあります[10]。

薬剤性SLE（薬剤誘発性ループス）を引き起こす可能性のある薬剤は表4に示しました。そのほかに薬剤性ANCA関連血管炎という観点からはヒドララジン，ミノサイクリン，プロピルチオウラシル，levamisole，コカイン，アロプリノール，リファンピシン，aminoguanidineなどが報告されています[11]。

本症例では薬剤性関節炎を来しうるDPP-4阻害薬の内服歴があります。DPP-4阻害薬による関節炎の臨床像としては表5の特徴があります[12, 13]。米国FDAでは，DPP-4阻害薬による治療中に関節痛の発症に注意を払うように勧告しています[13]。

 ## その後の経過はどうなった？

抗CCP抗体陰性のEORAなども考えながら，まずDPP-4阻害薬による関節炎の除外が必要と判断し，いったんシタグリプチンを休薬して外来フォローアップとしました。前医に問い合わせたところ，シタグリプチンの処方は受診約1年前（発症約9カ月前）に開始されていました。2週間後の再受診では自覚症状の改善を認め，4週間後の再受診では肩稼働時の痛みが消失しました。2カ月後のフォローアップではCRPは陰性化しました。

この経過は文献と照らし合わせてもDPP-4阻害薬による関節症状に矛盾しないと判断し，最終的にシタグリプチンによる関節炎と診断しました。本症例は，薬剤性という観点が抜けて診察していたら，おそらく「抗CCP抗体陰性の高齢発症のRA」との診断でメトトレキサートが開始され，その結果，症状が落ち着いて同診断で確定してしまうという可能性もある症例でした。

どんな時にも鑑別の片隅に薬剤性を考え，「自分が今考えている疾患に臨

9 関節痛 — 膠原病の疑いから薬剤の可能性までをどう考えるか

表4 薬剤性SLE（薬剤誘発性ループス）を起こす可能性のある薬剤

	Definitive	Possible	Suggested
High risk	・ヒドララジン ・プロカインアミド	−	−
Moderate risk	・キニジン ・イソニアジド	・スルファジアジン	−
Low risk	・メチルドパ ・クロルプロマジン	・カルバマゼピン ・ペニシラミン ・プロピルチオウラシル	・カプトプリル
Very low risk	・ミノサイクリン	・抗てんかん薬（エトサクシミド，フェニトイン，バルプロ酸，ゾニサミド，プリミドン，トリメタジオン，フェニトイン） ・β-blocker（アテノロール，チモロール，ピンドロール，オクスプレノロール，プロプラノロール，ラベタロール，アセブトロール，メトプロロール） ・スタチン（ロバスタチン，シンバスタチン，フルバスタチン，プラバスタチン，アトルバスタチン） ・メチマゾール ・ヒドロクロロチアジド ・テルビナフィン ・フルオロウラシル ・インターフェロンα	・抗菌薬（ペニシリン，ストレプトマイシン，テトラサイクリン，シプロフロキサシン，リファンピシン，ニトロフラントイン，セフロキシム，セフェピム） ・リチウム ・エストロゲン，経口避妊薬ダナゾール ・NSAIDs（サリチル酸，イブプロフェン，ジクロフェナク，ベノキサプロフェン，フェニルブタゾン） ・メサラジン ・レセルピン，クロニジン ・カルシウムチャネル遮断薬 ・エナラプリル，リシノプリル ・グリセオフルビン ・ヒドロキシ尿素 ・ゲムフィブロジル ・インターフェロン（インターフェロンα以外） ・金製剤 ・アロプリノール ・キニーネ ・ミノキシジル ・アミオダロン ・スピロノラクトン ・ソラレン ・インターロイキン-2 ・クロバザム ・クロザピン ・トカイニド ・エタネルセプト，インフリキシマブ，アダリムマブ，セルトリズマブペゴル ・ザフィルルカスト ・チクロピジン ・ブプロピオン ・オメプラゾール，エソメプラゾール

〔Araújo-Fernández S et al.：Drug-induced lupus：Including anti-tumour necrosis factor and interferon induced. Lupus, 23（6）：545-553, 2014をもとに作成〕

表5　DPP-4阻害薬による関節炎の特徴

- 正確な頻度は不明だが，おそらくまれ
- 薬剤はシタグリプチンとビルダグリプチンが多い
- 内服開始から発症までは3〜31カ月
- 薬剤を中止して平均3カ月（1〜6カ月）で症状は消失
- 障害される関節は単関節ではなく多関節パターン
- 大関節，小関節の圧痛は9割以上に認められ，関節の腫脹は1/4程度にみられる

床像は一致するか」，「薬剤性の可能性があり，その薬の代替薬があるのであればひとまずoffにする」ということを日常診療で意識することの重要性を再認識させられた症例でした。

症例まとめ

- 関節症状を来す薬剤としてキノロン系抗菌薬やアロマターゼ阻害薬だけでなく，DPP-4阻害薬も念頭に置く。
- 関節痛の鑑別はまず急性vs慢性，単関節炎vs多関節炎のカテゴリーで分類する。
- 膠原病は重複したり症状がオーバーラップしたりすることがある。1つの疾患で決め打ちするのではなく，間違えやすいパターンを知っておくこと，自分が考えている疾患に関して，合う点，合わない点を常に考えておくことが重要である。

薬学的視点で症例を振り返ってみよう

　2つの思考プロセスによる評価で振り返ってみましょう（System1・2の詳細はp.6〜8参照）。

　既往歴に糖尿病や高血圧，前立腺がんがあり，整形外科を受診して外用薬や肩関節注射が行われても3カ月継続している両肩の痛みを持つ，ADLが自立している80歳男性の症例でした。関節炎を「急性or慢性」×「単関節炎or多関節炎」の4択に分けて診断が行われていました。

スキルアップを目指す
薬剤師の臨床総合誌
Rx Info 調剤と情報

監修 日本薬剤師会

4月号 まずはここから！
子どもの副作用

5月号 エキスパートが教える！
運転注意薬の基本的な考え方

6月号 **脂質異常症の最前線を追う**

※特集タイトル、内容、および時期については変更となる場合がございます。（2019年3月現在）

 毎月1回 1日発行

 A4変型判

1冊
1,700円 （税別・送料別）

年間購読料（12冊）
20,400円 （税別・送料当社負担）

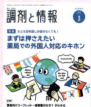

バックナンバーを試しにお読みいただけます！

 じほう試読　検索

株式会社じほう　http://www.jiho.co.jp/

〒101-8421 東京都千代田区神田猿楽町1-5-15 猿楽町SSビル／TEL 03-3233-6333　FAX 0120-657-769
〒541-0044 大阪市中央区伏見町2-1-1 三井住友銀行高麗橋ビル／TEL 06-6231-7061　FAX 0120-189-015

薬物療法の最新情報！

月刊 薬事

4月号
クロストリディオイデス
（クロストリジウム）ディフィシル感染症
—— 抗菌薬関連下痢症の主役！

抗がん薬曝露対策の Tip and trick
—— Beyond the Guideline

5月号
向精神薬の副作用と薬剤性精神症状
—— 薬剤師なら見逃し厳禁！

※特集タイトル、内容、および時期については変更となる場合がございます。（2019年3月現在）

毎月1回 1日発行　**A4変型判**

1 冊
2,150 円（税別・送料別）

年間購読料（12冊）
25,800 円（税別・送料当社負担）

バックナンバーを試しにお読みいただけます！

株式会社じほう　http://www.jiho.co.jp/

〒101-8421 東京都千代田区神田猿楽町1-5-15 猿楽町SSビル／TEL 03-3233-6333　FAX 0120-657-769
〒541-0044 大阪市中央区伏見町2-1-1 三井住友銀行高麗橋ビル／TEL 06-6231-7061　FAX 0120-189-015

その結果，3カ月の罹患期間と病変が両肩であるため慢性多関節炎の診断となり，原因としては，System1としてRAやSLE，PMRが鑑別に挙がりましたが除外されました。System2としては問診を行い，朝のこわばりや両手の挙上，手首の関節痛などが有症状で，身体診察からはスクイーズテストや圧痛，股関節や大腿部の痛み，四肢の浮腫などが無症状だったことから，検査値を含めて甲状腺機能低下症やRS3PE症候群，ANCA関連血管炎などが否定されています。最終的には関節症状を引き起こす薬剤の鑑別から，DPP-4阻害薬であるシタグリプチンが被疑薬の候補とされ，内服中止をもって症状の改善や痛みの消失という経過をたどったから，シタグリプチンの副作用との診断に至りました。

薬学的視点による推論プロセス

　薬剤師として，患者から肩こりをはじめとした痛みに関する相談を受けることは少なくありません。安易に痛み止めの使用を促すのではなく，痛みの原因について考えてみることが重要です。最初から薬剤性を考えることは少ないと思われるため，System2の思考プロセスの際に役立つ，関節症状を引き起こす薬剤について一通り理解しておきましょう。

　SLE様症状の関節関連症状としてはプロカインアミド，αβ遮断系降圧薬，抗甲状腺薬，抗血小板薬に記載があります。関節炎としてはミカファンギンに記載があり，関節痛としては抗菌薬や骨粗鬆症治療薬のほか，抗がん薬としてチロシンキナーゼ阻害薬やタキサン系薬剤，モノクローナル抗体，アロマターゼ阻害薬，また今回の処方薬にもあったGnRHアナログなど，さらにG-CSF製剤などの造血幹細胞に作用する薬剤，成長ホルモン製剤，原発性肺高血圧症治療薬などについても記載があります。

　被疑薬を中止することで症状の変化を観察することが，原因が薬剤性であると診断する過程において多くの場面で必要とされます。各薬剤の副作用の有無については，添付文書やUpToDate，PubMedや医中誌Webで検索することにより，症例報告などさまざまな資料が入手できます。今回の症例ではリュープロレリンもDPP-4阻害薬も代替薬があるので，もしかしたら○○の副作用かもしれないと，被疑薬の可能性があることを考える

こ␣とも必要です．ただし，添付文書の副作用は網羅的に記載されているため，やみくもに副作用を疑えばよいわけではないことに注意しましょう．

シタグリプチンに関しては，添付文書の「その他の副作用：筋骨格系および結合組織障害」欄に関節痛や筋肉痛，四肢痛が記載されていますが，今回の鑑別にも挙がっていたRS3PE症候群も記載されています．2009年に国内初のDPP-4阻害薬として発売された比較的新しい薬効の医薬品であるため，頻度の低い副作用にも注意したいところです．

 被疑薬のおさらい

1. さまざまな可能性を考慮した対応を

シタグリプチンによる関節痛の作用機序は明確ではありません．国立医薬品食品衛生研究所安全情報部が発行している「医薬品安全性情報 Vol.13 No.20（2015年10月8日）」には，米国食品医薬品局（FDA）の注意喚起情報として，DPP-4阻害薬の重度関節痛のリスクが報告されています[14]．それによると，2006年10月から2013年12月までに報告されたDPP-4阻害薬による重度関節痛が33例あり，そのうち10例では関節痛で活動不能状態に至ったため入院し，22例ではDPP-4阻害薬の使用開始後1カ月以内に症状が発現したとされています．また，33例中8例ではDPP-4阻害薬の投与中止により症状が消失しましたが，DPP-4阻害薬の再投与により関節痛も再発し，その後再びDPP-4阻害薬の投与中止により症状が消失したとされています．

シタグリプチンによる関節痛は比較的まれな副作用だと思いますが，さまざまな可能性を考えて対応することが重要です．

引用文献

1) Aletaha D, et al.：2010 rheumatoid arthritis classification criteria：an American College of Rheumatology/European League Against Rheumatism collaborative initiative. Ann Rheum Dis, 69（9）：1580-1588, 2010
2) Aletaha D, et al.：2010 Rheumatoid arthritis classification criteria：an American College of Rheumatology/European League Against Rheumatism collaborative initiative. Arthritis Rheum, 62（9）：2569-2581, 2010

3) Negoescu A, et al.：Early recognition improves prognosis in elderly onset RA. Practitioner, 258 (1767)：11-14, 2014

4) Chuang TY, et al.：Polymyalgia rheumatica：a 10-year epidemiologic and clinical study. Ann Intern Med, 97 (5)：672-680, 1982

5) Kermani TA, et al.：Polymyalgia rheumatica. Lancet, 381 (9860)：63-72, 2013

6) Pease CT, et al.：Diagnosing late onset rheumatoid arthritis, polymyalgia rheumatica, and temporal arteritis in patients presenting with polymyalgic symptoms. A prospective longterm evaluation. J Rheumatol, 32 (6)：1043-1046, 2005

7) Cutolo M, et al.：Polymyalgia rheumatica vs late-onset rheumatoid arthritis. Rheumatology (Oxford), 48 (2)：93-95, 2009

8) Korkmaz C, et al.：Giant cell arteritis, polymyalgia rheumatica, and late-onset rheumatoid arthritis：Can they be components of a single disease process in elderly patients？ Eur J Rheumatol, 4 (2)：157-160, 2017

9) Adwan MH：An update on drug-induced arthritis. Rheumatol Int, 36 (8)：1089-1097, 2016

10) Lee PA, et al.：36-month treatment experience of two doses of leuprolide acetate 3-month depot for children with central precocious puberty. J Clin Endocrinol Metab, 99 (9)：3153-3159, 2014

11) Pendergraft WF, et al.：Pathogenesis of granulomatosis with polyangiitis and related vasculitides. UpToDate, 2017 (Last updated Jan 04)

12) Saito T, et al.：Polyarthropathy in type 2 diabetes patients treated with DPP4 inhibitors. Diabetes Res Clin Pract, 102 (1)：e8-e12, 2013

13) Mascolo A, et al.：Dipeptidyl Peptidase (DPP)-4 Inhibitor-Induced Arthritis/Arthralgia：A Review of Clinical Cases. Drug Saf, 39 (5)：401-407, 2016

14) http://www.nihs.go.jp/dig/sireport/weekly13/20151008.pdf

10 嘔気・嘔吐
― 服用開始・増量時期と症状発現との関連を探ろう

今回の症例は38歳女性。嘔気を主訴に受診しています。若年女性で嘔気というと妊娠の可能性が頭をよぎる人も多いと思いますが，嘔気・嘔吐はさまざまな臓器系の異常で起こりうるため，鑑別診断の幅が広く，緊急性のある疾患も含まれます。原因として薬剤の副作用が最多であり，薬歴と症状との関連を探ることが重要です。

患 者	38歳 女性
主 訴	嘔気
現病歴	2週間前から時々嘔気が出現するようになり，前日から嘔気が強いため内科外来を受診した
既往歴	関節リウマチ
内服歴	メトトレキサート2mg　1回3錠　1日2回　週1回朝夕食後 葉酸5mg　　　　　　　1回1錠　1日1回　週1回朝食後
アレルギー	食物なし，薬剤なし
社会歴	喫煙なし，飲酒は機会飲酒。会社員であり，夫，子ども2人と4人暮らし
家族歴	特記すべきことなし
身体診察	
▶意 識	清明
▶バイタル	血圧112/68mmHg，脈拍64回/分・整，呼吸数12回/分，SpO₂ 98％（室内気），体温36.4℃

嘔気・嘔吐に対するアプローチ，鑑別診断は？

まずは嘔気・嘔吐を主訴に受診した患者に対する一般的な評価と初期対応について概説します。

1 初期評価

以下の3つのステップで初期対応を行います[1]。

(1) 急性（数時間〜数日以内）か慢性かを踏まえた原因検索

まずは発症からの時間経過を聴取することで急性と慢性に分類します。急性であれば**表1**の警告症状の有無を確認し[2]，腸閉塞，急性膵炎，急性心筋梗塞，脳出血などの重篤な疾患の評価とそれに応じた初期治療を行います。

(2) 嘔気・嘔吐による合併症の評価と補正

嘔気・嘔吐により，脱水，低カリウム血症，代謝性アルカローシスといった合併症が生じうるため，原因検索と並行してそれらの合併症の有無を評価して補正することが必要です。

(3) 治療

診断に応じて疾患特異的な治療が可能であれば行います。そうでなければ対症療法を行いながら鑑別診断を進めていきます。

表1 急性の嘔気・嘔吐における重篤な疾患と警告症状

疾患	警告症状
妊娠関連（悪阻，急性脂肪肝，HELLP症候群）	妊娠の有無，月経の遅れ，乳房の腫脹や圧痛
腹腔内緊急症（腸閉塞，穿孔，腹膜炎，急性膵炎）	腹痛，腹膜刺激症状（振動が響く）
急性心筋梗塞	胸痛，冷汗
中枢神経系（頭蓋骨折，髄膜炎脳炎，頭蓋内圧亢進，脳出血）	頭部外傷の病歴，頭痛，項部硬直，意識変容，麻痺
毒物摂取	筋力低下，感覚異常，霧視，嚥下障害
上部消化管出血	大量吐血

（マーク・ヘンダーソン 他 編，山内豊明 監訳：聞く技術 答えは患者の中にある 第2版，日経BP社，353-361, 2013をもとに作成）

表2　嘔気・嘔吐の鑑別疾患

臓器系		疾患
消化管	機械的閉塞	幽門部の閉塞，腸閉塞
	機能性腸疾患	胃麻痺，偽性腸閉塞，機能性ディスペプシア，過敏性腸症候群
	その他	炎症性腸疾患，消化性潰瘍，消化管への転移性腫瘍
消化管以外の消化器		膵がん，腹腔内炎症性疾患，胆嚢炎，膵炎，肝炎，腸間膜虚血，後腹膜線維症，肝臓のラジオ波療法
中枢神経系	頭蓋内圧亢進	腫瘍，出血，梗塞，膿瘍，髄膜炎，先天性奇形，水頭症
	その他	片頭痛，痙攣，脱髄疾患，頭蓋内への放射線照射
精神		情動反応，心因性嘔吐，不安障害，抑うつ，疼痛，神経性食思不振症，過食症
内耳		乗物酔い，内耳炎，腫瘍，メニエール病，医原性
内分泌・代謝		妊娠，尿毒症，糖尿病性ケトアシドーシス，副甲状腺機能亢進，副甲状腺機能低下，甲状腺機能亢進，アジソン病，急性間欠性ポルフィリン症
心臓		心筋梗塞，心不全
薬剤，中毒		（薬剤に関してはp.139表5参照）アルコール，ビタミン過剰，ジャマイカ嘔吐病
その他		術後嘔気・嘔吐，周期性嘔吐症，飢餓，上腹部や胸部下方への放射線療法

[Quigley EM, et al.：AGA technical review on nausea and vomiting. Gastroenterology, 120 (1)：263-286, 2001 をもとに作成]

2　鑑別診断

　　さまざまな臓器系の異常，また薬物や中毒といった外因物質が嘔気・嘔吐の原因となるため，鑑別疾患は多岐にわたります（**表2**）。人体図を思い浮かべながら，どの臓器系の異常による症状なのかをイメージして鑑別を行うことが，漏れの少ない迅速な診断の助けになります（**図1**）。

3　病歴聴取と身体診察

　　嘔気・嘔吐の性状として下記を確認します。

- 持続時間
- 頻度
- 吐物の性状・量（**表3**）
- 食事や薬剤との関連性
- 随伴症状（表1，**4**）

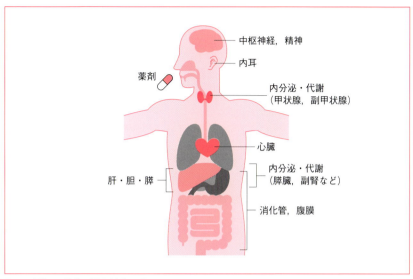

図1 嘔気・嘔吐の原因はどこ？

表3 吐物の性状・量と関連する疾患

吐物の性状・量	疾患
血液が混じる	上部消化管出血
食物残渣が混じる	幽門狭窄，胃麻痺，食道狭窄
緑色の胆汁が混じる	小腸閉塞
勢いよく嘔吐する	幽門狭窄，頭蓋内圧亢進

表4 随伴症状と関連する疾患

随伴症状	疾患
下痢，頭痛，筋肉痛，発熱	胃腸炎
めまい	内耳疾患
体重の増減，自ら吐こうとする	摂食障害
早期腹満感	幽門閉塞，上部消化管悪性腫瘍
体重減少	悪性腫瘍
黄疸	肝炎，閉塞性黄疸
頭痛	片頭痛

　そのほか，早朝の嘔気・嘔吐は妊娠悪阻に特徴的であり，また食事や飲酒歴と発症までの時間は食中毒やアニサキス，アルコール中毒を疑う際に重要な情報です．乗り物やストレスによる増悪はこれらの要因を示唆します．表2の鑑別疾患に関わる既往歴の有無も具体的に聴取します．

4 検査

問診，身体診察から想起した疾患に応じて，血液検査［血算，肝胆道系酵素，膵酵素，心筋逸脱酵素，腎機能，電解質（Na，K，Ca），血糖，内分泌，血液ガス］，尿検査（蛋白，潜血，ケトン，hCG），腹部X線写真，腹部CT，腹部超音波，上部消化管内視鏡，心電図，頭部CTなどを行います。

薬剤の関与を考えるとすれば？

嘔気・嘔吐の原因としては薬剤の副作用が最も多く，通常は使用開始後早期に生じます[3]。このことから，嘔気・嘔吐を呈する患者を診たら初めに内服薬の聴取を行うことを推奨する成書もあります[4]。薬歴を詳しく聴取すると，最近被疑薬を増量した，被疑薬を内服した日やその翌日に嘔気・嘔吐が出現する，といった情報が得られることがあります。また処方薬だけでなく，OTC医薬品やサプリメント，健康食品の確認も重要です。筆者は慢性の嘔気を主訴に受診した患者で，ビタミンCのサプリメントを中止したところ改善した症例を経験したことがあります。

嘔気・嘔吐の原因となる薬剤は多岐にわたります（表5）。なかでもジゴキシン，オピオイド，メトホルミン，レボドパ，経口避妊薬などは使用頻度も高いため，一般内科における日常臨床のなかでもたびたび経験します。薬剤が嘔気・嘔吐を誘発する機序に関しては成書を参照してください。

この症例にどうアプローチする？

本症例は若年女性に亜急性の経過で出現した，嘔吐を伴わない嘔気です。上述の3ステップに従い，まずは警告症状や関連する身体所見から緊急性の高い疾患を除外したうえで，病歴，身体診察，検査所見を組み合わせて鑑別診断を進めていくことになります。

「若年女性を見たら妊娠を疑え」というフレーズはしばしば耳にするでしょう。嘔気・嘔吐を主訴に受診した今回のようなシチュエーションでは，妊娠が判明していない状況で悪阻症状を主訴に受診した可能性が十分ありえ

表5　嘔気・嘔吐の原因となる薬剤

分類		薬剤
抗がん薬	重度	シスプラチン，ダカルバジン，ナイトロジェンマスタード
	中等度	エトポシド，メトトレキサート，シタラビン
	軽度	フルオロウラシル，ビンブラスチン，タモキシフェン
鎮痛薬		アスピリン，NSAIDs，オーラノフィン，痛風治療薬
心血管系薬		ジゴキシン，抗不整脈薬，降圧薬，β遮断薬，カルシウム拮抗薬，利尿薬
経口血糖降下薬		経口血糖降下薬全般
経口避妊薬		経口避妊薬全般
抗菌薬		エリスロマイシン，テトラサイクリン，スルホンアミド系（サルファ剤），抗結核薬，アシクロビル
消化器系薬		スルファサラジン，アザチオプリン
中枢神経系薬		麻酔薬，抗パーキンソン病薬，抗痙攣薬
その他		ニコチン，テオフィリン

〔Quigley EM, et al.：AGA technical review on nausea and vomiting. Gastroenterology, 120 (1)：263-286, 2001 をもとに作成〕

> **One More Lecture**
>
>
> p.135の初期評価で「急性か慢性に分類する」とありますが，ここでは亜急性の経過とされています。これは急性の経過を繰り返しているので亜急性と評価して，急性に準じた対応をしているということでしょうか？
>
>
> 一般的には1カ月以上続く嘔気・嘔吐を慢性と定義します[3]。今回の症例では急性と慢性の中間の発症経過であるため亜急性と表現しました。急性に準じて，初期評価としてまずは重篤な疾患の除外から原因検索を行います。

ます。最終月経や周期，性交歴や避妊の有無などの確認が必須となります。

追加でとりにいく問診・身体診察・検査所見は？

1 病歴

- 2カ月前に関節リウマチと診断され，メトトレキサート（MTX）を8mg/週で内服開始したが，疾患活動性のコントロールが不十分なため，3週間前の定期受診時に12mg/週に増量となった．内服は毎週日曜日の朝夕6mgずつに分割，葉酸は毎週火曜日の朝に内服しており，いずれも医師の処方に従って正確に内服している．嘔気が出現したのは2週間前の月曜日で，その翌日まで強い嘔気があったが自然軽快した．しかし翌週も月，火曜日に強い嘔気があり，翌々週の月，火曜日（来院前日と当日）にも強い嘔気が出現した．
- MTXと葉酸以外には，OTC医薬品やサプリメント，健康食品も含めて内服薬はない．妊娠の希望はなく，性交時は避妊具を使用しており，最終月経は1週間前～5日間で周期の乱れもない．
- 増悪因子や随伴症状はない．

One More Lecture

 嘔気・嘔吐の増悪因子に関して，疾患や薬剤以外に考えられるものがあれば教えてください．食事摂取の状況や便秘の有無など，どのようなことを追加で問診すればよいでしょうか．

 嘔気・嘔吐の鑑別診断は多岐にわたりますが，増悪・寛解因子は原因となる臓器系を推測するうえで有用な情報となります．例えば，食事摂取や排便に関連して増悪・寛解するのであれば消化管や消化管以外の消化器を，労作に関連して増悪・寛解するのであれば心臓を，ストレスによって増悪・寛解するのであれば心因性を疑います．増悪・寛解因子単独で原因を特定することはできませんが，ほかの病歴や身体診察と合わせて鑑別診断を絞り込むために重要な情報となるため必ず聴取します．

2 身体診察

- 心音異常なし
- 呼吸音異常なし
- 腹部異常なし
- 神経学的異常所見なし

3 検査所見

- 血算に異常なし，肝胆道系酵素や膵酵素の上昇なし，腎機能障害なし，電解質異常なし，血糖異常なし，血液ガスに異常なし，尿検査で蛋白尿や血尿はなく妊娠反応も陰性である。

MTXの副作用

　MTXは関節リウマチ治療のキードラッグです[5]。わが国における関節リウマチ患者数は約124万人で有病割合は約1％であり，その27％にあたる約32万9,000人がMTXの投与を受けています[6]。自ら処方していなくとも内服している患者を診療する機会は多いため，医師や薬剤師はその副作用も含めた取り扱いについて理解しておく必要があります。

　なお，MTXは中枢神経系の血液腫瘍などに対して用いられる高用量の経静脈投与と，自己免疫疾患などに対して用いられる低用量の経口投与とがあり，用量に応じて考慮すべき副作用も異なります。関節リウマチなどに対して用いられる低用量の経口投与に関して考えてみましょう。

1 MTXの作用機序

　MTXは葉酸が細胞内で活性化される過程において，ジヒドロ葉酸還元酵素を阻害することで活性型葉酸の産生を減らし，関節リウマチの症状・徴候を改善させると考えられています（図2）。

2 MTXの副作用

　MTXの主な副作用は用量依存性と非依存性に分かれます[5]（下線は用量依存性副作用）。

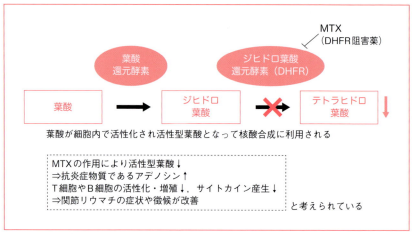

図2　MTXの作用機序

- 骨髄抑制
- 間質性肺炎
- 感染症
- 消化管症状：口内炎，嘔気，心窩部不快感，下痢，腹痛など
- 肝障害：用量依存性肝機能障害
　　　　　B型肝炎ウイルスキャリア・既感染者における再活性化，劇症肝炎
- 腎障害
- リンパ増殖性疾患

3 葉酸による副作用予防・治療

　用量依存性副作用の多くが葉酸欠乏によって起こるとされています。MTX8mg/週を超えて投与する際や副作用リスクが高い高齢者，腎機能障害患者では，用量依存性副作用の予防目的に葉酸の併用が推奨されています。葉酸製剤は5mg/週以下を，MTX最終投与の24〜48時間後に投与します[5]。葉酸投与により，消化器症状や肝逸脱酵素の上昇はほぼ消失し，口内炎も減少が期待でき，副作用による治療中断の防止が期待できます。なお，葉酸補充によってMTXの治療効果を損なうことはないとされていま

すが[7]，治療効果を減弱させたとする報告もあります[8, 9]。

MTXによる嘔気・嘔吐の特徴と対応は？

　MTXによる消化管症状の頻度は10〜37%とされます[10]。嘔気が出現するのは典型的には内服日やその翌日です。そのため，病歴聴取において内服日と症状との関連を追究することがポイントとなります。
　嘔気・嘔吐への対処方法として以下が推奨されています[5]。

> ❶ 葉酸（フォリアミン）や活性型葉酸（ロイコボリン）を併用あるいは増量する。
> ❷ MTXの分割投与により軽減される場合がある。
> ❸ グラニセトロン（保険適用外），ドンペリドン，メトクロプラミドの併用が有用であったとの報告がある。

　また，用量依存性副作用である消化器症状を認めた場合は，ほかの用量依存性副作用である骨髄抑制や肝機能障害が生じていないか血液検査で確認する必要があります。さらに，用量依存性副作用をみた場合は，用量過多の原因を考える必要があります。その際，絶対的用量過多と相対的用量過多の2つを考慮します。

1 絶対的用量過多

　投与量が過剰である絶対的用量過多は，処方量が患者にとって過剰である場合のみならず，週1回の内服を誤って連日内服しているようなアドヒアランス不良による過剰投与の可能性も考慮しなければなりません。

2 相対的用量過多

　MTXの腎排泄低下，すなわち腎機能障害による相対的用量過多の可能性も考えなければなりません。添付文書上，透析患者や腎糸球体濾過量（GFR）<30mL/分/1.73m^{2}に相当する腎機能障害患者に対しては投与禁忌となっています。また，GFR<60mL/分/1.73m^{2}の腎機能低下症例では，葉酸を併用しての低用量からの開始と用量依存性副作用に対する注意

143

深い観察が推奨されています[5]。MTXに限ったことではなく，同じ用量での投与を続けていても腎機能障害が進行することで相対的用量過多が起こりうることを忘れてはいけません。

その後の経過はどうなった？

MTX増量後に出現し，内服日の翌日・翌々日に限定して出現する嘔気であること，ほかに疑わしい疾患がないことから，MTXの副作用による嘔気と考えました。肝障害や骨髄抑制など他の用量依存性副作用を示唆する所見はありませんでした。関節リウマチに対する診療を行っている主治医と相談し，MTXを10mg/週に減量し，日曜日の朝夕に4mgずつ，月曜日の朝2mgに分割したところ嘔気は消失しました。この用量で関節リウマチの疾患活動性をフォローアップしていく方針となりました。

医師と薬剤師の連携

嘔気・嘔吐は内服アドヒアランスの低下や，被疑薬以外の薬剤も含めて嘔吐による服用漏れにつながりうるため，注意が必要な症候です。嘔気・嘔吐が起こりうる薬剤の処方時には，医師，薬剤師をはじめとした多職種が連携して副作用について説明し，症状が出現した場合は速やかに受診して薬剤の副作用によるものでないか検討する必要があることを伝えます。

また，MTXは週1回あるいは2回の用法で用いられる薬剤で，高齢関節リウマチ患者も多く，アドヒアランス不良となるリスクが高いといえます。患者や家族と医師，薬剤師，看護師といった医療者が連携して，副作用の早期発見やアドヒアランスの確認・対策を行うことが，安全に有効な治療を行うために重要です。

症例まとめ

- 嘔気・嘔吐はさまざまな臓器系の異常によって生じうるため，病歴や身体診察，検査所見を適切に組み合わせて鑑別を行う。

- 多様な薬剤が嘔気・嘔吐の原因となりうるため，サプリメントやOTC医薬品も含めた内服薬の確認と，服薬開始や増量時期と症状出現時期との関連性を探ることが重要である。
- MTXの副作用には用量依存性のものと非依存性のものとがあり，用量依存性の副作用を生じた場合は他の副作用が生じていないか確認するとともに，葉酸の併用やMTXの減量といった対策を講じる必要がある。
- 薬剤による副作用の発見と適切な対処のためには，医療者の連携が重要である。

薬学的視点で症例を振り返ってみよう

2つの思考プロセスによる評価で振り返ってみましょう（System1・2の詳細はp.6～8参照）。

既往に関節リウマチがあり，MTXと葉酸を服用している38歳女性。発現してから2週間が経つ嘔気が，前日より増悪したため受診した症例でした。

バイタルサインに異常なく，初期評価として発症様式が急性であれSystem1として表1を参考とした鑑別を行いつつ，合併症の評価と補正や，鑑別に応じた治療や対症療法を検討するも該当なく，System2として表2を参考とした鑑別を行っています。

追加検査の異常や妊娠，OTC医薬品やサプリメントの摂取はなく，現在服用中であるMTXの服用時に応じた嘔気であったことから，副作用の診断に至りました。

薬学的視点による推論プロセス

MTXを成分とする内服薬は**表6**の通り2つあり，多くは抗リウマチ薬として使われていますが，もともとは悪性疾患を適応とする薬剤でした。そんな葉酸代謝拮抗薬であるからこそ，嘔気の副作用についてはSystem1として服薬指導のたびに確認しておきたい症状であり，副作用を防止する葉酸とともに服薬日・服用タイミングについては目的と合わせて理解を促し，確実なアドヒアランスにつなげる必要があります。

表6　MTXを成分とする内服薬

発売年	薬効分類	商品名	規格	適応
1965年	葉酸代謝拮抗薬	メソトレキセート錠	2.5mg	白血病，絨毛性疾患
1999年	抗リウマチ薬	リウマトレックスカプセル	2mg	関節リウマチ，若年性特発性関節炎

　「MTXによる嘔気・嘔吐の特徴と対応は？」で述べられていた通り，腎障害や肝障害を有する場合，排泄を遅延させるNSAIDsや抗菌薬，血漿蛋白結合力の高いフェニトインとの薬物相互作用が生じた場合，また増量した場合などによる血中濃度の上昇，さらに妊娠時，抗痙攣薬・非経口栄養剤の投与時，血液透析，アルコール中毒などの理由により副作用予防の葉酸が相対的に足りなくなってしまった場合[11]も，副作用発現につながる可能性があります。特に葉酸の服用については注意が必要で，MTXを最後に服用してから24～48時間後に服用します[5]。必要以上の葉酸の摂取はMTXの効果減少につながるため注意が必要です。

　特に今回の場合，MTXは制吐薬適正使用ガイドラインで最小度催吐性リスクに位置づけられているものの[12]，このガイドラインに記載されている成分であるため，嘔気の訴えから短絡的にMTXの副作用と薬剤師は判断しがちかもしれませんが，嘔気は非特異的症状ですので，解説にあった通り広い範囲の鑑別を必要とします。まずは発症までの時間経過（急性or慢性）と，臓器ごとに嘔気・嘔吐の原因を整理していくと理解しやすいと思われます（表1，2）。そして今回の症例のように多くの場面で，被疑薬を中止することで症状の変化を観察することが，原因が薬剤性であると診断する過程において必要とされます。

　MTXの排泄を促進するためには，水分補充や尿のアルカリ化目的での炭酸水素ナトリウム，尿のアルカリ化と利尿目的であるアセタゾラミド，ロイコボリンの投与などが検討されます。尿を酸性化させるとMTXの結晶が尿細管に沈着するおそれがあるので，フロセミドやサイアザイド系利尿薬は用いない[13]などの注意が必要です。

被疑薬のおさらい

1. MTXの作用機序と副作用

　MTXは関節リウマチ治療において高い有効率，継続率，関節破壊進行抑制効果を有し，生活機能改善や生命予後改善を持つことから，アンカードラッグとして位置づけられています[5]。MTXは葉酸と化学構造が類似しているため葉酸代謝を阻害し，活性型であるテトラヒドロ葉酸の産生を減らします。関節リウマチの症状を改善させる一方で，テトラヒドロ葉酸は核酸合成において補酵素として働くため，細胞分裂が盛んな箇所で葉酸欠乏症状が現れやすく副作用発現につながると考えられます。

2. 消化器症状への対策

　MTXによる消化器症状の危険因子は明らかなものは指摘されていませんが，嘔気・嘔吐は非特異的症状なので原因の鑑別は必須です。また肝機能障害やMTX血中濃度の上昇による骨髄抑制の進行を伴っていないかなどを常に考慮する必要があります。

　MTXによる消化器症状を予防し治療継続率を高めるための対策として，葉酸製剤の投与やMTXの分割投与が挙げられます。海外と比較してわが国ではMTXの投与量が少ないため，葉酸製剤の投与は必須ではありませんが，MTX8mg/週を超えて投与する際や副作用発現のリスクが高い高齢者，腎機能低下時には葉酸の併用が推奨されています。葉酸製剤を投与する場合は5mg/週で十分とされており[14]，過剰投与はMTXの効果減弱につながります。MTX投与量によっては，葉酸を含有する総合ビタミン剤やサプリメントの摂取により効果が減弱する可能性にも留意する必要があります。葉酸製剤とMTXの投与間隔については明確な結論は出ていませんが，MTX最終投与後24〜48時間空けて葉酸を投与すれば治療効果に影響がないと考えられています。MTXの血中濃度半減期は2.3〜2.4時間[15]ですが，半減期の分布相と考えられる数時間以内に比較的高用量のフォリン酸（ロイコボリン®）を投与した場合にMTXの治療効果が減弱したことが報告されているためです[16,17]。

　分割投与に関してはMTX 8mg/週以内の投与量においては単回投与と分

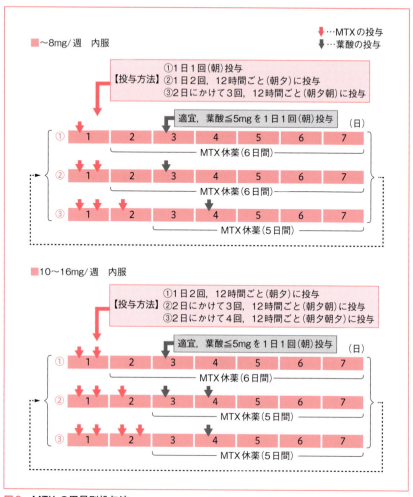

図3 MTXの用量別投与法
〔日本リウマチ学会MTX 診療ガイドライン策定小委員会 編：関節リウマチ治療におけるメトトレキサート（MTX）診療ガイドライン2016年改訂版, p.32, 羊土社, 2016〕

割投与でバイオアベイラビリティに差がないものの，25～35mg/週の高用量投与の場合は分割投与の方がバイオアベイラビリティは高いことが示されています[18]。また高用量投与の場合は嘔気などの消化器症状を軽減するために分割投与を推奨する報告もあります[19]。これよりMTX 8mg/週を

148

超えて投与する場合は，1週間当たりのMTX投与量を2〜3回に分割して，12時間間隔で1〜2日かけて投与することが望ましいとされています（図3）。

引用文献

1) Hasler WL, et al.：Nausea and vomiting. Gastroenterology, 125 (6)：1860-1867, 2003

2) マーク・ヘンダーソン　他　編，山内豊明　監訳：聞く技術　答えは患者の中にある　第2版，日経BP社, 353-361, 2013

3) Quigley EM, et al.：AGA technical review on nausea and vomiting. Gastroenterology, 120 (1)：263-286, 2001

4) 金城紀与史　他　監訳：コリンズのVINDICATE鑑別診断法，メディカル・サイエンス・インターナショナル, 315-319, 2014

5) 日本リウマチ学会MTX診療ガイドライン策定小委員会　編：関節リウマチ治療におけるメトトレキサート (MTX) 診療ガイドライン2016年改訂版，羊土社, 2016

6) Yamanaka H, et al.：Estimates of the prevalence of and current treatment practices for rheumatoid arthritis in Japan using reimbursement data from health insurance societies and the IORRA cohort (I). Mod Rheumatol, 24 (1)：33-40, 2014

7) Shea B, et al.：Folic acid and folinic acid for reducing side effects in patients receiving methotrexate for rheumatoid arthritis. J Rheumatol, 41 (6)：1049-1060, 2014

8) Khanna D, et al.：Reduction of the efficacy of methotrexate by the use of folic acid：post hoc analysis from two randomized controlled studies. Arthritis Rheum, 52 (10)：3030-3038, 2005

9) Suzuki Y, et al.：Elevation of serum hepatic aminotransferases during treatment of rheumatoid arthritis with low-dose methotrexate. Risk factors and response to folic acid. Scand J Rheumatol, 28 (5)：273-281, 1999

10) Hoekstra M, et al.：Factors associated with toxicity, final dose, and efficacy of methotrexate in patients with rheumatoid arthritis. Ann Rheum Dis, 62 (5)：423-426, 2003

11) 国立健康・栄養研究所：「健康食品」の安全性・有効性情報，素材データベース「葉酸」，2017 (https://hfnet.nibiohn.go.jp/contents/detail605lite.html)

12) 日本癌治療学会　編：制吐薬適正使用ガイドライン2015年10月第2版，金原出版, 2015

13) ファイザー：メソトレキセート点滴静注液，添付文書 (2016年2月改訂，第15版)

14) Morgan SL, et al.：Folic acid supplementation prevents deficient blood folate levels and hyperhomocysteinemia during longterm, low dose methotrexate therapy for rheumatoid arthritis：implications for cardiovascular disease prevention. J Rheumatol, 25 (3)：441-446, 1998

15) ファイザー：リウマトレックス2mgカプセル，インタビューフォーム (2017年11月改訂，第20版)

16) Tishler M, et al.：The effects of luecovorin (folinic acid) on methotrexate therapy in rheumatoid arthritis patients. Arthritis Rheum, 31 (7)：906-909, 1988

17) Joyce DA, et al.：Exacerbation of rheumatoid arthritis in patients treated with methotrexate after administration of folinic acid. Ann Rheum Dis, 50 (12)：913-914, 1991

18) Hoekstra M, et al.：Splitting high-dose oral methotrexate improves bioavailability：a pharmacokinetic study in patients with rheumatoid arthritis. J Rheumatol, 33 (3)：481-485, 2006

19) Katchamart W, et al.：Canadian recommendations for use of methotrexate in patients with rheumatoid arthritis. J Rheumatol, 37 (7)：1422-1430, 2010

11 めまい
― 患者の感じている「めまい」を言語化しよう

めまいを引き起こす疾患は多彩であり，薬剤性としてはミノサイクリンなどのテトラサイクリン系抗菌薬がよく知られていると思います．めまい診療では，その原因として最も多い良性発作性頭位めまい症（BPPV）を適切に見極めることがポイントの1つですが，そのためにはまず，患者が訴えている「めまい」がどのようなものなのか把握することが大切です．今回の症例は，BPPVと診断されたものの改善がみられない82歳男性．総合診療医がどのような思考を組み立てていくのか一緒に見ていきましょう．

患者	82歳 男性
主訴	めまい
既往歴	慢性腰痛，糖尿病，高血圧，脂質異常症，逆流性食道炎，心筋梗塞
現病歴	3〜4日前から発症しためまいを主訴にかかりつけ医を受診。頭位変換で増悪するめまいのため，BPPVとの判断で経過観察となったが，改善がみられないために紹介受診となった
内服歴	アムロジピン錠5mg　　　　1回2錠　1日1回 オルメサルタン錠20mg　　1回1錠　1日1回 ロスバスタチン錠5mg　　　1回1錠　1日1回 アスピリン腸溶錠100mg　 1回1錠　1日1回 ランソプラゾール錠30mg　 1回1錠　1日1回 シタグリプチン錠100mg　　1回1錠　1日1回 グリメピリド錠0.5mg　　　 1回1錠　1日1回 プレガバリンOD錠75mg　　1回1錠　1日2回
アレルギー	食べ物なし，薬なし
社会歴	喫煙なし，アルコールは機会飲酒
家族歴	特記事項なし
身体診察	血圧126/72mmHg，心拍数62回/分，呼吸数20回/分，SpO$_2$ 99%，体温36.2℃

めまいはどういう病態によって起こる？

　「めまい」という主訴はなかなか難しいものです。というのも感覚器の症状なので，本人が「めまい」と感じたら，その人にとっては「めまい」なのです。めまいに対するアプローチで最初に大事なのは，患者の感じている「めまい」を医学用語に置換して進めていくことだと考えます。

　めまいに対する古典的なアプローチの1つとして「回転性めまい」，「浮遊性めまい」，「前失神」，「平衡障害」という4つのいずれかに区分する方法があります。回転性めまい (vertigo) は自分が回っている感じor空間が回っている感じ，浮遊性めまい (dizziness) はふわふわする感じや浮いている感じ，前失神 (presyncope) は血の気が引く感じ，貧血のような感じ，平衡障害 (disequilibrium) は歩くとふらつく感じと考えます。当然これら4つに区分できない非特異的なめまいもあります。研究によっては，62％の症例では1つの区分に分類できず，52％は別の人が問診すれば回答が変わるという報告[1]もありますが，アプローチの1つとしてこの区分をお勧めしたいと思います。また近年，急性の重症のめまい，再発性頭位変換性めまい，再発性めまいの3つに分けてアプローチする方法[2]なども提案されていますが，ここでは割愛します。

　上記の区分で「回転性めまい」，「浮遊性めまい」のどちらかに該当した場合はめまいの鑑別に，「前失神」に該当した場合は失神の鑑別に，「平衡障害」の場合は平衡障害やふらつきの鑑別に進みます。成書によっては，回転性めまい＝末梢性めまい，浮遊性めまい＝中枢性めまいという記載もみられますが，実臨床であまり有用性のあるものではありません。浮遊性めまい (dizziness) の中に回転性めまい (vertigo) があると記載しているものもあり[3]，回転性か浮遊性かにこだわったり，それで鑑別を決めたりするのはお勧めできないと考えています。

　本稿では，回転性めまい，浮遊性めまいの症状を「めまい」と記載することにします。回転性めまい，浮遊性めまいによる「めまい」の鑑別に進むにあたっては，内耳症状（難聴，耳鳴り，耳閉塞感）の有無を聴取することが重要です。内耳症状があるめまいで神経学的な異常がなければ，突発性難聴やメニエール病などの内耳性疾患の可能性が高いといえます。

この症例にどうアプローチする？

めまいの鑑別診断にあたって重要な以下の情報を収集します。

- そもそもめまい（回転性めまい，浮遊性めまい）の鑑別診断でよいのか
- めまいの随伴症状
- めまいの持続時間

患者の言う「めまい」が前失神や平衡障害なのかどうかを鑑別することは，上述の通り有用なアプローチです。また，随伴症状の聴取も重要です。内耳症状の有無はもちろん，頭痛や後頸部痛があれば椎骨動脈解離や頭蓋内出血などの中枢性疾患や片頭痛によるめまいを疑います。脳幹病変を示唆する4D（感覚障害dysesthesia，嚥下障害dysphagia，構音障害dysarthria，複視diplopia）があれば中枢性のめまいを第1に考えます。めまいの持続時間は鑑別の補助になり有用です。表1にめまいの持続時間による鑑別を示しました。特にめまいで最も多い疾患であるBPPVは1分以内であり，診断にあたって必須の知識です。

診察では脳神経の異常，運動や感覚の異常，失調の有無をチェックします。延髄外側症候群（Wallenberg症候群）は多彩な症状を来しますが，9割以上で感覚障害かHorner徴候を来すといわれ[4]，感覚の評価は非常に重要です。おおまかにですが，回内回外試験，指鼻指試験，膝踵試験は小脳半球のチェックに，歩行は小脳虫部のチェックになります。神経診察で異常があれば画像評価をためらわないことが肝心です。

表1 持続時間によるめまいの鑑別疾患

	内耳症状（−）	内耳症状（＋）
数秒程度	起立性低血圧	外リンパ瘻
数十秒〜数分	BPPV，椎骨脳底動脈のTIA，前庭てんかん，頸性めまい	神経血管圧迫症候群
数時間〜半日	片頭痛性めまい	メニエール病
1日以上	前庭神経炎，聴神経腫瘍，脳腫瘍，神経変性疾患	突発性難聴，Ramsay-Hunt症候群，外リンパ瘻，脳血管障害

11 めまい──患者の感じている「めまい」を言語化しよう

One More Lecture

延髄外側症候群（Wallenberg症候群）やHorner徴候という言葉にあまりなじみがないのですが，もう少し詳しく教えてください。

　Wallenberg症候群は，障害部位が錐体路（運動性経路）に及ばないので片麻痺を起こさず，脳幹障害，小脳障害，感覚障害，Horner徴候を来すパターンの脳梗塞です．椎骨動脈系から出る後下小脳動脈の障害で起きます．脳幹障害は主に顔面感覚障害，顔面神経麻痺，嚥下障害，構音障害などの症状を起こします．延髄より上位の運動ニューロン（内包や皮質）の障害で起きる場合は嚥下反射が残存する偽性球麻痺になりますが，Wallenberg症候群の場合は嚥下反射も障害される球麻痺のため誤嚥性肺炎が起きやすいタイプになります．小脳障害はめまいやふらつきや失調性歩行を来します．感覚障害は顔面は障害側，体幹部は健常側と交差性に起きることがありWallenberg症候群に特徴的な症状です．

　Horner徴候は，上位の交感神経障害により縮瞳，眼瞼下垂，瞼裂狭小，眼球陥凹，発汗低下などが起きる徴候を示唆します．

追加でとりにいく問診・身体診察・検査所見は？

1 問診
- めまいの正常は浮遊性で非回転性
- 体動で増悪するが，安静時にも浮遊性めまいを感じる
- 立位保持とめまい発症との関連はない
- 持続時間は一定しないが漫然と1日中ある
- 頭痛，立ちくらみ，難聴，耳閉塞感，耳鳴り，複視，嚥下障害，構音障害などの随伴症状はない

2 身体診察

- 頭頸部：特記すべき所見なし
- 心音：整，心雑音なし
- 肺音：清，肺雑音なし
- 腹部：平坦で軟，圧痛はない
- 四肢：両下肢に軽度浮腫あり
- Schellong test（起立試験）：血圧低下や脈拍増加なし
- 脳神経：Ⅱ～Ⅻの神経診察で特記すべき異常なし，眼振（－），複視（－）
- 運動：明らかな麻痺なし
- 感覚：明らかな感覚低下なし
- 失調：指鼻指試験正常，回内回外試験正常，膝踵試験正常
- 歩行：ややふらつきはあるが明らかな左右差はない

3 検査結果

- 採血結果：血算，電解質，肝機能検査，腎機能検査，血糖で特記すべき異常は認められない

 どのように解釈して進めていくか？

　頭位変換で増悪するこの症例は果たしてBPPVなのでしょうか？　めまいに限らずcommonな疾患の臨床像（illness script）を知っておくことは臨床において非常に有用です。ここでは末梢性めまいで頻度の高い3つのめまいの臨床像を紹介します。

1 BPPV

- めまいは安静時にはなく，頭位変換時に数秒してから発症する[5]
- めまいの持続時間は1分以内[5]
- 内耳症状や神経学的な異常は伴わない[5]
- 基本的に，典型的な場合のみBPPVと診断するのが鉄則（非典型的なBPPVはない）

② 前庭神経炎[6, 7]

- 突発性で持続性のめまい（脳血管障害と間違われやすい）
- 嘔気・嘔吐，めまいの症状が強く歩行困難なことも多い
- 健側への一方向性自発眼振があり，歩行すると患側にふらつく
- 聴覚障害や脳神経症状は出ない
- 前庭神経炎の患者は，1〜2日は前庭由来の症状に苦しみ，その後症状は漸減し落ち着く

③ 片頭痛性めまい[8〜10]

- 片頭痛の既往がある患者で反復性のめまいがある時や，光過敏・音過敏などの感覚過敏や視覚性前兆など片頭痛関連症状がある時に疑う
- 持続時間は数分〜数時間のことが多いが，3日程度持続することもある
- めまい発作と頭痛発作が同時に起きるとは限らないので，頭痛がないからといって除外はできない
- めまいに内耳症状を伴うこともある

　本症例は上記3疾患いずれにも合いません。BPPVか否かの判断には，安静時にめまい症状が「なく」，頭位変換で「発症し」，「1分以内」のめまいであることが重要ですが，安静時にめまいがあり，1分以上持続する時点で本症例はBPPVではありません。また，定方向性眼振がなく，患側へのふらつきがないことや，1〜2日経っても改善がない点は前庭神経炎に合いません。片頭痛性めまいは既往や年齢からも考えにくいところです。

　心血管リスクも高く，脳卒中などによる中枢性めまいも鑑別に挙がりますが，神経学的異常はなかったことから中枢性も考えにくいです。起立性低血圧の可能性については，Schellong test（起立試験）で陰性だったのと，めまいの発症は立位に関連がないことから考えにくいところです。

 ## 薬剤の関与を考えるとすれば？

　めまいの原因で薬剤性が考慮されることは少ないといわれています。しかし，高齢者のめまいの中で，薬剤性は18〜23％を占めることがわかっ

てきています[11, 12]。めまいや平衡障害はしばしば多因子的なアプローチが必要になることが多く，薬剤調整による介入は重要です。

めまいの原因として前失神（presyncope）で血圧低下，徐脈，起立性低血圧によるものがかなり潜んでいる可能性があります。立位になって数分以内に起きるめまいなのかの確認や，普段の家庭血圧や脈拍がいくつなのかを聴取することも有用です。降圧薬だけでなく，一見循環器に関係ない薬，例えばドネペジルによる徐脈，抗うつ薬や抗精神病薬による起立性低血圧なども要注意です。

起立性低血圧は65歳以上では20％に認められます。さまざまな診断方法がありますが，判定基準の1つに，起立後2～5分以内に「収縮期が20mmHg以上低下」，「拡張期が10mmHg以上低下」のどちらかを満たすというものがあります[13]。加えて転倒や骨折などとの相関が強いといわれているのは起立直後～1分以内のバイタル変化で[14]，起立直後～1分以内の症状を聴取することは重要です。

その他に頻用薬の中で注意したい薬として，ミノサイクリンなどのテトラサイクリン系抗菌薬，鎮静作用を起こす抗てんかん薬（プレガバリンを含む）やベンゾジアゼピン系薬剤，抗ヒスタミン薬などが挙げられます。

ミノサイクリンによるめまいは3.4～70％と報告がまちまちですが，ほかのテトラサイクリン系抗菌薬よりめまいが多く出るといわれています[15]。副作用の内訳として前庭症状53～67％，平衡障害23～27％といわれています。ざ瘡の治療などにも使用されている薬なのでぜひ知っておきたいですね。

本症例では循環器系薬に加えてプレガバリン（リリカ®）が含まれていました。ガバペンチンとレベチラセタム以外のプレガバリンを含む第2世代の抗てんかん薬は平衡障害のリスクが高く，用量依存性といわれています[16]。プレガバリンは基本的に高用量ほど生じやすく[17]，内服1～2週で発症し，1～2週継続していれば改善するといわれています[18]。国内の報告でも約3～6日の期間で23～31％がめまいを発症し，その後内服継続で自然に改善しています[19]。プレガバリンによるめまいや眠気は65歳以上や強オピオイド使用者に生じやすいといわれています[20]。

原因に応じた薬剤性のめまいを**表2**[2, 21, 22]に示します。これ以外にもSU薬による低血糖など代謝性の副作用もめまいになりえます。

表2 めまいの原因となる薬剤（presyncopeや内耳症状を伴うめまいも含む）

徐脈や起立性低血圧による めまいを起こす薬剤	小脳障害を来す薬剤	耳鳴りを来す （or増悪させる）薬剤
・降圧薬（βブロッカー，Ca拮抗薬，利尿薬，硝酸薬，αブロッカー） ・認知症治療薬 ・ADHD治療薬 ・ジギタリス製剤 ・スタチン ・気管支拡張薬 ・抗精神病薬 ・抗パーキンソン病薬 ・抗てんかん薬 ・抗ヒスタミン薬 ・筋弛緩薬 ・鎮痙薬 ・アルコール	・アルコール ・アミオダロン ・抗てんかん薬 ・バルビツール酸系 ・ベンゾジアゼピン系 ・次硝酸ビスマス ・化学療法薬（特に高用量のシタラビン，フルオロウラシル） ・シクロスポリン，タクロリムス ・高用量グルココルチコイド ・毒物（水銀，マンガン，タリウム，トルエン，四塩化炭素） ・リチウム ・メトロニダゾール ・フェンサイクリジン ・ピペラジン ・ジドブジン ・ミノサイクリン	・アミノグリコシド系抗菌薬，クラリスロマイシン，フルオロキノロン系抗菌薬，バンコマイシン ・ACE阻害薬，ドキサゾシン，プラゾシン，ループ利尿薬，ニトロプルシド，Ca拮抗薬 ・抗マラリア薬 ・ベンゾジアゼピン系，クロルジアゼポキシド ・次硝酸ビスマス ・カルバマゼピン ・シスプラチン ・サリチル酸を含むNSAIDs，COX-2阻害薬 ・シクロベンザプリン ・ジアフェニルスルホン ・isotretinoin ・リドカインおよびほかの局所麻酔薬 ・プロトンポンプ阻害薬 ・キニジン ・sibutramine ・doxepin（非選択的モノアミン再取り込み阻害薬） ・セルトラリン，三環系抗うつ薬 ・トルブタミド ・バルプロ酸

[Kerber KA：Vertigo and dizziness in the emergency department. Emerg Med Clin North Am, 27(1)：39-50, 2009, Dinces EA：Etiology and diagnosis of tinnitus. UpToDate, 2016 (Last updated Feb 25)，Todd PK, et al.：Overview of cerebellar ataxia in adults. UpToDate, 2017 (Last updated Jan 20)をもとに作成]

 その後の経過はどうなった？

　診察から中枢性の可能性は低く，末梢性めまいで多い疾患のBPPVにも前庭神経炎にも臨床像は合いませんでした．本症例では腰痛の増悪に対してプレガバリンが受診1～2週間前に新規に処方されており，薬剤性の要素が考えられました．薬剤により腰痛の改善があったことと，ある程度め

まいが自制内であることから，対症療法にベタヒスチンを処方したうえで経過観察しつつフォローアップする方針としました。また，家庭血圧を尋ねると110〜120mmHg程度だったためアムロジピンの減量も行いました。2週後のフォローアップ時にめまいは改善しており，その後ベタヒスチンは漸減中止となりました。このほか，プロトンポンプ阻害薬を長期内服していたのでビタミンB_{12}欠乏による平衡障害の合併も考慮しましたが，後日の検査結果は正常でした。

症例まとめ

- 「回転性めまい」，「浮遊性めまい」，「前失神」，「平衡障害」の4つのカテゴリーに分けるなど，患者にとっての「めまい」は何なのかを言語化する。
- めまいの原因として最も多いBPPVは「安静時はめまいなし」，「頭位変換で発症し持続は1分以内」が主な臨床像（illness script）である。commonな疾患の把握は臨床判断の妥当性を上げる。
- 高齢者のめまいでは薬剤性が2割前後と多い。循環器系薬だけでなく，抗菌薬，抗てんかん薬，精神神経系薬など多岐にわたるため，鑑別の1つとして考慮する。

薬学的視点による推論プロセス

　今回の症例は，いったんBPPVと診断されたが改善せずに来院した患者でした。体動で増悪するものの安静時にも浮遊性めまいを感じることや，めまいの持続時間からBPPVは否定され，さらに前庭神経炎や片頭痛性めまい，脳卒中などの中枢性めまい，起立性低血圧なども症状から否定されたうえで薬剤性が疑われました。

　家庭血圧は110〜120mmHgだったためアムロジピンは減量となりました。しかしながら，受診1〜2週間前に新規で処方されたプレガバリンについては腰痛の改善効果があったため，対症療法としてベタヒスチン投与のもと内服続行となりました。2週後のフォローアップ時にめまいは改善し，ベタヒスチンは中止となりました。

安静時にもめまいを感じることから，内服薬による副作用の確認に努めたいところですが，添付文書でめまいを検索したところ，0.1％未満と低いながらランソプラゾールでも副作用として記載されていました。ほかの薬剤でも，ロスバスタチンやシタグリプチンは0.1～2％未満，グリメピリドは0.1～5％未満，アスピリン腸溶錠は5％以上または頻度不明と記載されていました。よって，添付文書の記載から鑑別することは困難です。

　診断に関する成書によれば，めまいに関連する薬剤として，ベンゾジアゼピン系などの鎮静薬，ループ利尿薬による耳毒性，降圧薬による起立性低血圧，抗てんかん薬による小脳毒性，血糖降下薬による低血糖などが挙げられていました[21]。

　バイタルサインは血圧が126/72mmHg，心拍数が62回/分であったことから低血圧の状態ではないので，降圧薬であるアムロジピンやオルメサルタンによる起立性低血圧の可能性は低いと思われます。アムロジピンについては初期症状として徐脈が現れる房室ブロックの副作用が認められており，めまいと関連しそうですが，心拍数が62回/分のため関与している可能性は低そうです。採血結果で低血糖が認められなかったため，血糖降下薬であるシタグリプチンやグリメピリドなどによる低血糖が関与した可能性も低いです。そこで気になるのはプレガバリンです。添付文書には浮動性めまいとして23.4％と記載されています。プレガバリン1日150mgを1日2回に分けての経口投与は初期用量として適当ではあり，腎機能検査で特記すべき異常は認められなかったとのことでしたが，プレガバリンは蛋白結合率が低く，かつ82歳男性なので推定クレアチニンクリアランスに基づいた用法・用量設定が望ましいと考えられます。体が慣れるまでは眠気・ふらつきなどの副作用を少なくするため，さらなる減量での開始が適切だった可能性があります。

　最後に，見逃したくない「めまい」に関連する副作用の1つとして，「重篤副作用疾患別対応マニュアル」にもある白質脳症が挙げられます。主にフルオロウラシル系をはじめとした抗がん薬の副作用として現れることが多いので，治療歴を確認しておきましょう。

被疑薬のおさらい

1. プレガバリンの作用機序

　プレガバリンは，中枢神経系内の電位依存性Caチャネルの機能に対し補助的な役割を果たしているα₂δサブユニットに結合します。そして，神経終末におけるCaの流入を調節し，グルタミン酸，ノルアドレナリン，セロトニン，ドパミン，サブスタンスPなどの興奮性神経伝達物質の過剰放出を抑制することにより鎮痛作用を発揮することが示唆されています。さらに，プレガバリンの鎮痛作用には脳幹から脊髄における下行性疼痛調節系のノルアドレナリン経路およびセロトニン経路に対する作用への関与も示唆されています[22,23]。

2. めまいはなぜ起こる？ 好発時期は？

　プレガバリンによるめまいは用量依存的に生じることが報告されていますが[17]，そのメカニズムについては，十分解明されていません。

　中枢神経系の副作用であるめまいは，一般的に投与開始初期，そして高用量でより頻繁に発現し，投与継続により症例によっては慣れが生じうることが示唆されています。そのため，プレガバリンの投与開始初期や増量時には自動車の運転等危険を伴う機械の操作はできる限り控えるよう患者へ服薬指導を行い，十分な観察を行うことが重要です[24,25]。

引用文献

1) Newman-Toker DE, et al.：Imprecision in patient reports of dizziness symptom quality：a cross-sectional study conducted in an acute care setting. Mayo Clin Proc, 82 (11)：1329-1340, 2007
2) Kerber KA：Vertigo and dizziness in the emergency department. Emerg Med Clin North Am, 27 (1)：39-50, 2009
3) Branch WT Jr, et al.：Approach to the patient with dizziness. UpToDate, 2014 (Last updated Oct 20)
4) Kim JS：Pure lateral medullary infarction：clinical-radiological correlation of 130 acute, consecutive patients. Brain, 126 (Pt8)：1864-1872, 2003
5) Kim JS, et al.：Clinical practice. Benign paroxysmal positional vertigo. N Engl J Med, 370 (2)：1138-1147, 2014
6) Furman JM：Vestibular neuritis and labyrinthitis. UpToDate, 2013 (Last updated Aug 09)
7) Orr EJ：Vestibular neuritis. N Engl J Med, 348 (23)：2362-2363, 2003
8) 内藤泰　編：ENT臨床フロンティア めまいを見分ける・治療する，中山書店，2012

9) Neuhauser H, et al.：The interrelations of migraine, vertigo, and migrainous vertigo. Neurology, 56 (4)：436-441, 2001

10) Iwasaki S, et al.：Migraine-associated vertigo：clinical characteristics of Japanese patients and effect of lomerizine, a calcium channel antagonist. Acta Otolaryngol Suppl, 559：45-49, 2007

11) Maarsingh OR, et al.：Causes of persistent dizziness in elderly patients in primary care. Ann Fam Med, 8 (3)：196-205, 2010

12) Lin HW, et al.：Balance disorders in the elderly：epidemiology and functional impact. Laryngoscope, 122 (8)：1858-1861, 2012

13) Freeman R, et al.：Consensus statement on the definition of orthostatic hypotension, neurally mediated syncope and the postural tachycardia syndrome. Clin Auton Res, 21 (2)：69-72, 2011

14) Juraschek SP, et al.：Association of History of Dizziness and Long-term Adverse Outcomes With Early vs Later Orthostatic Hypotension Assessment Times in Middle-aged Adults. JAMA Intern Med, 177 (9)：1316-1323, 2017

15) Garner SE, et al.：Minocycline for acne vulgaris：efficacy and safety. Cochrane Database Syst Rev, (8)：CD002086, 2012

16) Sirven JI, et al.：Second-generation antiepileptic drugs impact on balance：a meta-analysis. Mayo Clin Proc, 82 (1)：40-47, 2007

17) Zaccara G, et al.：The adverse event profile of pregabalin：a systematic review and meta-analysis of randomized controlled trials. Epilepsia, 52 (4)：826-836, 2011

18) Freynhagen R, et al.：A comprehensive drug safety evaluation of pregabalin in peripheral neuropathic pain. Pain Pract, 15 (1)：47-57, 2015

19) Ogawa S, et al.：Pregabalin treatment for peripheral neuropathic pain：a review of safety data from randomized controlled trials conducted in Japan and in the west. Drug Saf, 35 (10)：793-806, 2012

20) Kato H, et al.：A retrospective study to identify risk factors for somnolence and dizziness in patients treated with pregabalin. J Pharm Health Care Sci, 1：22, 2015

21) 中川義久　他　監，田中寛大　編，天理よろづ相談所病院レジデント：主治医力がすごい！　プロブレム別診療マネジメントチャート50　天理よろづのレジデントはここまでやる！　メディカ出版，2015

22) ファイザー：リリカカプセル添付文書，2017年2月改訂（第10版）

23) Pregabalin：Drug information. UpToDate

24) 越智靖夫　他：［総説］末梢性神経障害性疼痛治療薬プレガバリン（リリカ®カプセル）の薬理作用機序および臨床効果．日本緩和医療薬学雑誌，4：53-64, 2011

25) Pregabalin (Lexi-Drugs Multinational). Lexicomp online. (Updated 8/18/18)

12 口内炎
— illness script を知って非典型的パターンを鑑別する

 口内炎を起こす薬剤といえば抗がん薬やメトトレキサートがよく知られているでしょうか。しかし，意外に多くの薬剤が原因となりうることが報告されています。今回のケースは繰り返す口内炎で受診した72歳男性。日常臨床でみる口内炎のほとんどは再発性アフタ性口内炎ですが，その典型的パターンを知ることで，まれに紛れ込む非典型的パターンを鑑別することができます。総合診療医による鑑別の進め方を一緒に学びましょう。

患者	72歳 男性
主訴	繰り返す口内炎
現病歴	高血圧，糖尿病，脂質異常症，心筋梗塞の既往があり通院中の72歳男性。感冒症状で救急外来を受診し，その際に難治性の口内炎で悩んでいることを担当医に話した。感冒症状が落ち着いた後に再評価することになり総合診療科外来受診となった。潰瘍はビタミン剤やトリアムシノロンアセトニドなどの局所ステロイドなどを試して消えることもあったが，すぐに再燃したりして半年ほど悩んでいるとのことだった
既往歴	高血圧，糖尿病，脂質異常症，心筋梗塞，便秘
内服歴	アムロジピン5mg　　　　　　1回1錠　1日1回 一硝酸イソソルビド20mg　　　1回1錠　1日2回 ロスバスタチン5mg　　　　　1回1錠　1日1回 テルミサルタン40mg　　　　　1回1錠　1日1回 バイアスピリン100mg　　　　1回1錠　1日1回 ビソプロロール5mg　　　　　1回1錠　1日1回 ニコランジル5mg　　　　　　1回1錠　1日3回 シタグリプチン100mg　　　　1回1錠　1日1回 ランソプラゾール15mg　　　　1回1錠　1日1回 酸化マグネシウム330mg　　　1回1錠　1日3回
アレルギー	食べ物なし，薬なし
社会歴	喫煙20本／日×50年（禁煙済み），アルコールは機会飲酒

家族歴	父親が脳卒中（詳細不明）

身体診察
- ▶ 印　象　見た目は全身状態良好
- ▶ バイタル　血圧126/72mmHg，心拍数62回/分，呼吸数20回/分，SpO₂ 99％，体温36.2℃
- ▶ 頭頸部　舌の左側舌縁部に長径10mm程度の楕円形のアフタ性潰瘍が認められた

口内炎をみた時に考えることは？

　口内炎は広義には口腔粘膜に生じる炎症性病変の総称であり，狭義にはアフタ性口内炎のことを指します。アフタ性口内炎とは，有痛性で小さな円形か類円形の境界明瞭な炎症性病変です。表面は黄色，黄白色，灰白色で覆われ，周囲に発赤や浮腫を伴います。再発性アフタ性口内炎を考えたときはサイズ，場所，分布を評価することと，水疱や白斑の有無も鑑別に重要なので必ずチェックします。病変が広範囲に及ぶとびらんとなり，大きくて深いと潰瘍となります。アフタ性口内炎は瘢痕を生じませんが，潰瘍は瘢痕を生じうるといわれます。

　再発性口腔内アフタの発症は人種や経済状況によりばらつきがあり，有病率は5～50％と幅があります。収入が多い人や白人に起きやすいといわれています。研究によっては小児の有病率は39％と多く，家族歴があれば90％，なければ20％と家族歴の影響を受けます[1]。一般的に人口の20％程度が罹患しているといわれ，多くが10代に発症します。40歳以降の再発性アフタ性口内炎の新規発症はまれです[2]。

　再発性口腔内アフタは直径10mm以上のものも含めて，臨床的に3型（小アフタ性潰瘍，大アフタ性潰瘍，ヘルペス様潰瘍）に分類されます[1,2]。再発性アフタ性口内炎の患者の約80％が小アフタ性潰瘍を呈します。直径2～8mmで，口唇，頬粘膜，舌腹側などの非角化粘膜に生じやすく，舌の背側や硬口蓋や歯肉には起きにくいです。10～14日で自然に改善します[3]。

一方，大アフタ性潰瘍は10mm以上の潰瘍を形成し[1,3]，治療には4週間以上かかることが多いです[1]。ヘルペス様潰瘍はさらに頻度が少なく，1〜2mm程度の潰瘍が複数生じますが，ときに大きい潰瘍を形成することもあります[3]。20〜29歳での発症が多いとされます[1]。

　鑑別に際しては再発性アフタ性口内炎の典型的なillness script（疾患の主な臨床像）を理解することが重要になります。典型的な臨床像は，1cm未満の病変が1〜5個，頬粘膜か口唇粘膜にできやすく，ほかに歯肉，舌の腹部や側面，軟口蓋などにも生じえます。病変は丘疹から潰瘍に1〜2日かけて進行し，3〜4日で最終的なサイズになります。基本的に10〜14日で改善します[2]（舌尖など刺激を受けやすい場所の場合は1カ月近くかかることもあります）。また，2〜48時間前に焼けるような感覚が先行することがあります[1]。

　そのため，再発性アフタ性口内炎をみる時は，以下の点を重視して評価する必要があります。

- 所見は典型的（有痛性で小さな円形か類円形の境界明瞭な炎症性病変）か
- 2週間以内に改善しているか
- 水疱病変や白斑病変などないか
- 30歳までの発症があるか
- 口腔以外に有症状の部位はあるか

　上記の典型的な臨床像に合わない場合，特に30歳以上の発症では2次性を考える必要があります。鑑別診断を表1[1,3]に示します。

この症例にどうアプローチする？

　72歳男性での再発性アフタ性口内炎なので精査が必要と考えられます。高齢という観点からは，義歯に関連した潰瘍や悪性腫瘍などを鑑別に挙げる必要がありますが，経過からは悪性腫瘍は考えにくいところです。同様に経過から感染症も考えにくいです。

　再発性アフタ性口内炎というとベーチェット病を想起される方もいるか

12 口内炎 — illness script を知って非典型的パターンを鑑別する

表1 再発性アフタ性口内炎の鑑別

感染症	水痘・帯状疱疹ウイルス感染症，サイトメガロウイルス感染症，HIV感染症，溶連菌感染症，好中球減少症
膠原病	ベーチェット病，反応性関節炎，Sweet病，MAGIC症候群（再発性多発軟骨炎＋ベーチェット病）
皮膚疾患	多形紅斑
血液疾患	周期性好中球減少症，白血病
消化器疾患	グルテン感受性腸疾患，炎症性腸疾患
栄養	鉄欠乏，葉酸欠乏，亜鉛欠乏，ビタミンB$_1$，B$_2$，B$_6$，B$_{12}$欠乏
不明	PAPA症候群，TRAPS，PFAPA症候群
局所性	外傷，喫煙，唾液組成の調整障害，ラウリル硫酸ナトリウム感受性，食物感受性，義歯の刺激
その他	ストレス，月経周期，Marshall症候群
薬剤	NSAIDs，β遮断薬，アレンドロネート，ニコランジル，免疫抑制薬（メトトレキサート，シクロスポリン），抗がん薬

PAPA：pyogenic sterile arthritis, pyoderma gangrenosum, and acne
TRAPS：TNF receptor-associated periodic syndrome
PFAPA：syndrome of periodic fever, aphthous stomatitis, pharyngitis, and adenitis

　もしれませんが，ベーチェット病の発症年齢は20〜40歳が多く，基本的に皮膚症状，眼症状，外陰部潰瘍といった再発性アフタ性潰瘍以外の症状を伴います[4]。特にベーチェット病では生殖器病変が75％にみられます。そのため診断には年3回以上の再発性口腔潰瘍だけでなく，再発性の生殖器潰瘍，眼病変，皮膚病変などが必要です。このことから，高齢者の口内炎単独の症例では鑑別の上位には挙がらないと考えられます。ベーチェット病の口内炎は広範囲で複数のことが多く，1〜3週間で治りますが，基本的に再発し常時口内炎のある人が多いです。なお，口腔内潰瘍＋外陰部潰瘍の組み合わせの鑑別診断は「ベーチェット病」，「MAGIC症候群」，「complex aphthosis」などになります。

　表1にあるように，再発性アフタ性口内炎の鑑別は多岐にわたります。本症例ではまず義歯の影響がないかを確認し，commonである再発性アフタ性口内炎の臨床像に合致するかどうかや随伴症状の確認を行います。プロトンポンプ阻害薬（PPI）を内服中のため，ビタミンB$_{12}$欠乏も鑑別に挙がります。

165

追加でとりにいく問診・身体診察・検査所見は？

- 義歯はつけていないのでそもそも関連はなく，口内炎の場所は変わることがあるとのこと。
- 半年前に発症するまでは口内炎で悩むことはなく，思春期での発症の病歴はない。
- 家族歴は不明。
- 随伴症状として眼症状，関節症状，皮膚症状，陰部の症状はなし。
- 検査結果は，血算は白血球や好中球を含め異常なく，肝機能や腎機能の結果も，CRPやESR（赤血球沈降速度）といった炎症反応も正常であった。
- ビタミンB_{12}，葉酸，フェリチン，亜鉛の低下はなかった。
- 梅毒血清反応のRPR，HIV抗体は陰性だった。

どのように解釈して進めていくか？

再発性アフタ性口内炎のillness scriptとは明らかに乖離しています。高齢発症のため，義歯や悪性腫瘍なども鑑別に挙がりますが，病歴や経過上からは考えにくいところです。随伴症状も乏しく全身性疾患によるものは否定的であり，葉酸欠乏やPPIによるビタミンB_{12}欠乏なども検査結果より否定されました。

薬剤の関与を考えるとすれば？

薬剤による口内炎というと抗がん薬やメトトレキサートの印象がありますが，再発性アフタ性口内炎を起こす薬剤はそれ以外にもNSAIDs，β遮断薬，アレンドロネート，ニコランジル，シクロスポリンなどがあるとされています[3]。口内炎に関連する薬剤を表2に示します。本症例の患者にはβ遮断薬のビソプロロールとニコランジルの内服歴があります。いずれも1年半ほど前に発症した心筋梗塞後に開始された薬剤でした。

表2　口内炎を起こしうる薬剤

- カプトプリル
- インジナビル
- インターフェロン
- ロサルタン
- オランザピン
- DMARDs（ペニシラミン，金製剤）
- SSRI（セルトラリン，fluoxetine）
- サルファ剤
- NSAIDs
- β遮断薬
- アレンドロネート
- ニコランジル
- 免疫抑制薬（メトトレキサート，シクロスポリン，アザチオプリン）
- 抗がん薬

〔Akintoye SO, et al.：Recurrent aphthous stomatitis. Dent Clin North Am, 58（2）：281-297, 2014, Scully C：Clinical practice. Aphthous ulceration. N Engl J Med, 355（2）：165-172, 2006, Abdollahi M, et al.：A review of drug-induced oral reactions. J Contemp Dent Pract, 4（1）：10-31, 2003をもとに作成〕

1 ニコランジル誘発性口腔潰瘍

ニコランジルは皮膚や粘膜の潰瘍に関連しているとされており[5〜7]，機序は不明ですが内服者の0.4〜5％に有痛性の口腔潰瘍の報告があります[7]。時期としては内服開始して数週間〜数カ月で発症します。薬剤を中止して数週間で改善しますが，1年以上経過しての発症報告もあります[8]。

日本での報告は65〜91歳で平均78.9歳と高齢発症が多く，部位は舌の病変が多く大きさは2〜30mmとさまざまでした[9]。発症時期もニコランジル開始から2〜148カ月とかなりばらつきがありました。20mg/日を超えると出やすいといわれており[8]，海外と比較して量が少ない日本の保険用量のため日本では発症しにくい可能性はあります。

後述するニコランジルのIONA試験での副作用プロファイルをまとめた研究では，1.6年のフォローアップで口腔潰瘍の発症率は0.2％，サイズの中央値は15mmで形はさまざま，生検では非特異的潰瘍で症例によっては好酸球浸潤が認められています[10]。用量との関連に関しても記載があり，30mg/日を超えると口腔潰瘍発症のリスクは上がり，発症までの時期も30mg/日未満では74週間，30mg以上では7.5週間とされています。

よくある勘違いに「薬の投与は最近始まっていないから薬剤性は考えにく

い」というものがありますが，これを適応してよいかどうかは，まさに薬剤の副作用に関するillness scriptの理解が重要です．例えば同じニコランジルの副作用として1/3程度にみられると報告されている頭痛は，投与して2～3日で軽～中等症で発症し内服継続によりそのうち消失していきます[9]．一方で，ニコランジルによる口内炎は数週間～数カ月，場合によっては年をまたいで発症します．また，ビスホスホネート製剤による口腔潰瘍の報告も内服開始して1年以上してからの発症でした[11]．薬剤による可能性を疑う時は，内服開始後どれくらいしてからその副作用が発症するかを考慮に入れることも重要と考えられます．

その後の経過はどうなった？

ほかに明らかな原因がなく，上述の解説と照らし合わせても1日15mgの内服を開始して1年半での発症，高齢発症，難治性かつ再発性であることはニコランジルによる口腔潰瘍と矛盾しないと考えられます．β遮断薬による口腔潰瘍の頻度は不明であり，まずはβ遮断薬より頻度が多いと考えられるニコランジルを原因と考えました．有効性に関するニコランジルのエビデンスはなかなかはっきりしたものがなく，安定狭心症に対してニコランジルを使用することで心血管イベントや胸痛による入院が有意に減少したというIONA試験くらいです[12]（この論文をどう解釈するかはここでは割愛します）．ニコランジルを中止する価値があると考え，かかりつけの循環器内科医にコンサルトし，ニコランジルを中止して経過をみることとなりました．約1～2カ月で口腔潰瘍は消失し，その後再発はありませんでした．

症例まとめ

- 再発性アフタ性口内炎の典型的パターンは，有痛性で10mm未満の円形か類円形の境界明瞭で周囲に発赤や浮腫を伴う病変が1～5個，好発部位は頬粘膜か口唇粘膜，3～4日で病変が完成し2週間以内には改善するというものである．

12 口内炎 — illness script を知って非典型的パターンを鑑別する

- よくあるパターンを知ることによる非典型的例を認識することができる。再発性アフタ性口内炎が14日以上続いたり，30歳以上での新規発症は精査が必要。
- 非典型的な再発性アフタ性口内炎の鑑別には梅毒やウイルス感染，膠原病，腫瘍，栄養素の欠乏だけでなく薬剤性も含まれる。メトトレキサートや抗がん薬だけでなく，ニコランジル，β遮断薬，NSAIDs，ビスホスホネート製剤なども原因薬剤になりうる。

薬学的視点による推論プロセス

　今回の症例は，高血圧，糖尿病，脂質異常症，心筋梗塞の既往があり，10剤を内服している72歳男性が，ビタミン剤の内服や局所ステロイドの外用剤にて対応しながらも繰り返しできる口内炎に悩んでいるケースでした。義歯がないため義歯による外傷が原因ではなく，また消失した経過があることから悪性腫瘍や感染由来によるものは考えにくいとの判断です。血液検査からビタミンB_{12}，葉酸，鉄，亜鉛の欠乏はなく，梅毒による感染も認められませんでした。

　添付文書を検索しても，今回服用している10剤のうち6剤で口内炎が記載されているため，添付文書からの検索は難しいところです。

　薬剤が原因で引き起こされる口内炎は，免疫アレルギー反応によるものと抗がん薬の薬理作用によるものとに大別されます[13]。免疫アレルギー反応による場合，発熱や全身化を伴い，全身の皮膚に水疱やびらん，環状紅斑を認める皮膚粘膜眼症候群（SJS）に，さらに増悪した中毒性表皮壊死症（TEN）に進展するおそれがあるため，薬剤師としては細心の注意を払う必要があります。原因薬剤の検索としては，スクラッチテストや皮内テスト，薬剤リンパ球刺激試験（DLST）などがあります。軽症の場合は薬剤の中止で軽快が期待されますが，重症化している場合は全身症状に合わせたステロイドや抗ヒスタミン薬の投与を行います。治療に入院を要した場合，医薬品副作用被害救済制度の活用についても検討します。

　抗がん薬の薬理作用による場合，DNA合成阻害のほか，骨髄抑制や低栄養，乾燥によって易感染症になり，口腔内細菌に感染して2次的に発症

します。抗がん薬治療を行う場合は口腔内の管理が必須であり，ブラッシングの励行や口腔内のケアが必要となります。抗炎症作用と疼痛を目的としてリドカイン，アズレンスルホン酸ナトリウムなどの院内製剤を用いる場合もあります。また，口内炎症状改善薬として半夏瀉心湯（はんげしゃしんとう）を用いた報告もあります[14]。

　ニコランジルによる口内炎について，UpToDateでは「nicorandil-induced ulceration」として，アフタ性潰瘍の項の中で独立して記載されています[7]。ニコランジルによる口内炎発症のメカニズムは不明ですが，0.4〜5％で発症し，内服を開始してから発症までの期間も数週間〜数カ月と幅があります。長期服用する薬剤の中でも特に難治性口腔潰瘍の発現が報告[13]されているカルシウム拮抗薬やARBなどの降圧薬，ニコランジルなどの狭心症治療薬については薬剤師としてアセスメントに心がけたいですね。

被疑薬のおさらい

1. ニコランジルによる口内炎発症のメカニズム

　ニコランジルによる口内炎発症のメカニズムは明確にはなっていませんが，ニコランジルが用量依存性に細胞の遊走に必要なミオシンの脱リン酸化とアクチンの収縮抑制を来すことや，好中球の遊走や活性化を抑制することが創傷の収縮治癒を妨げる可能性[15]，type1 plasminogen activator inhibitor（PAI-1）をニコランジルが抑制することで，創傷治癒に必要な炎症が抑制されることが原因である可能性[16]，ニコランジルの代謝物であるニコチンアミドやニコチン酸が粘膜や皮膚の脆弱な部位に蓄積することが原因である可能性[17]など，文献により種々の考察がなされています。また，厚生労働省「重篤副作用疾患別対応マニュアル」薬物性口内炎の中でも「ニコランジルによる難治性潰瘍」として触れられています。

2. 投与量と投与期間に注目

　前述の通り，投与量が30mg/日を超えると口内炎発症のリスクが上昇しますが，日本の添付文書では成人の通常用量が15mg/日であるのに対し

て，海外の通常用量は20〜40mg/日，最大で60mg/日と投与量に最大で4倍の差があること，および発症までの時期も30mg/日未満では74週間であるのに対して，30mg/日以上では7.5週間とされていることから，ニコランジルによる口内炎を疑う際は，投与量と投与期間にも注目する必要があります。

引用文献

1) Akintoye SO, et al.：Recurrent aphthous stomatitis. Dent Clin North Am, 58 (2)：281-297, 2014
2) Brice, S：Recurrent aphthous stomatitis. UpToDate, 2017 (Last updated：Sep 16, 2017)
3) Scully C：Clinical practice. Aphthous ulceration. N Engl J Med, 355 (2)：165-172, 2006
4) Smith EL, et al.：Clinical manifestations and diagnosis of Behçet's syndrome. UpToDate, 2017 (Last updated：Dec 05, 2017)
5) Webster K, et al.：Nicorandil induced oral ulceration. Br Dent J, 198 (10)：619-621, 2005
6) Lee MT, et al.：Risk of skin ulcerations associated with oral nicorandil therapy：a population-based study. Br J Dermatol, 173 (2)：498-509, 2015
7) Goldstein BG, et al.：Oral lesions. UpToDate, 2017 (Last updated：Sep 20, 2017)
8) Scully C, et al.：Nicorandil can induce severe oral ulceration. Oral Surg Oral Med Oral Pathol Oral Radiol Endod, 91 (2)：189-193, 2001
9) Yamamoto K, et al.：Nicorandil-induced oral ulceration：report of 3 cases and review of the Japanese literature. Oral Surg Oral Med Oral Pathol Oral Radiol Endod, 112 (6)：754-759, 2011
10) Pisano U, et al.：Nicorandil, gastrointestinal adverse drug reactions and ulcerations：A systematic review. Adv Ther, 33 (3)：320-344, 2016
11) Gonzalez-Moles MA, et al.：Alendronate-related oral mucosa ulcerations. J Oral Pathol Med, 29 (10)：514-518, 2000
12) IONA Study Group：Effect of nicorandil on coronary events in patients with stable angina：the Impact Of Nicorandil in Angina (IONA) randomised trial. Lancet, 359 (9314)：1269-1275, 2002
13) 寺本民生　監：医師・薬剤師のための医薬品副作用ハンドブック, 日本臨牀社, 2013
14) 上園保仁：合剤のなせる技，漢方薬の妙：半夏瀉心湯. Cancer Board Square, 3 (3)：506-509, 2017
15) Patel GK, et al.：Nicorandil ulcer：moves beyond the mucosa. Ann R Coll Surg Engl, 92 (6)：451-452, 2010
16) 高山岳志　他：ニコランジルによる難治性舌潰瘍の1例. 日口診誌, 24 (1)：84-87, 2011
17) Trechot P, et al.：Nicorandil and ulceration：a NAD/NADP and nicotinic acid-dependent side-effect？　Br J Dermatol, 158 (5)：1150-1151, 2008

13 振戦
— 鑑別に欠かせないのはどんな情報か？

今回の症例は「手が時々震える75歳女性」。振戦は高齢者で多くみられますが，その原因は多彩で，パーキンソン病や脳腫瘍などの疾患のみならず疲労，不安，カフェインで発症・増悪することもあります。そのため，年齢，家族歴，薬剤服用歴や症状の発症様式，増悪因子，分布などの幅広い情報を聞き取ったうえで判断する姿勢が大切です。総合診療医の情報の集め方や，振戦を起こす薬剤のエビデンスを一緒に学びましょう。

患者	75歳 女性
主訴	手が時々震える
現病歴	不眠，うつ病，胃食道逆流症（GERD）の既往があり通院中の75歳女性。1カ月くらい前から夜間や動作時に増悪する震えを自覚していた。近医受診し甲状腺ホルモンなどの検査をされたが異常がないので様子をみるようにといわれ，改善しないために受診
既往歴	半年前よりうつ病，ほかに不眠，GERD
内服歴	フルボキサミン錠50mg　　1回1錠　1日2回 モサプリド錠5mg　　　　 1回1錠　1日3回 酸化マグネシウム錠330mg　1回1錠　1日3回 オメプラゾール錠20mg　　1回1錠　1日1回 ゾルピデム錠10mg　　　　1回1錠　1日1回　眠前 ブロチゾラム錠0.25mg　　 1回1錠　1日1回　眠前
アレルギー	食べ物なし，薬なし
社会歴	喫煙なし，アルコールは機会飲酒
家族歴	特記事項なし（本態性振戦の家族歴はない）
身体診察	
▶印象	見た目は全身状態良好

- ▶ バイタル　血圧126/72mmHg，心拍数62回/分，呼吸数20回/分，SpO$_2$ 99％，体温36.2℃
- ▶ 四　肢　特記すべき異常所見はない。診察室では安静時に振戦はみられず，腕を伸ばしてもらうなどの動作において約8サイクル/秒（Hz）で振戦が出現した

 振戦にはどのようなものがある？

　振戦は律動的かつ振動性の不随意運動で，顔面，四肢，体幹部，声帯とさまざまな部位で生じうる症状です。一定のリズムで生じることがほかのさまざまな不随意運動との鑑別になります。健常者でも振戦を生じることがあり，不安，ストレス，薬剤，代謝性障害などで増悪しえます。脳幹，小脳，錐体外路などの障害で生じる振戦もあれば，家族性で生じることもあります。

　振戦に対するアプローチは，まず分類を試みることから始めます。振戦の主な分類を表1に示します[1, 2]。これ以外にもtask-specific tremor（特異的な運動により誘発・増強する4～10Hzの振戦）や，起立時に発症する

表1　振戦の分類

動作時振戦	身体の一部を意図的に動かす時に最大となる。動作時振戦は姿勢時振戦，運動時振戦，企図振戦の3つに分けられるが，時に混合することもある。基本的に13Hz未満である。
姿勢時振戦	腕を伸ばすなど重力に抗して保持している時（座位も含む）に最大となる。5～8Hzの振動数で生じる。本態性振戦，生理的振戦，小脳性振戦，ジストニー，薬剤性振戦が含まれる。
運動時振戦	目標に向かう運動の最後の部分で出現し，振幅は小さい。本態性振戦，小脳性振戦，ジストニー，薬剤性振戦が含まれる。simple kinetic tremorだと3～10Hzで目標に近づいても変化がない。
企図振戦	目標へ向かう意図的な運動中に発生し，目標に近づくほど振戦が悪化する。3～10Hzの振動数で生じる。小脳失調を示唆する。
安静時振戦	安静時＝身体の一部が（重力に関係なく）支えられている時に認められる振戦。動作により改善ないし消失する。4～6Hzの振動数で生じる。パーキンソニズムや重度の本態性振戦でみられる。

〔Crawford P, et al.：Differentiation and diagnosis of tremor. Am Fam Physician, 83（6）：697-702, 2011, Smaga S：Tremor. Am Fam Physician, 68（8）：1545-1552, 2003をもとに作成〕

orthostatic tremorなどさまざまなものがありますが，本稿では割愛します。

振戦の鑑別はまず全体像をつかみ，そのうえでの総合判断となります。年齢や発症形式（突然なのか徐々に発症したのか），家族歴などの基本情報や，安静時に振戦があるかどうか，動作で増悪するかどうか，分布（特に対称性かどうか）などの情報を把握することが重要です。診察では，振戦していない部位でわざと動作をしてもらい負荷をかけるのも診断の参考になります。負荷により消失したり負荷の動作と同期したりしている場合は心因性を考えます。

突然発症した場合は，薬剤性，中毒，脳腫瘍，心因性を考えます。対称性であれば本態性，薬剤性，生理的振戦を考えます。パーキンソン病は非対称なのが典型的ですが，薬剤性パーキンソン症候群は対称性のことも非対称性のこともあります[3]。カフェインと疲労は本態性振戦の増悪要因となることが多く，少量のアルコールによる改善は本態性振戦の特徴らしいといわれています。

この症例にどうアプローチする？

抗うつ薬の内服歴がある75歳女性が急性に動作で増悪する振戦を発症した症例です。高齢発症の振戦ではパーキンソン病が鑑別の上位に挙がりますが，やや経過が急なのと動作時に増悪することが一致しません。

そこで以下の情報をとりにいきます。

- 飲酒による改善があるか（あれば本態性振戦を示唆する）
- 疲労，不安，カフェインなどで増悪する生理的な振戦の可能性はないか
- ほかの部位に負荷をかけるとどうなるか（同期したり消失したりすれば心因性）
- 代謝性の要因はないか（アルコール，電解質，ビタミンB_{12}など）
- 動作時振戦なのであれば，そのなかでも表1のどれに一致するか
- 仮面様顔貌，筋強剛（きんきょうごう），姿勢反射障害，小刻み歩行など，パーキンソン病やパーキンソン症候群を示唆する所見はないか

- パーキンソン病に随伴する症状である嗅覚障害やレム睡眠行動障害があるか
- 小脳失調はないか

　代謝性の要因として，前医で検査されている甲状腺以外に肝性脳症，低Ca血症，低Mg血症，副甲状腺機能亢進症，ビタミンB_{12}欠乏，低血糖などがあるので，それらの検査も行います。

One More Lecture

小脳失調とは具体的にどのような状態なのか教えてください。

　小脳は運動の調整（主に協調性）を司る場所です。そのため，起立や歩行をしようとするとふらついてしまったり，物を持ったりボタンをはめたりなど細かい作業が難しくなったり，飲み込みや話すこともやりにくくなります。

追加でとりにいく問診・身体診察・検査所見は？

① 問診

- カフェインの摂取はほとんどしていなかった
- 飲酒はほとんどしないとのことで，飲酒による改善があるかどうかは不明だった
- 増悪因子については，疲労や不安により増悪するように思えるという返事だった
- 便秘やうつ症状はあるが，嗅覚障害やレム睡眠行動障害のような病歴はなかった

② 身体診察

- ほかの部位に負荷をかけて消失したり同期したりすることはなく，振戦

は悪化した
- 仮面様顔貌，筋強剛，姿勢反射障害，小刻み歩行は，診察上はなかった
- 指鼻指試験で震えは出現するが，企図振戦のように目標に近づくほど振戦が悪化するという所見はなかった
- 回内回外試験，膝踵試験は正常だった

One More Lecture

指鼻指試験，回内回外試験，膝踵(かかと)試験とはそれぞれどのようなものでしょうか？ 薬剤師でも実施可能ですか？

　鼻指鼻試験：患者の第2指で，検者の右第2指の指尖と患者の鼻の頭との間を行ったり来たりする動作を行ってもらいます。検者の指の位置を随時移動させて，運動がスムーズか，指先でちゃんと止まっているか，振戦はないか，異常の有無を判定します。必ず両側で検査します。

　踵膝試験：仰臥位で行います。足関節を少し背屈した状態で，踵を反対側の膝に正確に載せて，すねに沿って足首までまっすぐ踵をすべらせます。この動作を2～3回行ってもらい，運動の円滑さ，足のゆれや測定の状況を観察し，異常の有無を判定します。必ず両側で検査します。

　回内回外試験：両手を前に出し，軽くひじを屈曲して手の回内と回外をできるだけ速く反復してもらう（キラキラ星の動作）。変換動作がうまくできているかどうか，肘の部分がぶれていないか，左右差がないかを判定します。

　実施は薬剤師でも可能です。特に鼻指鼻試験と回内回外試験は座位でも簡単に評価ができます。下肢の失調の評価の場合は踵膝試験になるので仰臥位になってもらう必要があります。

---

❸ 検査結果

　採血結果では，血算，尿検査，電解質（Ca，Mg），肝機能検査，腎機能

検査，血糖，甲状腺刺激ホルモン，アンモニア，アルブミン，ビタミンB$_{12}$，アルコールで特記すべき異常は認められなかった

どのように解釈して進めていくか？

　パーキンソン病/症候群の可能性は，病歴や診察上からは低そうでした。本態性振戦の多くは常染色体優性遺伝ですが，家族歴は診断に必須ではありません。両側性の手と前腕に起きる姿勢時または運動時振戦なので，本態性振戦は鑑別に残ります。本態性振戦の臨床像は**表2**の通りです[1]。

　また，振戦は不安により増悪するため生理的振戦の可能性もありますが，振戦を起こす疾患がありそれが増悪因子になっている可能性もあります。負荷に対する反応から心因性の可能性は低いと考えられました。心因性振戦の臨床像は**表3**の通りです[1]。

表2　本態性振戦の臨床像

- 主な臨床像（illness script）は「飲酒で改善する，両側性に上肢に出現する6〜12Hzの姿勢時振戦」。ただし本文で後述しているように，さまざまな非典型的パターンをとりうる。
- 全体の0.4〜6.0％で発生する。
- 症例の半分は常染色体優性遺伝で発症するが，家族歴がないからといって除外はできない。
- 安静時振戦を来すこともある。
- 非対称性のこともある。
- 手や手首に症状が出やすいが，頭部，下肢，声に症状が出ることもある。
- 15％に立位時，動作時，安静時，書記時などの非典型的な振戦を伴った。
- 10％に舌や顔面ジスキネジアがあった。
- 1日2ドリンク（飲酒）で改善すると本態性振戦らしい。
- 良性疾患といわれるが，社会的な影響のために25％がキャリアパスを変更するなどしている。

〔Crawford P, et al.：Differentiation and diagnosis of tremor. Am Fam Physician, 83（6）：697-702, 2011をもとに作成〕

表3　心因性振戦の臨床像

- 突然発症である。
- 神経学的な異常がなく，検査結果で異常はない。
- 振戦の特性が経過で変わる。
- 臨床的にさまざまな疾患と不一致である。
- 医療従事者や裁判中の人に起きやすい。
- 精神疾患の存在，機能障害の既往，診断不明の疾患が複数ある。
- 2次的な利得が存在する。
- プラセボに反応する。
- 注意すると増悪し，放っておくと改善する。自然に改善することもある。
- 治療抵抗性である。

〔Crawford P, et al.：Differentiation and diagnosis of tremor. Am Fam Physician, 83（6）：697-702, 2011をもとに作成〕

本症例は急性発症で両側性であり，抗うつ薬の内服歴があるため，本態性振戦や生理的振戦の判断の前に薬剤性の評価が必須と考えられました。

 薬剤の関与を考えるとすれば？

本態性振戦や他の器質的な疾患を判断するには，まず代謝性や薬剤性の除外が必要になります。振戦を起こす薬剤としては主に**表4**のものがあるといわれています[4]。数多くの薬剤が振戦を引き起こすか増悪させるので，新

表4 振戦の原因となる主な薬剤

	動作時or姿勢時振戦	企図振戦	安静時振戦
抗不整脈薬	アミオダロン，プロカインアミド，メキシレチン	—	—
抗菌薬	—	ビダラビン	ST合剤，アムホテリシンB
抗うつ薬，気分安定薬	アミトリプチリン，リチウム，SSRI	リチウム	SSRI，リチウム
抗てんかん薬	バルプロ酸	—	バルプロ酸
気管支拡張薬	サルブタモール，サルメテロール	サルブタモール，サルメテロール	—
化学療法薬	タモキシフェン，シタラビン，イホスファミド	シタラビン，イホスファミド	サリドマイド
違法薬物	コカイン，エタノール，ニコチン，MDMA	エタノール	コカイン，エタノール，MDMA，MPTP
消化器系用薬	メトクロプラミド，シメチジン	—	メトクロプラミド
ホルモン	甲状腺ホルモン，カルシトニン，プロゲステロン	アドレナリン	プロゲステロン
免疫抑制薬	タクロリムス，シクロスポリン，IFN-α	タクロリムス，シクロスポリン	—
メチルキサンチン類	テオフィリン，カフェイン	—	—
ドパミン拮抗薬	ハロペリドール，thioridazine，cinnarizine，レセルピン，テトラベナジン	—	ハロペリドール，thioridazine，cinnarizine，レセルピン，テトラベナジン

MDMA：3,4-メチレンジオキシメタンフェタミン
MPTP：1-メチル-4-フェニル-1,2,3,6-テトラヒドロピリジン
thioridazine，cinnarizineは国内販売中止
〔Morgan JC, et al.：Drug-induced tremors. Lancet Neurol, 4(12)：866-876, 2005をもとに作成〕

規発症の振戦では薬剤歴の聴取が必須です。主なものとして交感神経系用薬（アンフェタミン，テルブタリン，エフェドリン），精神科系の薬剤（三環系抗うつ薬，ハロペリドール，fluoxetine）があります。

薬剤性振戦は高齢が最も高いリスクといわれ，ほかに肝不全，代謝性障害，中枢神経病変，多剤併用などがあると起きやすいといわれています。

1 アミオダロン

アミオダロン内服者の3分の1が振戦を来すという報告もあります。8～10Hzで姿勢時振戦，企図振戦，本態性振戦のような臨床像をとりうるとされ，治療中のどのタイミングでも発症しうるものです。用量依存性で，減量か中止して2週間以内に改善します。また，アミオダロンによる甲状腺機能亢進症から振戦を来すこともあります。

2 抗菌薬，抗ウイルス薬

スルファメトキサゾール・トリメトプリム（ST合剤）による振戦は，安静時，姿勢時振戦の両方を起こす可能性があり，中止して数日後に消失します。作用機序は不明です。ビダラビンやアシクロビルによる振戦の報告がありますが，内服数日後で発症し中止して数日で消失します。アムホテリシンBによる振戦の報告もあります。

3 抗うつ薬，気分安定薬

振戦は，選択的セロトニン再取り込み阻害薬（SSRI）で最も起こりやすい運動障害です。振戦の既往がある患者にSSRIを投与すると20％で振戦が起こります。fluoxetineによる報告では平均投与量26mg，6～12Hz，治療開始して1～2カ月後に発症し，中止1カ月後に消失した人もいますが半数弱は15カ月持続しています[5]。SSRIによる副作用としての振戦以外に，セロトニン症候群でも軽度～中等度の初期症状で下肢優位に振戦は起き，離脱症状でも振戦は起こります。離脱症状はフルボキサミンやパロキセチンなど半減期が短い薬で起こりやすいとされています[6]。リチウム製剤では8～12Hzの振戦が4～65％にみられ，男性高齢者で起こりやすいとされています[7]。

4 抗てんかん薬

バルプロ酸は振戦を起こしやすく，25％という報告もあります。姿勢時や動作時の振戦で，頭部や体幹部に起こりやすく，用量依存性であり減量すると数週間で振戦は消失します。tiagabin，ガバペンチン，カルバマゼピン，ラモトリギンによる振戦の報告もあります。

5 気管支拡張薬，キサンチン誘導体

吸入による振戦は日常でよくみられ，用量依存性で，吸入より経口でより発症しやすいとされています。テオフィリンやカフェインなどのキサンチン誘導体は，振戦を誘発または発症しやすいとされています。

6 化学療法薬

サリドマイドでは36％に軽度～中等度で可逆的な振戦を発症するという報告もあります。シタラビンによる小脳障害やビンクリスチン，シスプラチン，タモキシフェンによる報告もあります。

7 消化器系用薬

メトクロプラミドは腎不全患者では振戦を起こしやすいとされています。ほかにミソプロストールやビスマス脳症による振戦の報告もあります。

8 免疫抑制薬

シクロスポリンやタクロリムスによる振戦の報告があります。シクロスポリンにおいて最大40％で姿勢時振戦や企図振戦が起きる報告もあります。シクロスポリンによる振戦は軽度～中等度で血中濃度に相関して起こりやすいですが，例外もあります。タクロリムスは，関節リウマチの患者で9％に発症した報告もあります。インターフェロンαによる振戦の報告もあります。

9 ドパミン拮抗薬

薬剤性パーキンソニズムのうち35％で振戦が発症します。振戦は上肢に起こることが多く，非対称性のこともあります。中止して元に戻るかにつ

いてはさまざまな要素があり，数カ月〜15カ月経って改善するケースもあります。

その後の経過はどうなった？

　飲酒による改善をトライしてみてもらいましたが，改善はありませんでした。かかりつけ医に問い合わせたところ，もともと不眠が強くあり不安症状や抑うつ傾向が多少あったのでSSRI投与になったとのことでした。頭部MRIを撮像しましたが，脳幹や小脳に明らかな病変はありませんでした。

　患者本人と相談し，薬剤性の可能性があること，薬剤をやめないと診断がつかないこと，やめても改善するまでには時間がかかる可能性があることをお話しし，SSRIのフルボキサミンを，不眠にも抗うつ作用も期待できるミルタザピンに変更し，経過をみることとしました。

　フォロー3〜4カ月後には振戦は消失しませんでしたが，症状の改善を認めたため薬剤性に矛盾しないと判断し，かかりつけ医に逆紹介し加療継続をお願いしました。

症例まとめ

- 急性発症の振戦，特に両側性は，薬剤性をまず考える。
- パーキンソン病による振戦は緩徐発症で非対称性である。ほかの運動症状として筋強剛や小刻み歩行があり，非運動症状として便秘や嗅覚障害やうつ病やレム睡眠行動障害がある。
- 振戦でcommonな本態性振戦の主な臨床像（illness script）は「飲酒で改善する，両側性に上肢に出現する6〜12Hzの姿勢時振戦」である。家族歴は診断に必須ではなく，非典型的な臨床像を示すこともあるので注意する。飲酒による改善は本態性振戦を示唆し，生理的な振戦は疲労，不安，カフェインなどで増悪する。

薬学的視点による推論プロセス

　今回の症例は，夜間や動作時に増悪する振戦が1カ月前からあり，不眠，うつ病，GERDの既往がある75歳女性です。採血結果には異常なく，経過の速度や随伴する症状の有無からパーキンソン病が除外され，負荷に関する反応から心因性も除外され，アルコールによる影響もないため，本態性振戦よりも薬剤性振戦が疑われたケースです。内服薬の中から，不眠や不安，抑うつに対して処方されていたフルボキサミンをミルタザピンへ変更したところ，症状の改善がありました。

　添付文書の副作用欄に，振戦の記載がある薬剤は2,500を超えます。振戦という症状から，薬剤師として想起するのは薬剤性パーキンソニズムであり，「重篤副作用疾患別対応マニュアル」に詳しく解説されています[8]。パーキンソニズムに関する評価項目や原因医薬品一覧が掲載されており，フルボキサミンも記載されているため副作用の被疑薬と考えられます。

　本症例では本態性振戦が除外されましたが，日本神経治療学会「標準的神経治療：本態性振戦」には，「振戦は不随意な律動的な体の動きであるが，その原因のなかで最も頻度が高いのが本態性振戦である。本態性振戦の"本態性"とは，振戦以外には異常はなく，明らかな原因と考えられる病変は存在しないという意味である」と明記されており，Deuschlらの診断基準のExclusion Criteria（除外診断基準）として，「振戦を生じさせる薬剤に暴露された既往，または薬剤の中止状態がある」ことが記載されています[9]。また，この指針には姿勢時または動作時振戦を誘発する薬剤一覧が載っており，薬剤性振戦かどうか判断するうえで参考になります。

　上で引用した不随意に関しては，上述の重篤副作用疾患別対応マニュアルにおいてバリスム，舞踏運動，ジストニア，チック，ミオクローヌス，下肢静止不能症候群（restless leg syndrome），発作性ジスキネジア，アカシジアなどの不随意運動が挙げられており，症状の出現形態や名称，原因薬剤も分類されるため，各症状や病名の定義を知っておくことも大切です。

　また，前述の標準的治療指針[9]には「本態性振戦の治療パラダイム」が掲載されており，薬物療法についても言及されているので参考になります。

被疑薬のおさらい

　振戦を含めた薬剤性パーキソニズムを疑う際，真っ先に疑うのが抗精神病薬をはじめとしたドパミン受容体遮断作用を有する薬剤だと思いますが，本編で紹介されているような多くの薬剤が被疑薬として思い浮かぶことが理想的です。今回のようなケースからは，日頃より臨床的な課題にしっかりと向かい合い，臨機応変かつ柔軟性のある思考を身につけていく努力が必要であることを再認識できます。

　今回の被疑薬であるフルボキサミンは1999年にわが国で初めて使用可能になったSSRIです。SSRIが振戦を起こす機序としては，縫線核(ほうせんかく)を起始核とするセロトニン神経は中脳黒質から線条体に投射するドパミン神経に対して抑制的に作用することから[10]，セロトニン再取り込みの阻害作用により，シナプス間隙で増加したセロトニンがこの経路でのドパミン神経上の$5-HT_{2A}$受容体を刺激することでドパミン神経の抑制が解除（脱抑制）されてドパミンの放出を抑制し，D_2受容体遮断作用が進行し錐体外路症状が出現すると考えることができます。この機序から，SSRIだけでなくSNRI，さらには鎮痛薬に分類されるトラマドールなど，脳内のセロトニン濃度を増やす方向に作用する薬剤は薬剤性パーキソニズムを惹起する可能性があるということを常に頭に入れておく必要がありそうです。また，フルボキサミンは肝臓での代謝に関係する酵素であるCYP1A2をはじめとして多くの分子種を阻害することが知られていて薬物間相互作用にも注意が必要です[11]。

　「うつ」[*1]に対する薬物療法についてはさまざまな議論があります。宮岡は，近年，仮面うつ病や軽症うつ病などの概念が広まり，一般の臨床家が抑うつに目を向けるようになったのは好ましいが，うつ病の概念が曖昧に理解される傾向があるのも事実と述べ[12]，「うつ」の捉え方について注意喚起をしています。わが国の気分障害患者数は1996年には約43万人でしたが，2005年には約92万人と急激に増加しています。それに伴い抗うつ薬市場も1996年の172億円から現在（2018年度）では1,247億円と急激に拡大しています（富士経済調べ）。精神科への受診というハードルが下がり，うつ

[*1]：ここでの「うつ」とは，一般的に使用される病的ではないものも含めた状態としての「うつ」として表現している。

病の早期発見・早期治療につながることは望ましい傾向ですが，「うつの8割に薬は無意味」と公言する専門家もいるくらいですので，「うつ」即抗うつ薬という流れには十分に注意する必要があります。目の前にある「うつ」に対して，この薬は本当に必要なのだろうか，という視点を持つことも忘れてはいけないように思います。

引用文献

1) Crawford P, et al. : Differentiation and diagnosis of tremor. Am Fam Physician, 83 (6) : 697-702, 2011
2) Smaga S : Tremor. Am Fam Physician, 68 (8) : 1545-1552, 2003
3) Shin HW, et al. : Drug-induced parkinsonism. J Clin Neurol, 8 (1) : 15-21, 2012
4) Morgan JC, et al. : Drug-induced tremors. Lancet Neurol, 4 (12) : 866-876, 2005
5) Serrano-Dueñas M : Fluoxetine-induced tremor : clinical features in 21 patients. Parkinsonism Relat Disord, 8 (5) : 325-327, 2002
6) Lejoyeux M, et al. : Antidepressant discontinuation : a review of the literature. J Clin Psychiatry, 58 (suppl.7) : 11-15, 1997
7) Factor SA : Lithium-induced movement disorders. Drug-induced movement disorders (ed. by Sethi KD), Marcel Dekker, pp209-231, 2004
8) 厚生労働省：薬剤性パーキンソニズム．重篤副作用疾患別対応マニュアル，2006 (http://www.info.pmda.go.jp/juutoku/file/jfm0611009.pdf)
9) 日本神経治療学会治療指針作成委員会　編：標準的神経治療：本態性振戦，2011 (https://www.jsnt.gr.jp/guideline/img/hontai.pdf)
10) Meltzer HY, et al. : Classification of typical and atypical antipsychotic drugs on the basis of dopamine D-1, D-2 and serotonin2 pKi values. J Pharmacol Exp Ther, 251 (1) 238-246, 1989
11) 加藤隆一　監　鈴木映二：向精神薬の薬物動態学 基礎から臨床まで，星和書店，2013
12) 宮岡等：内科医のための精神症状の見方と対応，医学書院，1995

14 血小板減少
― 薬剤性血小板減少症のillness scriptは？

今回取り上げるのは，血小板減少を来した45歳女性のケースです。血小板減少の患者をみたらチェックすべきポイントや鑑別に挙げるべき疾患は？ 薬剤血小板減少症の一般的な経過（illness script）や考えられる原因薬剤は？ このあたりを総合診療医目線で解説していきます。

患 者	45歳 女性
主 訴	血小板減少
現病歴	搬送3日前に左の腰痛と発熱・悪寒を自覚し前医を受診。尿検査と採血での炎症反応と単純CTで左腎臓周囲の脂肪織濃度上昇から尿路感染症が疑われ，前医で緊急入院となった。前医でセフトリアキソンを投与されるも，発熱が継続し血小板が低下してきたため，播種性血管内凝固症候群（disseminated intravascular coagulation；DIC）の疑いで緊急搬送となった
既往歴	膀胱炎
社会歴	喫煙なし，飲酒なし
家族歴	特記事項なし
身体診察	
▶印 象	見た目はシックな印象はない
▶バイタル	血圧136/72mmHg，心拍数96回/分，呼吸数20回/分，SpO$_2$ 99％，体温38.2℃
▶頭頸部	項部硬直（−），jolt accentuation（−），neck flexion test（−），副鼻腔叩痛（−），口腔内に特記所見なし，頸部リンパ節の腫脹や圧痛なし
▶胸 部	心音や呼吸音に異常なし
▶腹 部	腹部は平坦・軟で圧痛なし，肝叩打痛（−），脾臓叩打痛（−），肋骨脊椎角（CVA）叩打痛は左で陽性，脊椎叩打痛は陰性
▶四 肢	四肢に皮疹や紫斑はない

前医検査結果	前医入院日（2日前）　WBC 22,400/μL，Hb 12.1g/dL，MCV 92.1fL，Plt 21万/μL，肝胆道系酵素の上昇なし，BUN 31.0mg/dL，Cr 0.82mg/dL，CRP 20.4mg/dL
尿検査	WBC（3＋），RBC 0〜5/HPF，亜硝酸（＋），潜血（−），蛋白（±），ウロビリノゲン（−）
搬送日	WBC 19,600/μL，Hb 11.4g/dL，MCV 91.0fL，Plt 3.2万/μL，肝胆道系酵素の上昇なし，BUN 18.0mg/dL，Cr 0.72mg/dL，LDH 248U/L，CRP 26.3mg/dL，PTとAPTT正常，FDP 15.2μg/mL

血小板減少はどういう病態によって起こる？

　血小板は骨髄の巨核球より産生されます。成熟するのに約5日を要し，血液内に出た後の寿命は約8日。巨核球内の成熟はトロンボポエチンにより制御されています。血小板や血管壁の異常による出血は皮膚や粘膜などの体表部に生じやすく，プロトロンビン時間（PT）や活性化部分トロンボプラスチン時間（APTT）の異常を含め，凝固異常による出血は皮下，筋肉，関節など深部の場所に出やすい傾向にあります。そのため，血友病などの凝固異常のある人は関節や筋肉内出血の症状を起こしやすく，白血病や特発性血小板減少性紫斑病（idiopathic thrombocytopenic purpura；ITP）の人は歯みがきの時に歯肉出血をするといった症状を起こしやすいです[1]。

血小板減少を起こすような疾患には何がある？

　血小板減少の原因は，産生低下，破壊亢進，分布異常，希釈の4パターンに分かれます。血小板産生低下は骨髄の障害を示すため，汎血球減少を来すことが多いです。臨床的に重要でまず除外しなくてはいけない疾患は白血病と，血小板輸血が禁忌の血栓性血小板減少性紫斑病（thrombotic thrombocytopenic purpura；TTP）です。血小板減少を起こす疾患を表1に示します[1]。

14 血小板減少 — 薬剤性血小板減少症の illness script は？

表1 血小板減少を起こす疾患

血小板の産生低下（巨核球数は減少し汎血球減少になることが多い）	・再生不良性貧血や骨髄異形成症候群などの骨髄疾患巨核球が減少しない場合もある（骨髄異形成症候群，巨赤芽球貧血，発作性夜間ヘモグロビン尿症） ・白血病やがんの骨髄浸潤 ・放射線や薬剤による骨髄障害（化学療法） ・ウイルス感染症
血小板の破壊亢進や消費（巨核球は増加）	・特発性血小板減少性紫斑病 ・全身性エリテマトーデス（血小板に対する自己抗体） ・薬剤性（ヘパリン起因性血小板減少症を含む） ・播種性血管内凝固症候群 ・血栓性微小血管障害症（血栓性血小板減少性紫斑病，溶血性尿毒症症候群）
血小板の分布異常	・脾腫（脾臓内貯留）
血小板の喪失や希釈	・出血による喪失，輸血や点滴による希釈

[George JN, et al.：Approach to the adult with unexplained thrombocytopenia, UpToDate, 2017（Last updated Dec 28, 2017）をもとに作成]

One More Lecture

血小板輸血の適応や注意点について教えてください。

　　血小板輸血の適応は，厚生労働省による基準に基づき投与するのが望ましいとされています。ITP，TTP，HITなどの状況を除いた主な適応の基準は次のようになっています。

- 再生不良性貧血や骨髄異形成症候群などの造血不全の場合：5,000/μL
- 化学療法や移植における血小板輸血の場合は1万/μL
- 中心静脈カテーテル留置の場合は2万/μL
- 腰椎穿刺，外科手術，活動性出血の場合は5万/μL
- 外傷性頭蓋内出血の場合は10万/μL

　主な副作用としては発熱（1/14），アレルギー反応（1/50），まれで致死的な副作用に輸血関連急性肺障害（Transfusion-Related Acute Lung Injury；TRALI）があります[2]。

この症例にどうアプローチする？

　本稿では「血小板減少」，それも「入院中に発症した血小板減少」という認識でアプローチを行います。血小板減少に関して，まず最初に行うべきことは次の3点です。

> ❶ 臨床状況や症状の確認（血小板低下による出血症状，血栓症状の有無）
> ❷ 他の血算の確認（汎血球減少かどうか）
> ❸ スメアの確認（破砕赤血球や病的細胞があるかどうか）

　❶で血小板低下による出血症状があれば迅速な治療の適応となります。また，血小板輸血をしてはいけない疾患であるTTPかどうかの評価は重要であり，そのためにも❷と❸を行います。

　汎血球減少であれば，（機序はさまざまですが）骨髄への障害が示唆されます。汎血球減少と血小板減少のアプローチはかなり異なるので，入り口でつまずかないためにもほかの血算（HbとWBC）の確認は非常に重要です。

　スメアで得られる情報はかなり多くあります。まず確認したいのは破砕赤血球と病的な白血球細胞の有無です。前者があればTTPや溶血性尿毒症症候群（hemolytic uremic syndrome；HUS）など血栓性微小血管障害症（thrombotic microangiopathy；TMA）が鑑別の上位に挙がり，後者があれば白血病を考えるべき状況になります。いずれも緊急疾患であり，治療を急がなくてはいけません。そのほかにスメアで得られる情報として，偽性血小板減少症の血小板凝集や巨赤芽球性貧血でみられる過分葉好中球などもありますので，1度はスメアで評価しておくのが望ましいです。

　それ以外に血小板減少をみた時にまず考える疾患として，偽性血小板減少症を念頭に置きます。偽性血小板減少症は，容器に入っているエデト酸（EDTA）の存在下で免疫グロブリンによって血小板同士が結合したり血小板と白血球が結合したりすることに伴って，見かけ上，血小板数が減少する現象です。偽性血小板減少症かどうか確認するには，チトラート，ヘパリンなどほかの抗凝固剤を用いて血小板数を算定します。

　入院中に発症した血小板減少という観点でアプローチするのであれば，

表2 入院後急速に発症する血小板減少の鑑別

急性期疾患	・敗血症 ・播種性血管内凝固症候群 ・肺塞栓 ・出血
薬剤性	・ヘパリン起因性血小板減少症 ・薬剤性血小板減少症
輸血関連	・輸血後紫斑病 ・輸血による血小板同種抗体

[George JN, et al.：Drug-induced immune thrombocytopenia. UpToDate, 2017 (Last updated Dec 28, 2017) をもとに作成]

より特異的で状況に応じた鑑別診断になります。ICU入室後の急速に発症する血小板減少の鑑別は表2のようになります[3]。これをみると，治療に関連するもの，あるいは急性期疾患に伴うものが大半ということがわかります。そのため，前医でどのような治療を行ったかの詳細情報と患者の状態把握が重要です。

追加でとりにいく問診・身体診察・検査所見は？

1 問診

前医で使用された薬剤はセフトリアキソン1gを12時間ごとの投与のみでした。点滴はリンゲル液を1日2Lのペースで行っている程度で，輸血歴やヘパリンの投与歴はありません。発熱はありますが，入院した時に比べ全身のつらさは良くなっていて，左の腰痛も改善傾向とのことでした。体で痛いところはなく，黒色便，血便はありませんでした。

既往歴を再聴取したところ，複数回の膀胱炎と腎盂腎炎の入院歴がわかりました。性交渉歴は特定の相手のみで，渡航歴やシックコンタクト，特記すべき曝露歴はありませんでした。

2 身体診察

印 象：シックな印象はなく，見た目の全身状態は良好
バイタル：血圧124/62mmHg，心拍数110回/分，呼吸数18回/分，
　　　　　SpO_2 98％，体温38.0℃

眼球結膜：黄染なし　　　　肝腫大：なし
眼瞼結膜：貧血なし　　　　脾腫大：なし
心音：整，心雑音なし　　　CVA叩打痛：左で陽性
肺音：清，肺雑音なし　　　脊椎叩打痛：なし
腹部：平坦・軟，圧痛なし　四肢：紫斑なし，浮腫なし，左右差なし

3 検査結果

血液検査：WBC 18,400/μL, Hb 11.2g/dL, MCV 90.3fL, Plt 2.8万/μL，肝胆道系酵素の上昇なし，BUN 17.0mg/dL, Cr 0.66mg/dL, LDH 230U/L, CRP 24.1mg/dL, PTとAPTT正常，D-ダイマー7.3μg/mL
　　　　　スメアで血小板凝集，破砕赤血球，異常白血球はない
尿 検 査：WBC (1+), RBC (−), 亜硝酸 (−), 潜血 (−), 蛋白 (−), ウロビリノゲン (−)
前医CT：左腎臓周囲の脂肪織濃度上昇あり，尿管結石はない，その他明らかな異常はない

 どのように解釈して進めていくか？

　まず，入院診断名が適切かどうかを考えます。尿路感染症の既往がある女性で左の腰痛があり左CVA叩打痛が陽性，尿所見も合わせると，臨床経過は腎盂腎炎に合致します。なお，臨床現場では誤解されていることもありますが，尿路感染症に対するルーチンのCTは推奨されておらず[4]，よくいわれる「腎臓周囲の脂肪織濃度上昇」の所見の有用性は高くありません[5]。
　血小板以外の血算（HbとWBC）が保たれているので，汎血球減少ではなく血小板単独の減少です。入院後に発症しているので偽性血小板減少症は考えにくく，スメアでも凝集血小板はありませんでした。溶血性貧血を示唆するような貧血やLDH上昇はなく，破砕赤血球もないのでTMAは考えにくいところです。
　病歴聴取上は，紫斑や消化管出血や血栓症状はなさそうです。一言でいえば「全身状態が良好の血小板減少症」となります。ここで重要なのは，こ

の血小板減少は敗血症による臓器障害やDICによる血小板減少の可能性があるかどうかです。DICも敗血症による臓器障害としての血小板減少症のいずれも，基本的には感染症が進行している時，治療がうまくいっていない時に起こります。

急性細菌感染症において大事な原則に，次の2点があります。

> - 臨床経過は良くなるか悪くなるかのどちらか
> - 抗菌薬の効果判定はWBCやCRPではなく「臓器に特異的」なパラメータで評価する

腎盂腎炎であれば腰痛，CVA叩打痛，尿所見などが特異的なパラメータとなります。WBCやCRPは臨床経過に少し遅れて変動するため，CRPの上昇があるからといって抗菌薬が効かないという議論にはなりません。

この患者は自覚症状が改善しており，CVA叩打痛も尿所見も改善傾向にあります。治療開始2日目で解熱は得られていませんが，腎盂腎炎の場合は適切な抗菌薬を投与しても解熱するのに2〜3日かかることがあるので，いまの時点で発熱が続いていることは腎盂腎炎に矛盾しません。

以上から，この症例の感染症の治療は「うまくいっている」可能性が高く，敗血症からの血小板減少やDICを起こすとは考えにくいです。

薬剤の関与を考えるとすれば？

薬剤性血小板減少症(drug-induced thrombocytopenia；DITP)を起こす薬剤を**表3**にまとめました[6, 7]。本症例の場合，新規に投与された薬剤はセフトリアキソンのようなので，セフトリアキソンによるDITPが考えられるかどうかが重要になります。

DITPによくみられる一般的な経過(illness script)は，次のような特徴がいわれています[6, 7]。

表3　DITPを起こす薬剤

血小板GPⅡb/Ⅲa阻害薬	abciximab, eptifibatide, tirofiban
ヘパリン	—
モノクローナル抗体	アレムツズマブ（ITP様）, リツキシマブ
解熱鎮痛薬	アセトアミノフェン, ナプロキセン, イブプロフェン
循環器用薬	アミオダロン, ジルチアゼム, フロセミド, ヒドロクロロチアジド
キナアルカロイド	キニーネ, キニジン
精神科治療薬	ハロペリドール, ミルタザピン
H₂受容体拮抗薬	ラニチジン, シメチジン
抗リウマチ薬（DMARDs）	金製剤（骨髄抑制）, D-ペニシラミン
スタチン	シンバスタチン
抗菌薬	β-ラクタム系薬, エタンブトール, レボフロキサシン, リファンピシン, ST合剤, バンコマイシン, ダプトマイシン（骨髄抑制）, リネゾリド（同）
抗てんかん薬	カルバマゼピン, フェニトイン, バルプロ酸（用量依存の骨髄抑制）
免疫抑制薬	シクロスポリン
抗がん薬	イリノテカン, オキサリプラチン, フルダラビン
MMRワクチン（ITP様）	—

〔日本医学放射線学会　編：画像診断ガイドライン2016年版（第2版）, 金原出版, 2016,
Fukami H, et al.：Perirenal fat stranding is not a powerful diagnostic tool for acute pyelonephritis.
Int J Gen Med, 10：137-144, 2017をもとに作成〕

1. 基本的には曝露して2週間以内に起きる。以前の薬物曝露で感作された場合はより早く発症しうる。
2. 数カ月毎日内服している薬剤ではあまり起きない。ただし断続的な投薬であれば数年経っても起きる可能性はある。
3. 急性の経過で血小板数が2万/μL以下になることも多く, 出血症状が前面に出ることもしばしばみられる。
4. ほとんどの患者は薬剤中止から1〜2日で改善し始め, 1週間程度で正常になる。

　以前の薬物曝露の感作がある場合は早期発症の報告がされています。特にピペラシリンによる血小板減少は, 数時間で2万/μL以下になる劇的な減少の報告があります[8, 9]。一方, リネゾリドによる血小板減少は骨髄抑制によるものです。そのため投与して2週間後以降, 特に腎機能障害がある

人に発症しやすいといわれています[10]。

DITPの機序は，免疫性，非免疫性の区分けを含め多岐にわたります。抗体は血液中には存在しますが，①薬物がある時のみ血小板に対する親和性が高まり免疫反応を生じる場合，②薬物と血小板膜糖蛋白が共有結合した結果，新たな抗原が表出されてこれに対する抗体が生じる場合，③薬物が存在しなくても血小板と反応する抗体が生じる場合があります。免疫性の場合，金製剤やプロカインアミド，血小板GPⅡb/Ⅲa阻害薬により糖蛋白の構造変化を生じ，自然抗体が血小板と結合して免疫性血小板減少を生じるなど，さまざまな機序が考えられています。非免疫性は骨髄抑制によるものが主です。複数のDITPの機序が1つの薬剤で生じることもあり，個々の患者や薬剤に関して発症機序がはっきりしない場合も多いです。免疫性のDITPの機序を**表4**に示します[7]。

本症例は尿路感染症に対してセフトリアキソンを投与し2日で血小板減少が発症しています。臨床経過の悪化はなく，敗血症に伴う血小板減少や

表4　免疫性のDITPの機序

分類	メカニズム	頻度	薬剤
ハプテン依存性抗体	ハプテンは膜蛋白と共有結合し，薬物特異的免疫応答を誘導する	まれ	ペニシリン 時にセファロスポリン系薬
キニーネ型の薬剤	薬物の存在下で膜蛋白に結合する抗体を薬物が誘導する	キニーネ使用100万人当たり26件程度	キニーネ サルファ剤 NSAIDs
血小板GPⅡb/Ⅲa阻害薬系の薬剤	薬物が糖蛋白Ⅱb/Ⅲaと反応し，構造変化することによる抗体誘導	0.2～0.5%	血小板GPⅡb/Ⅲa阻害薬
薬物特異抗体	抗体が血小板膜糖蛋白Ⅲaに特異的なFabフラグメントのマウス成分を認識する	初回： 0.5～1.0% 2回目： 10～14%	abciximab
自己抗体	薬物が血小板と反応する抗体を誘導する	金製剤：1.0% 他の薬ではまれ	金製剤 プロカインアミド
免疫複合体	血小板第4因子に結合し，特異的な免疫複合体を産生する。免疫複合体はFc受容体を介して血小板を活性化させる	未分画ヘパリン：3～6% 低分画ヘパリン：まれ	ヘパリン

[Fukami H, et al.：Perirenal fat stranding is not a powerful diagnostic tool for acute pyelonephritis. Int J Gen Med, 10：137-144, 2017をもとに作成]

DICは考えにくいです。ヘパリンの投与歴や輸血歴もありません。薬剤曝露から2日での血小板減少という点が典型像にはあいませんが、再投与の場合はその限りではないため、DITPは可能性として十分に考えられます。疑った以上は被疑薬を中止し、ほかの薬剤に変更するのが妥当と考えられます。

その後の経過はどうなった？

セフトリアキソンを中止しレボフロキサシンに変更して、腎盂腎炎の治療を継続しました。出血症状もなかったため血小板輸血は見送りました。翌日には解熱し、血小板数も3.5万/μLにまで改善しました。その後の臨床経過も問題なく、入院4日目には血小板数は15万/μLを超え、問題なく退院されました。DITPの診断基準（表5）[11, 12]に照らし合わせ、Probable DITPの診断となりました。

血小板減少とDITPを診断するためのポイント

前述したDITPのillness scriptに加えて、薬剤性の要素である「他疾患

表5　DITPの診断基準

【診断基準】
1. 候補薬剤は血小板減少に先立って投与され、薬剤中止後は血小板が正常値に回復し、再度減少しない。
2. 候補薬剤は、血小板減少症の発症前に使用された唯一の薬物であった。あるいは、他の薬剤が投与されていた場合、候補薬剤中止後に他の薬剤を投与継続ないし再投与しても血小板に影響を与えない。
3. 他の原因は除外されている。
4. 再投与により血小板減少が生じた、あるいは薬物依存性血小板反応性抗体が実証された。

【エビデンスのレベル】
Definite/確定：1と2と3と4が該当
Probable/可能性大：1と2と3が該当
Possible/可能性あり：1のみ該当
Unlikely/可能性低い：1が該当しない

〔George JN, et al.：Drug-induced thrombocytopenia：a systematic review of published case reports. Ann Intern Med, 129（11）：886-890, 1998, Arnold DM, et al.：Approach to the diagnosis and management of drug-induced immune thrombocytopenia. Transfus Med Rev, 27（3）：137-145, 2013をもとに作成〕

の除外が必要」，「（必要性があって投与されている）薬剤を中止しないと改善しない」というポイントがさらに診断を難しくしますが，そうはいっても，血小板減少に対するアプローチの原則に従っていくことに変わりはありません。最初に述べたように，①臨床状況や症状の確認，②他の血算の確認，③スメアの確認です。汎血球減少やスメアの異常があれば鑑別は変わります。スメアで異常がなく，血算のなかで血小板単独の減少の時に，初めてDITPが鑑別に挙がります。

　DITPを疑った場合は，血小板減少の経過や詳細な薬剤歴（特に1～2週間以内に新規に開始した薬剤，OTC医薬品，サプリメントなど），輸血歴などを聴取して病歴を押さえましょう。また，特に急性発症であれば，感染症に伴う敗血症やDIC，出血に伴う消費などを考慮します。感染症に伴う敗血症やDICであれば，感染症のコントロール/治療がうまくいっているかどうか，臨床経過の把握が重要です。血小板減少に加えて血栓症状があれば，鑑別はヘパリン起因性血小板減少症（heparin-induced thrombocytopenia；HIT），抗リン脂質抗体症候群，発作性夜間ヘモグロビン尿症，TMAになります。それ以外に孤発の血小板減少を起こしうる他の疾患（ウイルス感染症，骨髄異形成症候群，ビタミンB_{12}欠乏，葉酸欠乏）なども考慮します。

　DITPを疑った場合は，「薬剤を中止しないと改善しない」という性質から薬剤中止を遅らせるべきではありません。特にβ-ラクタム系薬，ST合剤，バンコマイシン，リネゾリド，抗てんかん薬，ヘパリンなど血小板減少を起こしやすい薬剤を投与している時は，速やかに代替薬への変更を検討するのがよいと考えられます。

　ヘパリンを投与している場合に鑑別に挙がるHITは，DITPとは扱いが異なります。HITはDITPと比較し，血小板の数が2万/μL以下になることはまれで，6万/μL付近のことが多いです。出血症状の報告はありますが，頻度は6％程度と少なめです。血栓症状は動脈血栓が3～10％，静脈血栓が20～50％程度との報告があります。血栓合併症はさまざまで，肺塞栓，皮膚壊死，四肢の壊疽，臓器梗塞などがあり，アナフィラキシーの報告もあります。HITが起こりやすいタイミングは，典型的にはヘパリン投与後5～10日です。しかし，過去3カ月以内にヘパリンに曝露していて

表6 4Ts Score

	2ポイント	1ポイント	0ポイント
血小板減少症	50％以上の減少に加え，血小板数が2万/μL以上	30～50％の減少，あるいは血小板数が1～2万/μL	30％未満の減少，あるいは血小板数が1万/μL以下
血小板減少の時期	投与後5～10日の発症，あるいは過去30日以内にヘパリン投与歴があり1日以内に発症	発症時期が不明か10日以降，あるいは過去31～100日以内のヘパリン投与歴があり1日以内に発症	投与4日以内
血栓症や他の症状	新たな血栓症，皮膚の壊死，投与に対する急性全身反応	血栓症の進行や再発，皮膚の発赤，血栓症疑い	—

　HIT抗体がある患者であれば，24時間以内に急性発症するパターンや，9～40日してから発症する遅延型の報告もあります。
　HITを疑った場合は，4Ts score（表6）を使用して判断します。4Ts scoreのカットオフ値を≧4とすると，3点以下であればHITっぽくないとされヘパリン継続可能，4点以上であればHITの可能性があるのでヘパリンは中止し検査を行うアプローチが推奨されています（感度99％，特異度54％）[13, 14]。免疫学的測定法はHIT抗体に対する感度が高いため除外には向いていますが，特異度は低いため，陽性だからといって診断することはできません。

 症例まとめ

- 血小板減少をみた時にはまず，①臨床状況の確認，②ほかの血算（HbやWBC）の確認，③スメアでの異常細胞や破砕赤血球の確認を行う。
- 2週間以内に新規薬剤投与歴がある患者で新規に起きた血小板減少は，鑑別に薬剤性を常に挙げる。
- 特にβ-ラクタム系薬，ST合剤，バンコマイシン，リネゾリド，抗てんかん薬，ヘパリンなどは血小板減少を起こしやすいため，疑ったら速やかな薬剤変更を行う。

薬学的視点による推論プロセス

今回の症例は，搬送3日前に前医で腰痛と発熱，悪寒の自覚から尿路感染として緊急入院し，セフトリアキソンによる加療後，持続する発熱と血小板低下からDIC疑いで当院に緊急搬送された45歳女性です。

前医入院時に21万/μLあった血小板数が，当院搬送日に紫斑はなかったものの3.2万/μLと減少していました。尿路感染は改善傾向であり，DICとは考えにくく，前医入院後に新規で投与開始されたセフトリアキソンを中止したところ，出血症状なく血小板数が増加したため，薬剤性（セフトリアキソン）の血小板減少と診断されました。

血小板減少症は，頻度不明ではありますがセフトリアキソンの副作用のなかでも重大な副作用として添付文書に記載され，また重篤副作用疾患別対応マニュアルにも挙げられている副作用です。自覚症状で発見できるため，もし薬剤師が薬を説明する時に伝えられなくても，説明書に書かれていると，患者が気づいた時に参照できます。「紫斑やあざなどがみられたらご連絡ください」という一文があるだけで有用です。

DITPは早期に起こることが多く，副作用が原因である場合は検索しやすいかもしれません。一方で健康食品に関して，カレーなどに入っているサフラン，サプリメントや健康ドリンクなどに入っているサルノコシカケの一種であるマンネンタケ（霊芝とも呼ばれる）では血小板減少作用が報告されていますし[15, 16]，UpToDateではジントニックに入っているトニックウォーターやクルミの実が血小板減少を誘発しうると記載されています[17]。DITPを起こす薬剤を示した表3を含め，丁寧な被疑薬の検索が求められます。

被疑薬のおさらい

1. 抗菌薬（抗微生物薬）による血小板減少症

血小板減少を来しうる抗菌薬（抗微生物薬）としては，ペニシリン系，セファロスポリン系，ST合剤，バンコマイシン，リネゾリド，バラシクロビル，ガンシクロビルなどがよく知られています。抗菌薬による血小板減少は大きく分けて2種類あり，免疫性と非免疫性のものがあります。

① 免疫性の薬剤誘発性血小板減少症

抗菌薬では，βラクタム系薬，ST合剤，バンコマイシンなどが該当します。主なメカニズムとしては，血小板に対する抗体が産生されることにより，血小板の破壊が亢進し血小板数の減少が起こります。今回の症例で被疑薬とされたセフトリアキソンもこれに該当します。

② 非免疫性の薬剤誘発性血小板減少症

抗菌薬（抗微生物薬）では，リネゾリド，ダプトマイシン，バラシクロビル，ガンシクロビル等が該当します。主なメカニズムとしては，骨髄抑制によるもので，血小板の産生能が低下することによって血小板数の減少が起こります。

2．血小板減少への対応

薬剤誘発性血小板減少症は基本的に可逆的であり，薬剤を中止することにより血小板数は1〜2日で増加し，通常は7日程度で元に戻るとされています。ただし，半減期が長い薬剤，あるいは薬物のクリアランスが低下している症例（腎障害／肝障害患者）では回復が遅延することがあります。なお，薬剤によって誘発される抗体産生は，類似の分子構造を有する薬剤との交差反応を起こさないとされています。したがって，同系統の他の薬剤を選択することも可能と考えられますが，個々の症例では慎重に判断する必要があります。

本項でも鑑別に挙げていますが，感染症による臓器障害，すなわち敗血症によっても血小板減少が起こりえます。このような症例では，抗菌薬の他にも複数の薬剤が投与されていることが多いうえに，原疾患の治療のために薬剤の変更・中止が困難なことがあります。血小板減少の原因および被疑薬の検索を丁寧に実施する必要があります。

引用文献

1) George JN, et al.：Approach to the adult with unexplained thrombocytopenia, UpToDate, 2017 (Last updated Dec 28, 2017)
2) Kaufman RM, et al.：Platelet transfusion: a clinical practice guideline from the AABB. Ann Intern Med, 162 (3)：205-213, 2015
3) George JN, et al.：Drug-induced immune thrombocytopenia. UpToDate, 2017 (Last

updated Dec 28, 2017)

4) Aster RH, et al.：Drug-induced immune thrombocytopenia. N Engl J Med, 357 (6)：580-587, 2007

5) Thiele T, et al.：Thrombocytopenia in the intensive care unit-diagnostic approach and management. Semin Hematol, 50 (3)：239-250, 2013

6) 日本医学放射線学会　編：画像診断ガイドライン2016年版（第2版）, 金原出版, 2016

7) Fukami H, et al.：Perirenal fat stranding is not a powerful diagnostic tool for acute pyelonephritis. Int J Gen Med, 10：137-144, 2017

8) Nguyen VD, et al.：Rapid-onset thrombocytopenia following piperacillin-tazobactam reexposure. Pharmacotherapy, 35 (12)：e326-e330, 2015

9) Shaik S, et al.：Rapid-onset piperacillin-tazobactam induced thrombocytopenia. J Pharm Pract, 28 (2)：204-206, 2015

10) Hirano R, et al.：Retrospective analysis of the risk factors for linezolid-induced thrombocytopenia in adult Japanese patients. Int J Clin Pharm, 36 (4)：795-799, 2014

11) George JN, et al.：Drug-induced thrombocytopenia：a systematic review of published case reports. Ann Intern Med, 129 (11)：886-890, 1998

12) Arnold DM, et al.：Approach to the diagnosis and management of drug-induced immune thrombocytopenia. Transfus Med Rev, 27 (3)：137-145, 2013

13) Coutre S, et al.：Clinical presentation and diagnosis of heparin-induced thrombocytopenia. UpToDate, 2018 (Last updated Apr 05, 2018)

14) Cuker A, et al.：Predictive value of the 4Ts scoring system for heparin-induced thrombocytopenia：a systematic review and meta-analysis. Blood, 120 (20)：4160-4167, 2012

15) 国立健康・栄養研究所：「健康食品」の安全性・有効性情報, 素材情報データベース「サフラン」(https://hfnet.nibiohn.go.jp/contents/detail516.html)

16) 国立健康・栄養研究所：「健康食品」の安全性・有効性情報, 素材情報データベース「レイシ」(https://hfnet.nibiohn.go.jp/contents/detail54lite.html)

17) UpToDate：Causes of thrombocytopenia in adults (https://bit.ly/2JICJ0R)

15 胸痛
── 胸部正中の絞扼感で受診した78歳男性

胸痛というと心筋梗塞や肺塞栓など killer disease の印象が強く，薬が胸痛を起こす…というイメージはあまり一般的ではないかもしれません．しかしながら，抗精神病薬やホルモン剤による肺塞栓は日常臨床で時にみかけることもありますし，キノロン系が大動脈解離のリスクになったりとリスク因子という観点でも薬剤の関連はあります．そして薬剤の関与により増悪する胸痛というのもまた存在します．診断して終わりではなく，薬剤による増悪はないか？　と考えてみるのも大事な因子になります．

患者	78歳 男性
主訴	胸部正中の絞扼感
現病歴	以前より何回か1～2時間持続する胸が締め付けられるような感じを自覚していた．以前に1度救急外来を受診して心電図や採血などを行ったが異常がないといわれ，経過観察となっていた．午後9時頃に急性発症の胸痛～心窩部痛を自覚した．普段より痛みが強めだったのと1～2時間経っても症状が続くため，心筋梗塞などを心配して救急外来を受診した．痛みの性状をOPQRSTに沿って問診すると下記のようだった 　O：急に発症（突然ではない） 　P：増悪寛解因子は特にはない 　Q：7/10，締めつけられるような痛み 　R：胸部正中の絞扼感 　S：特に随伴症状はない 　T：救急外来を受診するころにはピークは過ぎた（5/10程度）
既往歴	高血圧，脂質異常症，糖尿病（7年前，HbA1c 7.1%といわれている）
内服歴	アムロジピン10mg　　　　1回1錠　1日1回 ピタバスタチン2mg　　　　1回1錠　1日1回 テネリグリプチン20mg　　 1回1錠　1日1回 グリメピリド1mg　　　　　1回1錠　1日1回

アレルギー	食べ物なし，薬なし
社会歴	喫煙は20本／日×58年，アルコールは機会飲酒
家族歴	父親に心筋梗塞あり
身体診察	
▶印 象	全身状態良好。身長173cm 体重84kg
▶バイタル	血圧166/92mmHg，脈拍数82回／分，呼吸数20回／分，SpO$_2$ 99%，体温36.8℃
▶頭頸部	頸静脈怒張を含め異常なし
▶呼吸音	異常なし
▶心 音	異常なし
▶腹 部	平坦で軟，心窩部に軽度圧痛あり，肝叩打痛なし 両側橈骨の触知は可で左右差なし 両側足背の触知は可で左右差なし 下腿の浮腫や把握痛はない 初期トリアージでとられた心電図上は明らかな異常はなかった

胸痛はどういう病態・疾患によって起こる？

　胸痛というと真っ先に心筋梗塞を含む急性冠症候群を皆さん想起されると思います。特に致死的な胸痛（killer chest pain：急性冠症候群，大動脈解離，肺塞栓，緊張性気胸，心外膜炎，食道破裂）を除外することが重要です。しかしながら胸痛を来す疾患はそれ以外にも結構多くあります[1,2]。

胸痛を来す疾患は？

　胸痛を来す疾患について表1にまとめました。一番大事なのはいうまでもなく急性冠症候群か否かになります。急性冠症候群の疑いのある患者が救急を受診した場合はトリアージの段階で心電図が行われることになっています。そこでST上昇があればST上昇型心筋梗塞の判断となり，早急な治療介入が必要となります。ST上昇や明確な心電図変化がない場合，非ST

表1 胸痛を来す疾患[1, 2]

心血管系疾患		急性冠症候群，大動脈解離，心外膜炎，心筋炎，肺塞栓，弁膜症，心不全，たこつぼ心筋症
呼吸器疾患		気胸，縦隔気腫，肺炎，気管支炎，胸膜炎
消化器疾患		食道破裂，逆流性食道炎，好酸球性食道炎，感染性食道炎（カンジダやサイトメガロウイルス），食道痙攣，消化性潰瘍，急性膵炎，胆道系疾患
筋骨格系疾患	単一の筋骨格疼痛症候群	肋軟骨炎，ティーツェ症候群，肋骨すべり症症候群，胸骨症候群，剣状突起痛，後部胸壁疼痛症候群
	リウマチ疾患に関連するもの	線維筋痛症，関節リウマチ，強直性脊椎炎，乾癬性関節炎，SAPHO症候群，SLE，感染性関節炎，再発性多発軟骨炎
	非リウマチの全身性疾患に関連するもの	骨折（骨粗鬆症，骨軟化症，疲労骨折），白血病含む悪性腫瘍，鎌状赤血球症
	その他	帯状疱疹，脊椎 / 脊髄疾患
心因性疾患		うつ，不安障害，身体化，妄想性障害

(Outpatient evaluation of the adult with chest pain. UpTpDate, Major causes of musculoskeletal chest pain in adults. UpToDateをもとに作成)

型心筋梗塞を含む急性冠症候群かどうかの判断になります。それに対するアプローチは後述します。

　急性冠症候群以外にも心血管系疾患は致死的な疾患が多く，高感度トロポニンによる心筋障害の評価[3]や肺塞栓や大動脈解離かどうかの評価が必要になってきます。ここでは詳細は省きますが，大動脈解離はADD risk score，肺塞栓の場合はD-dimerなしで判断するためのPERCルールやリスク評価のためのGenovaやWells criteriaなどさまざまな臨床ルールがあり[4, 5]，臨床の現場ではそれらを参考にしながらマネジメントを行っていきます。

　筋骨格系は胸痛の原因として軽視されがちですが，胸痛を来す原因として割合は多いです。救急部門だと筋骨格は10〜50%，プライマリ・ケアの設定では筋骨格系は36%程度の有病率といわれています[6]。基本的には体動や呼吸で増悪する再現性のある痛みで疑います。診断には局所の身体所見が大事であり典型例は診察のみで診断可能です。筋骨格系の胸痛は単一の疾患，リウマチ疾患に由来するもの，非リウマチの全身性疾患に由来するものなどに分かれますが皮膚疾患，神経疾患，心筋梗塞や肺塞栓などの筋骨格疾患以外でも筋骨格痛を来すことがあるので注意です（要するに圧

痛があっても急性冠症候群ではないと言い切ることはできません。アロディニアのような機序で急性冠症候群でも圧痛を来す報告はあります）。

　胸膜炎は肺の表面を覆う胸膜に炎症が達した時に生じる痛みで深呼吸で増悪するのが特徴的な痛みです。胸膜炎様症状できた場合に除外すべき疾患は肺炎や気胸などが代表ですが，それ以外に（それでも）急性冠症候群，心外膜炎，肺塞栓なども重要です。若年だったり肺に基礎疾患がある人であれば縦隔気腫も鑑別に挙がります。今回の症例は胸膜炎様ではないので詳細は省きますが，薬剤性ループスを起こす薬剤，抗がん薬，β阻害薬，アミオダロン，シクロホスファミド，メトトレキサートなどによる薬剤性胸膜炎の報告もあるため，診断がつかず薬剤歴がある場合は薬剤性かどうかを疑うのは重要です[7]。

　食道疾患をはじめとする消化器疾患も胸痛の原因として重要になります。食道疾患をより疑う病歴としては，嚥下での増悪，姿勢での変化，夜間の増悪，胸焼けや呑酸の併発，自然に治る頻回の疼痛などがあります[1,8]。

 ## この症例にどうアプローチする？

　高血圧，糖尿病，脂質異常症がベースにある人の急性の胸部正中の胸痛であるため，致死的な胸痛（killer chest painは急性冠症候群，大動脈解離，肺塞栓，緊張性気胸が有名な4 killer chest pain，それに心外膜炎，食道破裂を加えるものもある）の除外が必要になります。

　すでに心電図は行われているのでST上昇型心筋梗塞ではないと判断はできますが，前述のように非ST型心筋梗塞を含む急性冠症候群かどうかの判断が必要になってきます。

　最近のガイドラインは高感度トロポニンの値および1時間後ないし3時間後の高感度トロポニンを使ったアルゴリズムが推奨されています[3]。高感度トロポニンを1～2回測定し，陰性であれば急性冠症候群の可能性は否定的という極めてシンプルな方法です。この患者は上述のように急性冠症候群のリスクが高く発症様式からも高感度トロポニンによる心筋障害の評価が必須であり，トロポニンが陽性であれば精査の対象となります。しかし，検査を出す以上はトロポニンが陰性だった場合のことも考えておかなくては

いけません。

　大動脈解離や肺塞栓の除外には，前述のような臨床ルールやD-dimerの組み合わせが勧められています．D-dimerは肺塞栓や大動脈解離などの致死的な疾患を95％以上の精度で除外できる優秀な検査です[4, 5]．例外はありますが，基本的にD-dimerが陰性であれば大動脈解離や肺塞栓の可能性は低いと考えてよいでしょう．

追加でとりにいく問診・身体診察・検査所見は？

1 追加の問診
- 追加の病歴聴取では胸焼けや呑酸のような症状はなかった
- 慢性咳嗽，咽喉頭症状，歯牙酸蝕症(しがさんしょくしょう)，副鼻腔炎や中耳炎様症状もなかった
- 脂っぽい食事やスパイシーな食事の後に症状が出やすいこと，ここ最近，体重が増加傾向にあることがわかった

2 検査結果
- 初回の高感度トロポニンT：陰性
- 1時間後の高感度トロポニンT：陰性
- D-dimer：正常値
- 胸部X線：縦隔拡大や心拡大はなく，明らかな異常は認められない

どのように解釈して進めていくか？

　トロポニンが陰性であった場合まず想起するのが，心疾患のような性状でくるものの心疾患が否定的な胸痛，いわゆるNon-cardiac chest pain（NCCP）です．

　NCCPとは何でしょうか？　NCCPとは一言でいうと心臓の痛みと区別がつきにくい再発性の胸痛で推定有病率は14〜33％といわれています．NCCPの患者はQOLが障害され，心疾患がある人と同じくらい受診するといわれており，その原因は胃食道逆流症（GERD），食道運動障害，機能性胸痛の3つです[9]．このうちGERDはNCCPで一番多い原因であり，

30〜60％を占めるとされています。食道運動障害はNCCPの15〜30％で，治療は平滑筋弛緩，ボツリヌス，内視鏡的治療です。機能性胸痛はRome Ⅳにより胸骨胸部の痛みや不快感で胸焼けや嚥下障害などの食道の症状，GERDや好酸球性食道炎ではなく，食道運動障害がなく，3カ月以上満たし，6カ月前から1週に1回以上の頻度で発症するのが定義とされています。心理学的な異常はよくみられ，重症度や受診に関連しています[9]。

GERDの検査はバリウム，酸還流，上部内視鏡，外来24時間食道phモニタリング，ワイヤレスphカプセル，インピーダンス，PPIテストなどさまざまな方法があります。その中でひとまず4〜8週間程度のPPIを投与するPPIテストは非侵襲的でシンプルな方法で非常に優れています。メタアナリシスでは50％以上の症状緩和で，感度89％，特異度88％とされています[10]。より短期間ですませる方法，具体的には2週間のラベプラゾール高用量（20mgを1日2回）を投与する方法はGERD関連のNCPに感度81％，特異度62％だったという報告もあります[11]。

この症例の場合，BMIが約28と肥満があり，GERDを増悪させる因子になるCa拮抗薬を内服しています。痛みの分布も胸骨の裏の部分であり，GERDに矛盾しない場所となります。NCCPにおけるGERDの頻度からも，まずPPIテストで経過をみるのがマネジメントの1つと考えられます。

 ## 薬剤の関与を考えるとすれば？

薬剤由来の胸痛で考えると範囲が広くなるために，今回は食道由来の胸痛を来しうる薬剤に関して考えてみましょう。薬剤による食道由来の胸痛は主に，①食道粘膜障害，②GERDへの悪影響——の2つが考えられます[12]。

1 食道粘膜障害

食道粘膜障害は，薬が食道に残存することに起因する障害です。ビスホスホネート製剤が有名な例ですが，頻度としては抗菌薬が50％以上を占めるといわれています。特に高齢者では蠕動運動の低下があり，薬が食道に残存しやすいので注意が必要です。薬の機序は，アスコルビン酸や硫酸第

一鉄などによる酸性の障害やK錠剤による高浸透圧による障害など，薬の種類によります[12]。

主な原因薬剤としては，抗菌薬（ドキシサイクリン，テトラサイクリン，クリンダマイシン，リファンピン，セフォチアム），NSAIDs，アスピリン，ビスホスホネート，アスコルビン酸，硫酸第一鉄，キニジン，ステロイド剤，β阻害薬，パクリタキセル，ワーファリン，ダビガトラン，エチニルエストラジオールなどの薬があります[12〜16]。

基本的に薬剤性の食道炎が起きた場合，症状はすぐに認識され，薬を中断して2〜10日で改善します（食道病変が治るのには3〜4週間かかります）。症状の割合は，胸焼け60％，嚥下時痛50％，嚥下障害40％です。患者はしばしば就寝時に水を飲まないで内服したという病歴があります[13]。丸薬による食道炎予防には200〜250mLの水での内服や30分の立位保持が有用とされています。

2 GERDへの悪影響

GERDへの悪影響を与える薬剤としてはカルシウムチャネル拮抗薬，ニトログリセリン，アミノフィリン，β阻害薬，抗コリン薬，BZ系薬などがあります。これらは下部食道括約筋の圧を弱めることによりGERDを増悪させます[12]。

 その後の経過はどうなった？

PPIを試験的に4週間投与してみたところ症状の再発はありませんでした。GERDの可能性が高いと判断し，本人に薬剤の調整や生活習慣への再度の取り組みが必要なことを説明し一時的に外来で薬剤調整する方針としました。具体的にはGERDへの悪影響を与えていると考えられるCCBをACE阻害薬に変更し，肥満を助長したと考えられるSU薬はいったん中止としてメトホルミンに変更しました（後で本人に聞いたところ，以前は空腹時にどうしても食べ物をつまんでしまうということがあったが，SU薬の中止後はそういったことがなくなったとのことでした）。

PPIの投与は8週間でいったん終了としました。症状再発時には自己調

整でPPIを内服してもらうようにし，喫煙に関してはGERDへの影響の話や将来の心血管リスクの話や，禁煙外来の適応や失敗によるデメリットがないことなどを話すことにより，患者は無関心期から関心期～準備期に移行しました．

　最終的に降圧薬と経口血糖降下薬の切り替えは特に有害事象がなく成功し，食事制限にも徐々に前向きに取り組むようになりました．禁煙外来への案内およびかかりつけ医にこれまでの経緯および今後の加療継続を依頼しました．

One More Lecture

今回は逆流性食道炎で，DPP-4阻害薬であるテネリグリプチンが処方されていました．DPP-4阻害薬の副作用には逆流性食道炎があり，作用機序と相関がありそうです．もう少し詳しく教えてください．

　確かにテネリグリプチンの添付文書には0.1～1%未満で逆流性食道炎の記載があります．インクレチン関連薬とGERDの関連性について調べた文献を参照すると，DPP-4阻害薬では有意差はなく，GLP-1受容体作動薬で有意にGERD症状が増加した（OR 5.61）という報告があります[17]．ですので本症例におけるGERDとDPP-4阻害薬の関連に関しては，判断が難しいかもしれません．

🚩 症例まとめ

- 胸痛をみる場合のポイントとして，まずは致死的な胸痛（killer chest pain：急性冠症候群，大動脈解離，肺塞栓，緊張性気胸，心外膜炎，食道破裂）を除外することが必須である．
- 心疾患のような経過できたが心疾患が否定的であった場合はNCCPを考える．NCCPの中で最も多いものはGERDであり，GERDを疑った場合は増悪する薬剤の有無がないか確認する．
- 嚥下での増悪，姿勢での変化，夜間の増悪，胸焼けや呑酸の併発など食

道由来の胸痛を疑った場合は粘膜障害による食道炎やGERDを考え原因薬剤の有無を確認する。

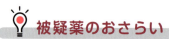 被疑薬のおさらい

1. Ca拮抗薬の作用機序

今回はCa拮抗薬におけるGERDが疑われた症例でした。Ca拮抗薬の作用機序については，p.21で説明されている通り，平滑筋である下部食道括約筋（LES）の圧を弛緩させたと考えられます。

2. 胸痛はなぜ起こる？

LES圧が弛緩されたことで胃酸が胃食道逆流（GER）し，食道内に過剰な胃酸が曝露されることによって食道の粘膜が障害されます。その障害された粘膜が胸痛を引き起こしたと考えられます。そしてPPIテストによりGERの存在が明らかになりました。その後，降圧薬をCa拮抗薬からACE阻害薬へ変更し，食事制限を含めた生活習慣の改善から症状は改善しました。

3. 追加で行う薬物治療

胃酸のGERを抑制するアルギン酸塩や，制酸薬を用いることで症状を改善させる効果は認められていますが，胃への直接作用であるため，胃から排泄されてしまうと効果は乏しく，持続した効果を求める場合には頻回の投与が必要となります。モサプリドや六君子湯といった消化管運動機能を改善するような薬剤の併用については，PPIの倍量投与と同様の上乗せ効果が認められていますので，効果不十分な場合には，併用を検討する余地があります。

4. 環境因子

GERD全体としては，BMIとの相関性は不明とされていますが，食道粘膜の障害を有する「びらん性GERD」では，対象群と比べてBMIが高いという多くの報告がありますし，ベッドの頭側挙上とともに体重減少が症状の改善に寄与します。また，「胃食道逆流性（GERD）診療ガイドライン

2015（改訂第2版）」によれば，LES圧の低下や酸の曝露時間延長につなが
る嗜好品や行為として，タバコ，アルコール，チョコレート，炭酸飲料，
脂肪食，右側臥位などが挙げられており，生活習慣の改善の指導が重要だ
と考えられます。

引用文献

1) Yelland MJ, et al.：Outpatient evaluation of the adult with chest pain. UpTpDate（Last update Jan 25, 2018)

2) Wise CM, MD：Major causes of musculoskeletal chest pain in adults, UpToDate（Last update Nov 22, 2017)

3) Roffi M, et al.：2015 ESC Guidelines for the management of acute coronary syndromes in patients presenting without persistent ST-segment elevation：Task Force for the Management of Acute Coronary Syndromes in Patients Presenting without Persistent ST-Segment Elevation of the European Society of Cardiology（ESC). Eur Heart J, 37 (3)：267-315, 2016

4) Shimony A, et al.：Meta-analysis of usefulness of d-dimer to diagnose acute aortic dissection. Am J Cardiol, 107 (8)：1227-1234, 2011

5) Raja AS, et al.：Evaluation of Patients With Suspected Acute Pulmonary Embolism：Best Practice Advice From the Clinical Guidelines Committee of the American College of Physicians. Ann Intern Med, 163 (9)：701-711, 2015

6) Klinkman MS, et al.：Episodes of care for chest pain：a preliminary report from MIRNET. Michigan Research Network. J Fam Pract, 38 (4)：345-352, 1994

7) Kass SM, et al.：Pleurisy. Am Fam Physician, 75 (9)：1357-1364, 2007

8) Davies HA, et al.：Angina-like esophageal pain：differentiation from cardiac pain by history. J Clin Gastroenterol, 7 (6)：477-481, 1985

9) Yamasaki T, et al.：Noncardiac chest pain：diagnosis and management. Curr Opin Gastroenterol, 33 (4)：293-300, 2017

10) Wertli MM, et al.：Diagnostic indicators of non-cardiovascular chest pain：a systematic review and meta-analysis. BMC Med, 11：239, 2013

11) Kim JH, et al.：Comparison of one-week and two-week empirical trial with a high-dose rabeprazole in non-cardiac chest pain patients. J Gastroenterol Hepatol, 24 (9)：1504-1509, 2009

12) Tutuian R et al.：Adverse effects of drugs on the esophagus. Best Pract Res Clin Gastroenterol, 24 (2)：91-97, 2010

13) Zografos GN, et al.：Drug-induced esophagitis. Dis Esophagus, 22 (8)：633-637, 2009

14) Jaspersen D：Drug-induced oesophageal disorders：pathogenesis, incidence, prevention and management. Drug Saf, 22 (3)：237-249, 2000

15) González-Martín AJ, et al.：Randomized phase II trial of carboplatin versus paclitaxel and carboplatin in platinum-sensitive recurrent advanced ovarian carcinoma：a GEICO (Grupo Espanol de Investigacion en Cancer de Ovario) study. Ann Oncol, 16 (5)：749-755, 2005

16) Toya Y, et al.：Dabigatran-induced esophagitis：The prevalence and endoscopic characteristics. J Gastroenterol Hepatol, 31 (3)：610-614, 2016

17) Noguchi Y et al. : Signals of gastroesophageal reflux disease caused by incretin-based drugs : a disproportionality analysis using the Japanese adverse drug event report database. J Pharm Health Care Sci, 4 : 15, 2018

16 肝障害
― 入院中の AST 上昇

　肝障害は日常診療でよく遭遇する疾患であり，常に薬剤性との鑑別を必要とされます。外来設定だとアルコールや NASH や慢性疾患など鑑別は多岐にわたり経過がゆっくりであることが多いですが，入院設定ですとさらに医原性の要素も加わり迅速な判断が求められることも少なくありません。
　今回は入院中に発症した肝障害の症例を通じて「薬剤性を疑う前に除外するべきもの」,「起こしやすい薬剤」,「薬剤性肝障害のパターン」などをメインに薬剤性肝障害を疑った時のポイントを考えていきましょう。

患者	78歳 男性
主訴	なし（AST 168IU/L，ALT 134IU/L の上昇）
現病歴	入院3日前に咳嗽と喀痰の増悪を自覚していた。入院前日に 38.2℃の発熱を自覚し，経過をみていたが改善がなく呼吸苦も出現したために救急外来を受診した。同日，左下葉の肺炎と心不全の増悪の診断で緊急入院となった。フロセミドの静注と ABPC/SBT 3g 6時間ごとで初期治療をされ，入院時は酸素5L/分必要だったのが入院3日目には酸素1L/分にまで改善し，下肢の浮腫も改善した 入院6日目に心窩部不快感と嘔気を自覚したために心電図と採血検査が行われたところ，心電図は入院時と変わりなかったが，AST 168IU/L，ALT 134IU/L の肝障害が認められた
既往歴	慢性心不全，心筋梗塞，高血圧，脂質異常症
内服歴	カルベジロール2.5mg　　1回1錠　1日1回 エナラプリル5mg　　　　1回1錠　1日1回 ピタバスタチン2mg　　　1回1錠　1日1回 アムロジピン5mg　　　　1回1錠　1日1回 アゾセミド30mg　　　　 1回1錠　1日1回 アスピリン100mg　　　　1回1錠　1日1回 ランソプラゾール15mg　 1回1錠　1日1回

アレルギー	なし
社会歴	ADLは自立している。妻と2人暮らし
嗜好歴	飲酒は機会飲酒，喫煙は8年前に禁煙（それまでは20本/日×50年）

ASTが上昇しているということはどういうことか？

　ASTやALTの上昇について，「肝機能が上昇している」という表現が用いられます。ただし，ASTやALTは肝細胞が障害されている可能性があることを示唆するだけであり，肝臓の機能，排泄や合成能力や代謝能力は別の項目でみます。AST上昇は肝臓，心臓，筋肉，腎臓，脳，膵臓，肺，赤血球由来もありえるので，AST上昇＝肝障害とは限りません。肝障害が起きれば基本的にAST上昇が起こりうる，という解釈の方が望ましいです。ここでは「肝障害」に言葉を統一して用います。

　多彩な肝臓機能に合わせると肝臓に関する血液検査は大ざっぱには次のように考えます。

- 脂質合成→コレステロール
- 蛋白合成→アルブミン，コリンエステラーゼ，PT（凝固因子をみている）
- アミノ酸代謝→NH_3
- 糖代謝→グリコーゲンの貯蔵
- 胆汁分泌や鬱滞（うったい）→T-bil，ALP，γ-GTP

　そのためASTやALTは肝障害の程度を示唆しますが，肝機能を示す指標ではありません。なおASTは約15時間程度，ALTは約40〜50時間程度でありこの解離は経過の推測にも役立ちます。

　関連する検査項目にALPがあります。ALPは胆汁鬱滞や胆管障害で生じますが，ALP上昇は骨や（特に血液型がBかOで脂肪食後）腸管由来もありえます[1]。

この症例にどうアプローチする？

　まずは，入院の契機になった疾患に関連しているのか，入院前に慢性肝疾患があったのか，院内発症なのかを判断します．入院時点で肝障害があったのであれば一般的な肝障害のアプローチが必要となります．一般的な肝障害の鑑別診断は非常に多岐にわたり，薬剤性は「器質的疾患の除外」が前提となります．

　本稿では入院中，治療行為が発生している中でのAST上昇を扱います．入院中に発症したのであれば急性発症になりますが，まずはAST上昇が肝臓由来か他由来かを考慮する必要があります．特に横紋筋融解症や心筋梗塞や溶血でもASTやALTは上昇するので注意が必要であり，γ-GTP，ALP，CK，LDHなどほかの生化学項目と照らし合わせて評価することが重要です．

　現実的に多いのは薬剤性肝障害であり，特に抗菌薬由来が多くみられます[2]．とはいえ薬剤性と決めつけて臨床判断を行うことは短絡的であり，複数の薬剤を同時に使っている場合はどの薬を取捨選択するかなどの選択を迫られることもあります．入院中の発症は，外来より緊急性がある可能性が高いという報告もあり，系統的に判断していくことが重要になります[3]．

　聴取すべき病歴は入院前の基礎疾患，右上腹部痛，発熱，悪心，嘔吐などの随伴症状，渡航歴，飲酒歴，OTC医薬品を含む薬剤歴の摂取などです[3]．診察では一般的な診察に加え，肝臓の触知の有無，肝叩打痛などが肝胆道系疾患かの評価に有用です．軟らかい腫大した肝臓は鬱血，肝炎，胆管炎に続発する肥大などを示唆し，硬い肝臓は肝硬変などの慢性変化を示唆します．それ以外に頸静脈怒張や下腿浮腫など右心不全の兆候やくも状血管腫，手掌紅斑，腹水，羽ばたき振戦などの肝硬変を示唆する所見の有無のチェックも重要です[3]．

　超音波は侵襲度が少なく，肝胆道系疾患かどうかの評価に有用です．特にICU領域では，胆石がなくても全身状態不良による相対的虚血などで無石性胆嚢炎を発症することもあり，超音波で肝内胆管の拡張があれば胆管閉塞による胆管炎などが疑われるため，可能であれば原因検索含め造影CTに進みます[3]．

薬剤性肝障害を想起した場合はHEVも鑑別に考えておくことが重要です。実際にHEV感染は薬物性肝障害と思われた症例の3～13％に隠れているという報告もあります[4]。

追加でとりにいく問診・身体診察・検査所見は？

1 問診
- 入院中に使用したのは初日と2日目のフロセミドの静注，入院からABPC/SBT 3g 6時間ごとの抗菌薬投与。それ以外は入院前の薬を継続して使用していた
- 入院中の輸血使用歴なし。渡航歴なし。普段から使用しているサプリメントや健康食品はない
- 発熱，腹痛，下痢，皮疹などの症状なし

2 身体診察
- 眼球結膜：黄染なし，眼瞼結膜：貧血なし
- 頸静脈怒張：JVP 7cm H_2O 程度
- 肝頸静脈逆流：なし
- 心音：心尖部に3/6の収縮期雑音あり，Ⅲ音なし
- 呼吸音：左下肺に湿性ラ音あり
- 腹部：平坦で軟，圧痛はない
- Murphy徴候：なし
- 肝叩打痛：なし
- 下肢：両側に軽度下腿浮腫あり

3 検査所見
- ALP：187IU/L（入院時は正常値）
- γ-GTP：145IU/L（入院時は正常値）
- LDH：286IU/L（入院時は正常値）
- CK：67IU/L
- トロポニンⅠ：陰性

- BNP：225pg/mL（入院時は563pg/mL）
- 心臓超音波：EF中程度，D-shapeなし，心囊液貯留なし
- 腹部超音波：肝内胆管拡張なし，胆囊腫大なし，壁肥厚なし，腹水なし，水腎症なし

どのように解釈して進めていくか？

今回は「入院中発症の肝障害」ですので主な鑑別診断は次の通りです。

> 1. 薬剤性肝障害
> 2. 虚血性肝炎
> 3. 鬱血肝
> 4. HEV感染含むウイルス感染
> 5. 院内発症の胆管炎/胆囊炎

上記疾患のillness scriptは下記のようになります。今回の臨床像に合うか合わないか照らし合わせてみましょう。

1) 虚血性肝炎のillness script

虚血性肝炎[3]は一言でいうと「慢性心不全の人で起きやすい低血圧イベントの1～3日後に発症する急激なAST，ALT，LDHの上昇」となります。虚血性肝炎は「ショック肝」，「低酸素性肝障害」といった名称でも知られていますが，本稿では虚血性肝炎で統一します。

虚血性肝炎の診断基準は次の通りです[5]。

> ❶ 心不全か循環障害か呼吸障害がある
> ❷ ASTの著しい一過性の上昇
> ❸ ほかの考えられる疾患の除外

虚血性肝炎を起こす人の70～94％に慢性心不全の既往があります。これまでは低血圧が主な原因と考えられていましたが，静脈鬱滞，肝細胞の酸素化の障害，再灌流障害などが原因として重要と考えられています。そのためベースに鬱血肝があると重症になりやすいといわれています[6]。ほか

の原因として低酸素血症，高体温，急性血管閉塞，バッド・キアリ症候群なども原因になりえます[3]。

虚血性肝炎は，全入院患者の0.3％，ICUの2％，CCUの3％，CCU入室＋心拍出低下の22％で起きるといわれており，高齢者でより起きやすくなります。入院中の劇症肝炎の50％以上が虚血性肝炎によるといわれています[5]。典型的な臨床経過としては全身性低血圧発症の1〜3日後にAST，ALT，LDHの顕著な上昇があります。症状は無症候性から肝不全までさまざまで，一般的には2,000を超えるAST上昇を来し，血行動態が回復すれば1〜3日でピークに達します。PT-INRは2〜3日で戻り，肝障害は7〜10日で戻ります[3]。

2）鬱血肝の illness script

右心不全の人に起こることがあるASTや胆道系酵素の上昇です。鬱血肝の定義は次の通りです[5]。

---

❶ 右心機能を障害する心臓の構造的な疾患
❷ 心不全の兆候や症状（頸静脈怒張，肝腫大，肝頸静脈逆流，腹水，浮腫）
❸ 採血での異常（ALP，γ-GTP，T-bilの上昇）
❹ ほかの原因の除外

基本的には慢性右心不全により起こる慢性の肝障害となります。収縮性心膜炎，僧帽弁狭窄症，三尖弁逆流，肺性心，心筋症を含むさまざまな原因で起こります。程度もさまざまで無症状のことが多く，黄疸や肝不全を来すこともあります。重症心不全の15〜65％に当たります[5]。

典型的には滑らかで軟らかい肝腫大を起こします。診察上は，肝頸静脈逆流は一般的に存在し，バッド・キアリ症候群など肝疾患との鑑別に有用です。検査結果で一番起きるのがT-bilの上昇で，鬱血肝の最大70％に起きます。通常の状態ではAST優位の上限2〜3倍までの上昇でT-bilの上昇は3mg/dLまで，画像上では肝腫大，IVCや肝静脈の拡張などです[5]。

3) 急性 E 型肝炎の illness script

HEV 感染は「原因不明 or 薬剤性肝障害を疑ったら鑑別に挙げる」に尽きます。昔はまれとされていた HEV 感染ですが，2011 年に HEV-IgA 抗体が保険収載されたことと，イノシシやシカだけでなくブタからも感染することが判明し，診断数が増加しています。HEV のやっかいなところは次の点にあります[7]。

- 潜伏期が 15 〜 60 日と長い
- 無症状や軽度の非特異的な症状の場合が多い
- 症状が出て 3 〜 4 週で自然に改善する

上記の特徴のために，「薬剤性肝障害を疑って薬を中止したら良くなった」ともなりかねない紛らわしい疾患となります。前述の通り，薬物性肝障害と思われた症例の 3 〜 13％に HEV 感染が隠れているという報告もあります[4]。

HEV 感染の症状は，無症候性かあっても軽度，症状がある場合は倦怠感，食思不振，嘔吐，腹痛，発熱，肝腫大などです[7]。まれな症状として血算の異常，神経症状，甲状腺炎，膵炎，腎炎などが知られています。妊婦だと急性肝不全になりやすく，免疫不全の人だと慢性 HEV 感染を起こしえます。診断は文献的には IgM と IgG の抗体や PCR などが記載されていますが，日本では IgA 抗体が認可されています。IgA 抗体は感度 98.8％特異度 100％を示します[8]。

なお HAV の潜伏期は約 28 日（15 〜 50 日）ですので，渡航帰り直後の入院であれば HAV も鑑別に挙がります[9]。詳細は省きますが，免疫不全者ではサイトメガロウイルス，単純ヘルペスウイルス，水痘帯状疱疹ウイルスなど，感染による肝酵素上昇も起こりえます。免疫不全が基礎にあり，入院期間が長い患者では鑑別に考慮しておくべきと考えられます。

4) 無石性胆嚢炎の illness script

「重症患者では胆石がなくても胆嚢炎を起こしうる」ということを知っておくことが重要です。胆嚢炎というと胆石がある人に起きるというイメージですが，胆嚢での鬱血や虚血の結果，胆石がなくても胆嚢炎が生じうることがあり，ICU 設定など重症な患者における発熱の鑑別の 1 つに挙がり

ます。急性胆嚢炎の10％を占め，高い死亡率を示します。一般的な徴候は胆嚢炎に類似しており，発熱，右上腹部痛，WBC上昇，肝酵素上昇などがあります[10]。

　診断には画像検査が必要であり，検索にはまず超音波，全身状態が許すのなら造影CTを行います。超音波は感度30～92％，特異度89～100％，CTでは96％で何らかの異常が胆嚢に見られるとされますが特異的な所見は感度が低いです（胆嚢壁内や内腔のガスは感度11％，特異度99％，胆嚢壁の造影不良は感度38％，特異度95％，胆嚢周囲の浮腫は感度22％，特異度92％）[10]。

5) セフトリアキソンによる胆嚢炎の illness script

　薬剤性の範疇ではありますが，プロセス的にはまず胆嚢炎が見つかりその後に原因検索…という順番になるので記載します。セフトリアキソンは10～40％が肝排泄であり，Caと容易に結合する結果，25～46％胆泥を起こすことが知られています[11]。しかしながら，症状を起こす人はまれであり，セフトリアキソンの投与中止と水分補給などの保存的治療により回復しています。胆泥の形成には9日間以上の投与がリスクといわれています[12]。胆嚢炎や膵炎の報告がありますがCase reportレベルであり，セフトリアキソンの使用状況から鑑みるに頻度は極めてまれと考えられます。

6) 肝疾患由来の肝障害の可能性が高い場合

　入院中に発症した肝障害の場合は下記の4項目の評価が重要となります[3]。この患者の場合は次の通りです。

> - 慢性かどうか→入院時には肝障害はなかったので慢性ではない／急性と考える
> - 肝疾患の原因→鬱血肝，ショック肝などは考えにくい
> - 重症度→診察上，肝硬変を疑う所見はない
> - 合併症→診察上意識は正常であり腹水貯留を示唆する所見はない，USでも腹水はない

急性発症だが重症ではないという判断になります。肝障害ということが

確定したのであれば重症度の把握にはonlineで計算可能なMELDスコアが有用です。

薬剤性肝障害

　薬剤性肝障害の症状は無症候性肝酵素上昇から急性肝不全までさまざまです。軽症の場合は非特異的なので，肝障害と判断するのは難しいです。34％は症状なし，嘔気が60％，腹痛が42％，倦怠感が36％，黄疸が28％，食欲低下が26％。肝臓に特異的な症状は重症患者のみ存在します[2,13]。ほとんどの薬剤性肝障害は薬剤中止後に解決しますが，20％は慢性DILIになったり，そもそも肝酵素上昇なしに繊維化や門脈圧亢進症を起こすこともあります。診断確定のための客観的な検査はなく，徹底的かつ正確な病歴聴取と臨床経過のフォロー，ほかの肝障害の原因の排除が必要となります[2]。

　薬剤による肝障害を起こすまでの日数もさまざまです。1週間以内が24％，8〜14日が14％，15〜30日は21％，31〜90日は21％，90日〜1年は12％，1年以上は4％，不明が4％という報告もあります[13]。

　薬剤性肝障害の発生機序はいろいろなパターンがあります。アセトアミノフェンのように投与量に関連して起こるものと，特異的な反応で起こるものがあります。後者の特異的な反応による肝障害は，少し遅れて出てきたり，初回は大丈夫でも複数回の曝露で起きたり，発熱，皮疹，好酸球上昇などを起こすことがあります。薬が原因かどうかを判断するには薬剤中止後の肝障害改善があるかどうかで判断するしかありません[3]。

　上記のように非常に幅広い臨床スペクトルを持つ薬剤性肝障害ですが，評価にあたっては，タイミング（曝露，潜伏期，回復や変化），肝障害のパターン，疑わしい薬剤のプロファイル，その他の原因の除外の4点が重要です。肝生検は有用ですが必須ではありません[2]。

> **One More Lecture**
>
>
> 薬剤性肝障害を疑う場合の肝生検の判断について教えてください。
>
>
> 　　肝生検に関しては施設要素も含め総合的な判断が必要になります。肝生検自体は薬剤性障害の診断には不要ですが，ほかの原因を除外するのに有用です。いつ肝生検を行うかは明確な規定はなく，臨床判断となることが多いですが，肝細胞パターンは60日，胆汁鬱滞は180日で半分以上の改善がないと薬剤性肝障害の可能性は低くなるので，そこまで待って生検をするという方法もあります[2]。

　薬剤性肝障害は抗てんかん薬と抗菌薬が全体の60％を占めます[14]。その一方で降圧薬や糖尿病の薬はあまり報告がない[14]のでわかりやすいところから攻めるのも手です。

　DDW-Jワークショップのスコアリング[13]は客観的な指標で構成され使いやすくお勧めです（**表1**）。

> →2点以下で除外（感度98.7％）
> →5点以上で可能性高い（特異度97％）
> 　（3点の症例は3％，4点の症例は6.9％）

　主な薬剤性肝障害の概要[2]を**表2**に示します。

　また薬剤性肝障害の分類としてALT値/ALTの正常上限とALP値/ALPの正常上限の比率で5以上が肝細胞障害，2〜5が混合，2未満は胆汁鬱滞性[15]と分ける方法があります。薬剤性肝障害の多様な臨床像から日常臨床では使いにくい印象も否めませんが，最後に示します。

1）抗菌薬による肝障害

　薬剤性肝障害の32〜45％が抗菌薬であり，特にアモキシシリン/クラブラン酸がトップでクラブラン酸由来と考えられています[16]。潜伏期は2〜6

16 肝障害 — 入院中の AST 上昇

表1 DDW-J 2004薬物性肝障害ワークショップのスコアリング

	肝細胞障害型		胆汁うっ滞または混合型		スコア
1. 発症までの期間[1)]	初回投与	再投与	初回投与	再投与	
a. 投与中の発症の場合					
投与開始からの日数	5〜90日	1〜15日	5〜90日	1〜90日	＋2
	＜5日, ＞90日	＞15日	＜5日, ＞90日	＞90日	＋1
b. 投与中止後の発症の場合					
投与中止後の日数	15日以内	15日以内	30日以内	30日以内	＋1
	＞15日	＞15日	＞30日	＞30日	0
2. 経過	ALTのピーク値と正常上限との差		ALPのピーク値と正常上限との差		
投与中止後のデータ	8日以内に50％以上の減少		（該当なし）		＋3
	30日以内に50％以上の減少		180日以内に50％以上の減少		＋2
	（該当なし）		180日以内に50％未満の減少		＋1
	不明または30日以内に50％未満の減少		不変, 上昇, 不明		0
	30日後も50％未満の減少か再上昇		（該当なし）		−2
投与続行および不明					0
3. 危険因子	肝細胞障害型		胆汁うっ滞または混合型		
	飲酒あり		飲酒または妊娠あり		＋1
	飲酒なし		飲酒, 妊娠なし		0
4. 薬物以外の原因の有無[2)]	カテゴリー1, 2がすべて除外				＋2
	カテゴリー1で6項目すべて除外				＋1
	カテゴリー1で4つか5つが除外				0
	カテゴリー1の除外が3つ以下				−2
	薬物以外の原因が濃厚				−3
5. 過去の肝障害の報告					
過去の報告あり, もしくは添付文書に記載あり					＋1
なし					0
6. 好酸球増多（6％以上）					
あり					＋1
なし					0

（次頁に続く）

	肝細胞障害型	胆汁うっ滞または混合型	スコア
7. DLST			
陽性			+2
擬陽性			+1
陰性および未施行			0
8. 偶然の再投与が行われた時の反応	肝細胞障害型	胆汁うっ滞または混合型	
単独再投与	ALT 倍増	ALP (T.Bil) 倍増	+3
初回肝障害時の併用薬と共に再投与	ALT 倍増	ALP (T.Bil) 倍増	+1
初回肝障害時と同じ条件で再投与	ALT 増加するも正常域	ALP (T.Bil) 増加するも正常域	−2
偶然の再投与なし, または判断不能			0
		総スコア	

1) 薬物投与前に**発症した場合**は「関係なし」，発症までの経過が不明の場合は「記載不十分」と**判断して，スコア**リングの対象としない。
　投与中の発症か，投与中止後の発症かにより，aまたはbどちらかのスコアを使用する。
2) カテゴリー1：HAV，HBV，HCV，胆道疾患(US)，アルコール，ショック肝　カテゴリー2：CMV，EBV。
　ウイルスはIgM HA抗体，HBs抗原，HCV抗体，IgM CMV抗体，IgM EB VCA抗体で判断する。
太字は，DDW-J 2002シンポジウム案の改定部分を示す。
判定基準：総スコア**2点以下：可能性が低い。3，4点：可能性あり。5点以上：可能性が高い。**
（滝川一　他：「DDW-J 2004ワークショップ薬物性肝障害診断基準の提案」．肝臓，46 (2)：85-90, 2005)

週くらいで，障害パターンはいろいろですが，55歳未満では肝細胞性パターンが多く，55歳以上では胆汁鬱滞か混合性が多いといわれています。スルホンアミドは1/1,000と高い頻度で肝障害を来し，皮疹などの過敏症状を伴った胆汁鬱滞か混合性パターンが一般的です。

　抗真菌薬では特にアゾール系が多く，中でもケトコナゾールの発生頻度は134/10万人です。また，キノロンによる肝障害の中央期間は2.5日と短いのが特徴的です。肝障害，胆汁鬱滞，混合性とどのパターンもとりうることがあり，12件中7件で発熱，皮疹，好酸球上昇など過敏症の症状が出ます[4]。

2) NSAIDs の肝障害

　NSAIDsによる発生頻度は1.6/10万とかなり低い[16]ですが，NSAIDsの使用頻度の高さから肝障害の中の頻度としてはNSAIDsによる肝障害は

16　肝障害 — 入院中の AST 上昇

表2　主な薬剤性肝障害の概要

抗菌薬	アモキシシリン／クラブラン酸	1～4週	胆汁鬱滞パターンだが初期は肝細胞障害パターンもとりうる
	イソニアジド	1～6カ月	肝障害パターン
	ST合剤	4週未満	胆汁鬱滞パターンだが肝細胞障害パターンもある（皮疹や好酸球上昇も起こしうる）
	キノロン	1～14日	どのパターンもとりうる
	ニトロフラントイン	急性パターン（まれ）	肝細胞障害パターン
		慢性パターン（数カ月～1年）	肝細胞障害パターン，時にAIHに間違われる
	ミノサイクリン	中～長期	肝細胞障害パターン，時にAIHに間違われる
	マクロライド	短期	肝細胞障害パターン，胆汁鬱滞もとりうる
抗てんかん薬	フェニトイン	短～中期	どのパターンもとりうる（皮疹や好酸球上昇なども起こしうる）
	カルバマゼピン	中期	どのパターンもとりうる（皮疹や好酸球上昇なども起こしうる）
	ラミクタール	中期	肝細胞障害パターン（皮疹や好酸球上昇もとりうる）
	バルプロ酸① 高アンモニア血症	中～長期	
	バルプロ酸② 肝細胞障害	中～長期	
	バルプロ酸③Reye症候群	短～中期	肝細胞障害＋アシドーシス
その他	NSAIDs	中～長期	肝細胞障害パターン
	IFN-α	中期	肝細胞障害パターン，AIH様
	IFN-β	中～長期	肝細胞障害パターン
	MTX（内服）	1年以上	脂肪肝＋線維化
	アロプリノール	短～中期	肝細胞障害パターン（皮疹や好酸球上昇もとりうる）
	アミオダロン（内服）	中～長期	どのパターンもとりうる
	TNF阻害薬	中～長期	肝細胞障害パターン，AIH様
	アザチオプリン	中～長期	肝細胞障害 or 胆汁鬱滞パターン，門脈圧亢進もとりうる
	サラゾスルファピリジン	短～中期	どのパターンもとりうる（皮疹や好酸球上昇なども起こしうる）
	PPI	短期	肝細胞障害パターン（まれ）

短期：3～30日　中期：30～90日　長期：90日以上
〔Hayashi PH, Fontana RJ：Clinical features, diagnosis, and natural history of drug-induced liver injury. Semin Liver Dis, 34（2）：134-144, 2014 をもとに作成〕

多くなります。臨床症状はさまざまで，研究によってはNSAIDsによる肝障害の平均潜伏期間は67日で悪心（73%），黄疸（67%），尿の色の変化（67%），L/D異常のピークはAST 898IU/L，ALT 1,060IU/L，T-bil 12.2mg/dL，ALP 326IU/Lだったという報告もあります[17]。ジクロフェナクが1/9,000程度とNSAIDsの中でリスクが高く典型的には肝細胞障害パターンを示しAIH様の経過を起こします[16]。

3) スタチンによる肝障害

　まず前提としてスタチン投与後のルーチンの肝酵素チェックはFDAでは推奨していないことに留意する必要があります。スタチンによる肝障害は0.5～3%で発生します[4, 18]。1.6/10万人/年とまれですが重度の肝障害の報告もあります。主に最初の3カ月で起こり，用量依存性，肝細胞性，胆汁鬱滞，自己免疫性の障害のパターンがあります。

　FDAの推奨としてはスタチン開始前に肝機能検査を行い，3倍以上の上昇はスタチンの減量ないし変更をすることが推奨されています[18]。

4) 特殊なタイプの肝障害の例

　薬剤性肝障害の23%でアレルギー様症状を伴います[19]。アロプリノール，ST合剤，バンコマイシン，フェニトインなどの一部の薬剤はDRESS症候群を発症することがあります。

　薬剤性の自己免疫性肝炎（AIH）というものがあります。ニトロフラントイン，ミノサイクリン，α-メチルドパ，TNF-α阻害，NSAIDsなどはAIHと区別がつかない肝障害を起こすことがあります〔抗核抗体（ANA）や抗平滑筋抗体（ASMA）も陽性になりえます〕。潜伏期間が非常に長いこともあり，薬剤の中止および免疫抑制薬の使用なしの改善なしに区別は難しいです[4, 17, 20]。

　メトトレキサートなどで見られることがある軽度のAST上昇のみで肝酵素がほぼ上昇しないまま繊維化を伴う肝障害が数カ月から数年で起きる可能性のあるパターンもあります。MTXの長期使用に関しての肝生検はガイドラインが公開されています[21, 22]。

　バルプロ酸ではVPAのミトコンドリア毒性やカルニチンの枯渇などによ

る機序で肝障害による急性の黄疸，食思不振，脳症が生じることもあれば，肝障害なしに高アンモニア血症を生じるパターンや小児のライ症候群のパターンもあります．投与して1〜6カ月で起こることが多いようです[16]．

　肝機能は保たれたまま非肝硬変性門脈圧亢進症や静脈瘤や腹水を来すこともあります．抗がん薬ではオキサリプラチンが代表例であり，経口避妊薬，アザチオプリンなどの免疫抑制薬の報告もあります．

　以上のように薬剤性肝障害の臨床像自体は極めて広範囲ですが，薬ごとに多少なりとも特徴があるため，目の前の症例に「合う」，「合わない」を常に考えていくことが重要と思われます．

その後の経過はどうなった？

　診察上，鬱血肝の増悪は考えにくく，臨床経過や肝酵素上昇の程度からも虚血性肝炎や鬱血肝は考えにくく，腹部超音波でも明らかな異常はありませんでした．投与してまだ5日ですがアンピシリン/スルバクタムによる肝障害の可能性を考慮し，薬剤をセフトリアキソンに変更したところ数日後の採血で肝酵素の改善を認めました．

　HEV-IgAは陰性の結果も合わせ，アンピシリン/スルバクタムによる肝障害疑いの判断となり，心不全と肺炎に関しては経過が良かったために退院となりました．

症例まとめ

- 外来での肝障害の鑑別は多岐にわたり，慢性疾患が多いが，入院中発症の肝障害はある程度狭く，医原性の要素が強い．
- 心不全がベースにある患者では，虚血性肝炎や鬱血肝による肝障害も鑑別に考える．
- 薬剤性肝障害疑いの陰にHEV感染がある．KeyDrugに濡れぎぬを着せないためにも「HEV-IgA」は選択肢に入れておく．
- 薬剤性肝障害の臨床像は極めて幅広く，メトトレキサートやオキサリプラチンのような非典型的パターンをとりうる場合もある．非典型例はあ

表3 薬剤性肝障害の障害パターンによる薬剤のリスト

肝細胞障害型	混合型	胆汁鬱滞型
アカルボース	アミトリプチン	アミオダロン
アセトアミノフェン	アザチオプリン	ACE阻害薬，ARB
アロプリノール	カプトプリル	アモキシシリン/クラブラン酸
アミオダロン	カルバマゼピン	クロルプロマジン
バクロフェン	クリンダマイシン	クロピドグレル
ブプロピオン	シプロヘプタジン	経口避妊薬，エストロゲン
フルオキセチン，パロキセチン，セルトラリン，Nefazodone	エナラプリル	エリスロマイシン，アジスロマイシン
抗HIV薬	NSAIDs	ST合剤
ハーブ類	Nitrofurantoin	ジクロフェナク
イソニアジド，ピラジナミド，リファンピシン	フルタミド	ミルタザピン
バラシクロビル	フェノバルビタール，フェニトイン	フェノチアジン
ケトコナゾール	スルホンアミド	テルビナフィン
リシノプリル	トラドゾン	エゼチミブ
ロサルタン	ST合剤	フルタミド
メチルドパ	ベラパミル	ケトコナゾール
メトトレキサート		Nafcillin
NSAIDs		SU剤
オメプラゾール		抗HIV薬
リスペリドン		TCA/三環系抗うつ薬
テトラサイクリン，Torovafloxacin		
トラゾドン		
フェニトイン，バルプロ酸		
スタチン		
チアゾリジン		
バレニクリン		
四塩化炭素		
硫酸鉄		

〔Navarro VJ, et al.：Drug-related hepatotoxicity. N Engl J Med, 354 (7)：731-739, 2006, Chang CY, et al.：Review article：drug hepatotoxicity. Aliment Pharmacol Ther, 25 (10)：1135-1151, 2007をもとに作成〕

るが，肝障害パターン，投与開始から発症までの日数や随伴症状などが疑った薬剤のパターンに一致するかどうかを常に検討する姿勢が，誤診や濡れぎぬを着せないために重要である。

被疑薬のおさらい

本稿は，既往歴に慢性心不全，心筋梗塞，高血圧，脂質異常症のある78歳の男性が，肺炎と心不全の増悪の診断で緊急入院となり，抗菌薬や利尿薬にて加療していましたが，入院6日目に心窩部不快感と嘔気を自覚し，肝酵素上昇が認められ，入院中発症の肝障害として鑑別後，ABPC/SBTによる薬物性肝障害と診断された症例です。

サプリメントや健康食品の使用は，通常，入院時に禁止されますが，青汁だけではなく，緑茶抽出物やナットウキナーゼといった身近な食品の抽出物からも肝障害の報告があります[23]。このため，患者が入院後に購入したり，お見舞いでもらって服用していないか，確認する必要性があります。

さて，被疑薬であるABPC/SBTについてUpToDateを確認してみると，投与量が1.5～3gを6時間ごと，最大量12gにおいて，肝障害の副作用は1％未満と記載されています（2019年3月11日時点）。しかしながら，わが国における添付文書を確認すると，後発医薬品では肝臓の検査値異常が頻度不明，先発医薬品では再審査終了時の使用成績調査における肝機能異常が2.89％との記載がありました。また，1日12gを投与した先発医薬品の一般臨床試験では，47例と少ないながらも副作用または臨床検査値異常が47例中10例（21.3％）とあり，ALT（GPT）上昇（10.6％），AST（GOT）上昇（10.6％）と，投与量の増加につれて副作用の頻度も上昇していることがわかります。

薬物性肝障害については，「重篤副作用疾患別対応マニュアル　薬物性肝障害」（2008年4月，厚生労働省）も参考にしてください。

肝機能検査の異常を判断するには，投与前の初期値が重要です。特に肝障害の重症化の予知には，プロトロンビン時間，血清アルブミン，コリンエステラーゼの測定が有用であるため，ALT（GPT）やAST（GOT）の上昇だけではなく，ほかの検査値についても着目し，主治医に検査の提案や結

果の考察に関するフィードバックが望まれます。

　また，今回の症例では認められていませんが，本稿にも紹介された手掌紅斑は，肝疾患では主として母指球，小指球に生じる血管拡張性の病変として比較的観察されやすい所見であるとされています[24]。外見から気がつく所見ですので，肝障害を疑った場合には患者に掌を見せてもらい，副作用発見につなげましょう。

引用文献

1) Nakano T, et al.：Involvement of intestinal alkaline phosphatase in serum apolipoprotein B-48 level and its association with ABO and secretor blood group types. Biochem Biophys Res Commun, 341 (1)：33-38, 2006
2) Hayashi PH, et al.：Clinical features, diagnosis, and natural history of drug-induced liver injury. Semin Liver Dis, 34 (2)：134-144, 2014
3) O'Brien CB：The hospitalized patient with abnormal liver function tests. Clin Liver Dis, 13 (2)：179-192, 2009
4) Leise MD, et al.：Drug-induced liver injury. Mayo Clin Proc, 89 (1)：95-106, 2014
5) Weisberg IS, et al.：Cardiovascular diseases and the liver. Clin Liver Dis, 15 (1)：1-20, 2011
6) Kavoliuniene A, et al.：Congestive hepatopathy and hypoxic hepatitis in heart failure：a cardiologist's point of view. Int J Cardiol, 166 (3)：554-558, 2013
7) Sherman KE：Hepatitis E virus infection. UpToDate (last updated：Aug 21, 2017)
8) 岡本宏明：新規に保険収載された検査法「IgA-HE抗体価（定性）」. モダンメディア, 58 (6)：182-187, 2012
9) Lemon SM：Type A viral hepatitis. New developments in an old disease. N Engl J Med, 313 (17)：1059-1067, 1985
10) Afdhal NH：Acalculous cholecystitis：Clinical manifestations, diagnosis, and management. UpToDate (last updated：Mar 11, 2019)
11) Becker CD, et al.：Acute cholecystitis caused by ceftriaxone stones in an adult. Case Rep Med, 132452, 2009
12) Sasaki Y, et al.：[Acute pancreatitis associated with the administration of ceftriaxone in an adult patient]. Nihon Shokakibyo Gakkai Zasshi, 106 (4)：569-575, 2009
13) Takikawa H, et al.：Drug-induced liver injury in Japan：An analysis of 1676 cases between 1997 and 2006. Hepatol Res, 39 (5)：427-431, 2009
14) Chalasani N, et al.：Causes, clinical features, and outcomes from a prospective study of drug-induced liver injury in the United States. Gastroenterology, 135 (6)：1924-1934, 2008
15) Kwo PY, et al.：ACG Clinical Guideline：Evaluation of Abnormal Liver Chemistries. Am J Gastroenterol, 112 (1)：18-35, 2017
16) Haque T, et al.：Drug-Induced Liver Injury：Pattern Recognition and Future Directions. Gut Liver, 10 (1)：27-36, 2016
17) Schmeltzer PA, et al.：Liver injury from nonsteroidal anti-inflammatory drugs in the United States. Liver Int, 36 (4)：603-609, 2016
18) Robert S Rosenson：Statins：Actions, side effects, and administration. UpToDate (last

updated：Nov 19, 2018)

19）Andrade RJ, et al.：Drug-induced liver injury：an analysis of 461 incidences submitted to the Spanish registry over a 10-year period. Gastroenterology, 129 (2)：512-521, 2005

20）Björnsson E, et al.：Drug-induced autoimmune hepatitis：clinical characteristics and prognosis. Hepatology, 51 (6)：2040-2048, 2010

21）Kalb RE, et al.：Methotrexate and psoriasis：2009 National Psoriasis Foundation Consensus Conference. J Am Acad Dermatol, 60 (5)：824-837, 2009

22）Saag KG, et al.：American College of Rheumatology 2008 recommendations for the use of nonbiologic and biologic disease-modifying antirheumatic drugs in rheumatoid arthritis. Arthritis Rheum, 59 (6)：762-784, 2008

23）国立健康・栄養研究所：「健康食品」の安全性・有効性情報(https://hfnet.nibiohn.go.jp/about/porpus.php)

24）ローレンス・ティアニー　他：ティアニー先生の診断入門第2版, 医学書院, p100, 2011

<table>
<tr><td>番外編</td><td>## 医師×薬剤師による
ケースカンファレンス</td></tr>
</table>

・・・・・・・・・・・・・・・・・・・・・・・・・・・・・・・・・・・・・・・

症例1：顔面紅潮・発汗を訴える65歳女性
症例2：早朝トイレで倒れた状態で発見された74歳女性

レクチャー・ 症例提示	原田　拓（昭和大学病院総合診療科） 志水太郎（獨協医科大学病院総合診療科・総合診療教育センター）
司会・進行	森　玄（練馬光が丘病院薬剤室） 前田真之（昭和大学薬学部臨床薬学講座感染制御薬学部門）
参加者	**グループA** 中田英夫（慶應義塾大学病院薬剤部） 松山みゆ紀（康心会汐見台病院薬剤科） 関戸匡恵（昭和大学薬学部病院薬剤学講座／昭和大学病院薬剤部） **グループB** 鈴木徹士（湘南東部総合病院薬剤科） 田中遼子（国際医療福祉大学三田病院薬剤部） 服部はるか（昭和大学薬学部病院薬剤学講座／昭和大学病院薬剤部）

＊参加者の所属は座談会開催時点（2017年10月）

薬剤師が副作用の判断に悩む時

原田　症例に入る前にお聞きしたいのですが，皆さんは薬の副作用を疑った時に添付文書をどれくらい頼りにしていますか。私自身は，実は添付文書を見てもあまり解決した経験がなくて，UpToDateをよく使います。UpToDateには副作用の頻度が詳しく書かれていたり副作用を引き起こす薬剤一覧が載っていたりするので便利なのです。

中田　医薬品情報の基本として薬剤師は添付文書を見ることが多いと思います。ただ添付文書に載っている副作用を，言葉としては知っていても実際に症状を見たことがなかったりするので，頭の中で考えている副作用を実際の目の前の症状と原因臓器を結びつけて考えることが難しいなと感じます。

鈴木　薬剤師は解剖が弱いですよね。

中田　そうですね。日常でよくみる症状，例えば下痢や腹痛を聞いた時に

薬が原因なのか，それとも原疾患の増悪などなのか判断に悩みます。もう1つ悩むのは重症度評価で，医師に報告した方がよいのか経過観察でよいのかということです。

鈴木 こちらのグループで話し合って挙がったのは，副作用かどうか現場では判断しかねる症例についてDI室の薬剤師に聞いても，添付文書では頻度不明などの記載だったりするので医師にどう伝えたらよいか頭を抱えることがあります。伝えることは伝えますが，医師も納得しないし薬剤師も納得しないという感じですね。

原田 その副作用かどうか悩ましい症例とは，例えばどんなシチュエーションですか。

鈴木 私は精神科担当ですが，検査値で絞り込めることが少ないので症状なのか副作用なのかの判断が難しく，医師も迷うことが多いです。患者さんから話を聞きつつ，医師と日々ディスカッションしながら判断しています。

中田 整形外科病棟を担当した時によく経験したのは高齢者の不定愁訴です。それから，副作用モニタリングのため患者さんに話を聞きに行くと，自分が確認しようとしていた副作用とは違う症状を訴えられることも少なくありません。ほかにもこちらのグループでは，がん患者さんが訴える痛みや，服薬中の妊婦さんの症状というデリケートな場合に困ることが多いという意見がありました。

原田 ご意見ありがとうございます。患者さんの症状が副作用かどうかの鑑別，そして添付文書を見ても頻度が詳しく書いていないことがあるという問題，これからご紹介する症例もこのあたりがポイントの1つになるかなと思います。

よくある疾患の典型像を知っておく

原田 鑑別の考え方はいろいろあるのですが，私の場合，大きく4つに分けています（**表1**）。その疾患や副作用はcommonかuncommonか，臨床像はtypicalかatypicalかで考えます。①は皆さんもそれほど困らないのではないでしょうか。例えば片頭痛の典型的な臨床像は，持続時間4～72時間，3日以上続かないことが多い，吐き気を伴いやすい，仕事や日常動

表1 目の前に来る患者さんは大まかに4パターンに分けられる

	よくある疾患	まれな疾患
典型的な臨床像	① みんなわかる	② 知っているかどうか 調べてわかるかどうか
非典型的な臨床像	③ よくある疾患の臨床像をよく知っている必要がある	④ 診断困難 熟練者用

作で増悪，片側性や拍動性は5～6割程度など，わかりやすいイメージですよね。また，めまいなら，最もcommonな良性発作性頭位めまい症（BPPV）の典型像は持続時間が1分以内で，頭を動かした時だけ出現するというものです。

医師も①の判断に困ることはまずなくて，50歳代，高血圧と喫煙歴のある女性がバットで殴られたような痛みを突然発症して救急車を呼んだら，スムーズにくも膜下出血（SAH）と診断できます。

臨床力が問われるのは②と③ではないかと思います。②はまれな疾患を知っているかどうかですね。③は虫垂炎を例にとると，最初は胃のあたりが痛かったのが徐々に右下腹部に移動して，さらに吐いたり熱が出たりするという典型的な経過をたどるのは5割以下とされていて，右下腹部が突然痛くなるとか心窩部痛が訴えの中心になる症例もあります。SAHでも突然発症は5割程度といわれていて，緩徐発症の症例や人生最大の痛みではないSAHもあります。「ロキソニン®で良くなったけど一応来ました」みたいな患者さんですね（表2）。ちなみに最後の④は，まれな疾患の非典型例なので薬剤師がここを考える場面はほとんどないと思います。

では，薬の副作用を疑うのはどういうパターンが多いかというと，①か②に入るのではないかなと思います。①の例は，ミノサイクリンによるめまい，リスペリドンによるアカシジア，Ca拮抗薬による浮腫などわかりやすい副作用ですね。②の例としては，抗うつ薬によるセロトニン症候群，ニコランジルによる口内炎，さらに「9　嘔気・嘔吐」で取り上げたDPP-4阻害薬による関節炎などでしょうか。医師が診断に困って薬剤師に「これって副作用？」とコールしがちなのが②だと思います。したがって知識や調べる力が問われます。

この①と②を判断するために私が非常に大事だと考えているのが「illness

番外編　医師×薬剤師によるケースカンファレンス

表2　4パターンの例

	よくある疾患	まれな疾患
典型的な臨床像	① • 高血圧，喫煙歴の既往がある中年女性が突然バットで殴られたような頭痛で受診。くも膜下出血だった • 高齢男性が寝返りで発症した回転性のめまいで受診。めまいの持続は1分以内で，耳鳴りや難聴はない。診断は良性発作性頭位めまい症 • 頭痛もちの若年女性が嘔気を伴う拍動性の痛みで受診。診断は片頭痛	② • 不明熱精査で紹介となった高齢男性。発熱，盗汗，体重減少あり。画像検査で異常はなく，採血ではLDHと炎症反応上昇あり。診断は血管内リンパ腫という，まれなリンパ腫だった • 急性の異常行動や異常言動で精神科を受診し，発熱もあったため精査目的に紹介となった若年女性。腰椎穿刺で細胞数上昇あり，腹部画像検査で卵巣奇形腫が見つかった。最終的に抗NMDA受容体抗体脳炎という疾患だった
非典型的な臨床像	③ • 心血管疾患のリスクのある高齢女性が顎の痛みで受診。診断は心筋梗塞だった • 既往のない若年男性が急性発症の心窩部痛で受診。心窩部に圧痛はなく，右下腹部に圧痛があり，診断は虫垂炎だった • 60歳男性が家族に勧められ，市販薬の痛み止めで改善した頭痛を主訴に受診。診断はくも膜下出血だった	④

script」です。「病気のシナリオ」といった意味で，典型的な臨床像のことです。先ほどの片頭痛の典型像を知っていれば，次のように考えることができきますよね。

> • 嘔気がない頭痛→片頭痛っぽくない
> • 3日以上続く頭痛→片頭痛っぽくない
> • 非拍動性の頭痛→これだけでは判断できない（と考えることができる）
> • 両側性の頭痛→これだけでは判断できない（と考えることができる）

　ニコランジルによる口内炎はどうでしょうか。これは実際に私が経験した症例でしたが（「12　口内炎」），口内炎には繰り返す人とそうではない人がいて，繰り返す人は基本的に30歳までに発症するとされています。ところが患者さん（72歳男性）は半年ほど繰り返して悩んでいるものの，それ以前に口内炎で悩んだことはないとのことでした。それでUpToDateで調べたところ，ニコランジルによる口腔内病変の情報が見つかったのです。

　また，BPPVのめまいは1分以内に治まると言いましたが，めまいはプ

レガバリンなどでも起こりますよね。めまいの患者さんがプレガバリンを飲んでいた時，持続時間を聞いて「1分以内に治まります」ということであればBPPVの可能性は高まります。逆に「5分続く」という答えならBPPVではないという判断になります。このようなcommonな疾患や副作用のシナリオを知っておくと薬剤師の仕事にもすごくプラスになると思います。

副作用を疑った時に考えたい3つの視点

前田 Illness script，初めて知りましたが非常に勉強になりますね。

原田 患者さんから「アムロジピンを飲んだら今日むくんだ」と言われたら，それは副作用ではないと思いますよね。普通は数週間，数カ月して出ますから。○○の薬を飲むと○○の副作用がいつ頃出てきて，どういう経過をたどるのかという典型例を知っておくことが大事だと思います。

森 薬剤師は症候学を詳しく学ばないので，先生が知っているような典型像というのを実はそれほど知らないのですが。

原田 大丈夫です。

鈴木 先生はどうやって勉強されたのですか。

原田 教科書的な疾患のお勉強をするのではなく，重要でわかりやすい情報だけを取り出すようにしています。詳しく説明すると感度・特異度の話にもなってしまうのですが，仮にこの疾患なら98％は出るという症状があるなら，その症状がない患者さんでは疾患を除外できますよね。あとは，先ほどの片頭痛には「POUND criteria」というものがあり，以下の5つのうち4つを満たす場合は片頭痛と診断できます。こういう語呂合わせを活用するのも1つですね。

---

❶ Pulsatile quality（拍動性）
❷ Duration（持続時間4〜72hours）
❸ Unilateral location（片側性）
❹ Nausea and Vomiting（嘔気・嘔吐）
❺ Disabling intensity（日常生活困難）

森 中田先生，ここまでのお話を聞いてどうですか。

中田 うーん，深いですね。やはり言葉では疾患や副作用を知っていても，

まだ実践できていないことが多いなと感じました。特に患者さんに何をどう聞いたらよいのか悩むことが多かったのですが，いまの原田先生のお話は「聞き方」という点でも参考になりました。

原田　それから，私は薬の副作用を疑った時，①ほかの疾患を除外する必要がある，②薬を中止しないと証明できない，③薬を中止することの妥当性やメリット・デメリットを判断すべき，という点を押さえるようにしています。これからご紹介する症例でもそのあたりを意識していただけるとよいかなと思います。

● 症例1：顔面紅潮・発汗を訴える65歳女性

原田　それでは症例です。患者さんは65歳女性，主訴は発作性の顔面紅潮と発汗です。2年前から症状を自覚し，いくつか近医を受診しましたが原因不明，褐色細胞腫疑いで当院腫瘍内科に紹介されました。造影CTにより腫瘍性病変は否定，精査目的で総合診療科外来の受診となりました。主な情報をお示しします（**表3**）。さて，この症例をどう考えられますか。各グループで話し合ってみてください。質問や追加でほしい情報がありましたらどんどんお聞きください。

————しばしディスカッション————

中田　メインテート®以外は症状が出る前から飲んでいたということですか。

原田　はい，その通りです。

中田　芍薬甘草湯はどれくらい飲んでいるのでしょうか。

原田　具体的な情報は聞けなかったのですが，頻度はそれほどでもなく，たまにという感じのお返事でした。

鈴木　ほかに以前飲んでいたような薬はないですか。

原田　途中でタリオン®錠（ベポタスチン）が入っていたようなのですが，効かないということで半年か1年ほど前に中止になりました。ですから，私が診るまでの数カ月は**表3**にある薬を飲んでいたことになります。

森　発症のきっかけは思い当たらないとのことですが，閉経はいつ頃かわかりますか。

原田　鋭いご質問ですね。50歳前後です。

中田　発汗は全身ですか，それとも局所ですか。

表3 Case presentation

65歳女性　主訴：発作性の顔面紅潮と発汗

受診の2年前から発作性の顔面紅潮と発汗を自覚。近医による採血でカテコラミンのノルアドレナリンが軽度上昇していたため，褐色細胞腫疑いで腫瘍内科に紹介精査となった。造影CTによる評価が行われ，腫瘍性病変がなく，精査目的に総合診療科外来を受診となった。

- 発症のきっかけで思い当たるものは特にない
- 夜間より食後や仕事をしている日中によく起こる
- 食べ物や感情との関連はない
- 動悸はメインテート®（ビソプロロール）で多少マシになっている
- 1回起こると10〜15分くらい続く，もっと長い時もある
- Review of System（＋）：発汗，動悸
- Review of System（−）：発熱，下痢，体重減少，腹痛，喘鳴，掻痒感

内服歴
- トラムセット®配合錠（トラマドール・アセトアミノフェン）　1日5錠 2-1-2-0（3年前から）
- メインテート®錠（ビソプロロール）2.5mg　　　　　　　　1日1錠（1〜2年前から）
- パリエット®錠（ラベプラゾール）10mg　　　　　　　　　1日1錠（ずっと飲んでいる）
- 芍薬甘草湯　　　　　　　　　　　　　　　　　　　　　頓服
- サプリメント：ビタミンE製剤，ブルーベリー，黒酢（ずっと飲んでいる）

- 家族歴：特記事項なし
- 飲酒歴：なし
- 喫煙歴：10本×45年
- 社会歴：掃除の仕事をしている
- バイタルサイン：呼吸数18回/分，SpO₂ 98%，血圧130/79mmHg，心拍数65回/分，体温35.9℃
- General appearance（見た目）：sickな印象なし
- 身体所見：特記すべき所見なし
- 採血検査：特記すべき所見なし

原田　基本的には全身性ですが，顔面によく出るとおっしゃっていました。局所だけということはありません。

中田　これをすると症状が軽くなるというものはないのですか。

原田　増悪・緩解因子ですね。またまた的確なご質問です。そのあたりはありませんでした。患者さんも何とかしたいのだけど何ともならないということで受診したご様子でした。

中田　発症のタイミングというか，ある日突然とかそういうことはどうですか。

原田　おおよそ2年前の○月頃という表現で，何月何日という答えではありませんでした。発症時期をはっきり覚えているわけではないということですね。

番外編　医師×薬剤師によるケースカンファレンス

前田　お仕事は変わっていないのですか。

原田　症状は日中が多かったそうで，私も仕事との関連を聞いたのですが，3年くらい前からずっと同じ仕事をされていました。

原因疾患は何か？　どう絞り込むか？

森　鈴木先生のグループでは，これが原因ではないかという疾患はありますか。

鈴木　可能性として浮かんだのはホットフラッシュ，婦人科系の疾患か何かで…。

原田　やはりそう考えますよね。文献を調べると，フラッシュ（ほてり）の原因疾患としてトップに来るのは更年期障害です。ほかに体温調節の障害や，感情的紅潮といって感情・ストレスが原因で起こるものも可能性があります。てんかんやパーキンソン病，脳腫瘍などで起こる神経学的異常，さらに酒さ，腫瘍，薬剤も原因になりえます（表4）。

　私も最初，更年期障害を疑ったのですが，この方は65歳なのでどうだろうかと悩みました。結論が出なかったので「次回の外来までに調べておきます」とお伝えして，その日はお帰りいただきました。

　好発年齢はかなり大事な情報で，例えば片頭痛なら初発年齢は40歳以下なので，45歳以降の方が頭痛で初めて受診したら，どんなに片頭痛っぽくてもSAHの除外から始めます。更年期障害はcommonなので総合診療科でも診てきたはずなのですが，私もよく知らないなと思い勉強し直すと，更

表4　フラッシュの鑑別診断

体温調節に関連した紅潮	発熱，運動，熱曝露
更年期障害	―
感情的紅潮	―
神経学的な異常	第3脳室を圧迫する腫瘍，間脳の自律神経てんかん，群発頭痛，脊髄損傷，パーキンソン病，多発硬化症，Frey症候群，ハーレクイン症候群
血管拡張に関連した紅潮	酒さ，薬剤性，食事性（アルコール，辛い食べ物，ヒスタミン中毒，シガテラ中毒，グルタミン酸ナトリウム）
ホルモンに関連する腫瘍	カルチノイド症候群，肥満細胞腫，褐色細胞腫，甲状腺髄様がん，膵臓腫瘍（VIPoma），腎細胞がん，気管支がん
その他	アナフィラキシー，セロトニン症候群，短腸症候群，僧帽弁狭窄症，光過敏症，全身性エリテマトーデス，サルコイドーシス

237

表5　更年期障害のillness script

更年期障害について	更年期障害のほてり
• 症状は多彩で不定愁訴になりうる一面もある • 閉経は50歳頃が多く，その前後5〜10年に症状が出やすい • 70歳代での報告や閉経後20年後の報告もある • ほてりは80％以上で最も多い症状 • ほかにうつ，睡眠障害（3〜4割），関節痛（5〜6割），萎縮性膣炎など，多彩な症状を来す	• 顔面〜胸部に多い • 持続時間は2〜4分 • 発作や動悸などさまざまな症状を伴う • 発作の頻度はさまざま • 夜に起こりやすい

年期障害の好発年齢は50歳，閉経の平均年齢が50歳±5歳とありました。しかし過去の報告によれば70歳代や閉経後20年後の発症例もあったのです。出現する症状についてはホットフラッシュ（80％）が最多で，顔面から胸部に生じやすく，持続時間は2〜4分，夜に起こりやすいことなどがわかりました（**表5**）。

　こうした特徴を患者さんに当てはめると，まず年齢については何とも言えません。4パターンのうち，commonな疾患の非典型例なのかもしれません。一方，発症部位は合っています。発汗や動悸も合います。持続時間は合わず，発作の頻度も昼が多いとの話だったので合いません。

> • 顔面〜胸部に多い→○
> • 持続時間は2〜4分→×
> • 発汗や動悸などさまざまな症状を伴う→○
> • 発作の頻度はさまざま→参考にならず
> • 夜に起こりやすい→×

　ここまでで何かありますか。ほかに思いつく疾患とか。

中田　甲状腺機能の異常でしょうか。

原田　内分泌系の疾患ですよね。それもポイントになります。

● 薬の関与を考えるとすれば

原田　ホットフラッシュを来しうる薬剤をUpToDateで調べてみました。こんな感じです（**表6**）。Ca拮抗薬やニトログリセリン，PDE5阻害薬など血管拡張作用のある薬が多いと思います。さらにβブロッカーや甲状腺ホルモンでも起こりうるし，化学療法薬でもフラッシュが出ることがあると。

番外編　医師×薬剤師によるケースカンファレンス

表6　フラッシュを来しうる薬剤

- Ca拮抗薬，ニトログリセリン，PDE5阻害薬などの血管拡張薬
- ニコチン酸
- 降圧薬：βブロッカー，ACE阻害薬
- ホルモン療法：カルシトニン，甲状腺刺激ホルモン，グルココルチコイド，カテコラミン
- 抗菌薬：バンコマイシン，アムホテリシンB
- 化学療法薬：シクロスポリン，ドキソルビシン，シスプラチン，インターフェロンα-2，タモキシフェン，mithramycin，ダカルバジン，フルタミド
- モルヒネ，アヘン，関連薬剤
- メトクロプラミド
- 金製剤
- 造影剤
- NSAIDs
- ブロモクリプチン

森先生，これは実際そうなのでしょうか。

森　そうですね。抗がん薬によって卵巣抑制がかかることで閉経状態になるのでホットフラッシュが出やすくなるのではないかと。

原田　そういう機序なのですね。ありがとうございます。表6の中で患者さんに当てはまる薬剤はβブロッカーとモルヒネですが，トラマドールの副作用をUpToDateで調べたところ，flushing：8〜16％という記載がありました。なるほどと思って，次の外来で患者さんを待ち構えて，メインテート®とトラムセット®はいつから飲み始めたのか聞きました。実は最初の外来では聞いていなかったのです。「ああ，これを飲んでいるんですか。そうですか」くらいで。トラムセット®は慢性腰痛に対して3年前から出ていて，メインテート®は動悸に対して1年くらい前から出ていました。動悸は良くなったと言っていたので，ではトラムセット®から減らしてみましょうと少しずつ減量した結果，患者さんの症状は途中で消えました。最終的に，トラマドールによるホットフラッシュという診断をつけた症例です。

　私が鑑別で当初考えていたのは更年期障害というcommon diseaseのatypicalなパターンでした。本来なら50歳前後の発症ですが，高齢でも起こりうるということでそこを疑っていました。そして，もしトラムセット®を中止にしても良くならなければ産婦人科に紹介しようと考えていました。結果としては症状がなくなったので，トラマドールによる，少しuncommonだけど調べれば情報が見つかるtypicalなタイプの副作用だっ

239

たということです。

中田 トラムセット®で考えた場合，服用のタイミングから朝と夜に血中濃度が上がりやすいのではないかと思いましたが，患者さんの訴えは特に朝と夜ということではなかったのですよね。

原田 そうですね。2-1-2-0で飲まれていたので血中濃度の点は確かに微妙なのですが，日中起きやすいと話していました。

中田 薬剤師なので副作用の可能性が一番先に頭に浮かんでしまうのですが，決め手に欠けるケースだと，薬と疾患どちらに重点を置くべきか悩むことが多くて，例えばこの症例の年齢がもっと低ければ更年期障害の方に傾いてしまう気がします。

原田 患者さんが51歳だったらどうか。その場合はまず婦人科に行かれるのかなと思いますが，ただ患者さんが訴えるホットフラッシュの特徴をよく聞き出すことで「更年期障害にしてはおかしい…」と気づく可能性が出てくるのだろうと思います。副作用かそうでないか悩んだ時には，その薬の必要性を考え直してみることも大事だと思います。この症例ではトラムセット®を減らす代わりにNSAIDsを処方したのですが，結局はトラムセット®もNSAIDsもいらなくなりました。つまり被疑薬を飲む必要性が低そうなら，中止にして結果を見てみることもできるということですね。逆にニコランジルのケースでは，中止にした後で急性冠症候群でも起きたらただではすまないだろうなと，相当勇気がいりました。

添付文書以外の情報源を持っておく

鈴木 こちらのグループでも話していたのですが，ホットフラッシュを見たことがないのです。経験しないと頭に浮かびにくいというか，狙って探しにいくかどうかで結果も変わってくると思うので，われわれ薬剤師にはそこがまだ足りないなと感じました。そして添付文書に載っていないとか頻度不明の場合でも，それ以外の情報源を駆使して考えていくということですね。

原田 そうですね。ただ，この症例は1週間くらい必死になってUpToDateやPubMedで調べたので，さすがにこれを毎日やれるかといったら難しいかなと。気軽に調べられる情報源と，本当に困った時に徹底的に調べられる情報源の2種類を使い分けられるとよいのかなと思います。

番外編　医師×薬剤師によるケースカンファレンス

> ## Take Home Message
>
> - 鑑別は4つのパターンに分けて考えるとわかりやすい。
> - よくある疾患や副作用のシナリオ（illness script）をたくさん学ぼう！
> - 副作用疑いで薬を減量・中止することのメリット・デメリットを考えよう！
> - 添付文書だけに頼らず，海外文献も含めて積極的に情報を集めよう！

● 症例2：早朝トイレで倒れた状態で発見された74歳女性

志水　私が紹介する症例は市中病院でも出合うもので，決してまれなケースではありません。年末に起こった症例です。

74歳　女性
高血圧，胆石摘出の既往
軽度認知症といわれているADLフルの女性

ADLフルとは，日常生活動作に問題はないということですね。たった3行の情報ですが，実は1行目だけで1時間くらいは話題が尽きません。「74歳　女性」だけでいろいろな要素があって，まず閉経など女性に関連した病気が想起されます。さらに年齢を考えると血管リスクも上がっているでしょうし，免疫も落ちていて，認知機能にも注意が必要です。この患者さんも軽度認知症ですが，アルツハイマー型，血管性，レビー小体型，前頭側頭型のどれなのか，それとも続発性の問題かもといったことを考えたいですね。メンタルのコンディションも落ちやすいので，うつなどを伴っている可能性もあります。

患者さんの年齢が上がるとさまざまなリスクが出てきますが，典型的な症例はもちろん，不確定要素の多い症例でも自分なりに問題点を整理するとうまく対応できるようになります。私の場合，「MEDICINE」という語呂にしたシステムを使っています（図1）。こうやってカテゴリーに分類して考えると，特殊な症例だから頭の中が真っ白でお手上げということにならない闘い方ができますし，診断や解決のヒントが見えてくることも多いので

Mental　精神疾患

Endocrine/Metabolic　内分泌・代謝

Drug　薬物・毒物・電解質・栄養

この項はさらに以下の項目ごとに分ける。

Nu TDL（New Tokyo Disney Land）

Nutrition—栄養（炭水化物，蛋白質，脂質，ビタミン，ミネラル）
Toxic　—毒物
Drug　—薬剤（OTC，経口ピル，漢方・ハーブ，処方薬，アルコールなど）
Lytes　—電解質異常

Inflammatory　炎症（感染，免疫）

Current disturbance/diversion　流れの異常

Iatrogenic/Traumatic/Foreign body　医原性・外傷

Neoplastic/Infiltrative，Neurology　腫瘍，神経性

Else　その他

図1　系統的鑑別MEDICINE（病因論による分類）

〔志水太郎：診断戦略　診断力向上のためのアートとサイエンス，医学書院，pp40-42，2014をもとに作成〕

す。実際のMEDICINEはより細分化されていますが，ここではDrugに絞って見てみましょう。Nu TDLとはわかりやすく東京ディズニーランドにかけていて，栄養，毒物，薬剤，電解質異常に分けます。薬剤は処方薬だけでなくOTC医薬品やピルの情報も大事ですし，漢方薬やハーブは薬物相互作用でも問題になりますよね。アルコールなど嗜好品の情報も欠かせません。総合診療医はMEDICINE全体をバランスよく見ることが大切ですが，薬剤師では特にDrugのところが重要になると思います。

2行目ですが，高血圧の既往があります。74歳で血管も硬くなっているでしょうから，血管リスクが2つあるわけです。それから胆石症の既往。胆石によってもいろいろなリスクが生じます。石が嵌頓（かんとん）すれば痛みが出るかもしれない，胆汁うっ滞により感染症になるかもしれない，場合によっ

番外編　医師×薬剤師によるケースカンファレンス

表7　病歴①（患者本人は疼痛で話せず，同居の娘より）

- 来院当日朝4時過ぎ，「ドシン，バタン」という音で同居の娘が気づき2階から降りて見に行くと，1階の短い廊下の奥にあるトイレのドアが開いた状態で本人が寝間着のまま水洗トイレの横にふさぎ込むように倒れていた。
- 娘が呼びかけたが反応がなく，娘が2階で寝ている夫を呼び携帯電話で救急要請した。見つけてから1分もしないで反応が戻った。尿臭がしたため見ると，わずかに失禁していた。
- 娘が「お母さん大丈夫!?」と抱えあげると，顔をしかめて腰を痛がった。

て胃がんのリスクも上がるかもしれない，など。この方がなぜ，いつ頃胆石を取ったのか，そのあたりを想像してみるのも大切です。そして先ほど触れた軽度認知症があります。

　ここで病歴をお示しします（表7）。どうでしょうか，これを見て実際の雰囲気というか映像が浮かびますか。娘さんは2階にいて，朝4時だから寝ていたでしょう。患者さんがもとから1階にいたのか2階から下りてきたのかはこれだけだとわかりません。娘さんの夫が救急要請しましたが，見つけてから1分もしないで反応が戻っています。わずかに失禁していましたが，ということはトイレに行って用をたす前に倒れたのか，終わって出て行こうとした時だったのか，どちらでしょうか。

中田　前だと思います。

志水　私もそう思います。便器をのぞいても何もないとか，水が流れた音がしなかったのであれば前の可能性が高くなりますよね。

病歴から現場の映像を想像できるか

志水　病歴の続きです（表8）。ちなみに原田先生は救急外来の担当が多いと思いますが，ここまでの病歴で診断はつきますか。

原田　いや，まだです。患者さんは失禁しているのですよね。疼痛で問診が取れないのはやや厳しいのですが，私ならまず外傷を評価します。ただ，失神による転倒と意識障害が併存しているのかどうかも評価したいです。左の側胸部痛と腰痛があるので，肋骨骨折と，あまり考えたくないですが脾損傷，さらに大腿骨頸部骨折も疑いながら診察を進めていく感じでしょうか。

志水　失神と意識障害の違いですが，突然意識を失っても1分くらいで戻っ

243

表8 病歴②

- 救急車が到着，救急隊がトイレからそのまま抱え上げてストレッチャーに載せ，搬送されてきた。到着後，会話を試みたが，意識はあるものの腰と左胸の下のあたりを痛がり受け答えは難しい。救急車に同乗してきた娘は，母親の意識状態は普段と変わらないように見えるが，そういえば昨夜からかぜ気味だったのか咳をしていて，いまは腰などの痛みがあることが普段と違う，とのことだった。
- このような受診は初めてで，救急外来受診も初めてとのことだった。
- 最近変わったことは？→ここのところ寒くなってきたため？　朝方トイレに行くことが多かったという。

てくれば「失神」になります。戻りが遅かったりして意識がベースラインまで戻ってきていない状態が「意識障害」です。原田先生の趣旨は失神か意識障害かによって鑑別が変わってくるということかと思います。皆さんはどうでしょうか。気づいたことなど，本当に単純な疑問で構いませんよ。

鈴木　倒れていた姿というか，前に倒れていたのか後ろだったのでしょうか。

志水　なるほど。どうして気になりましたか。

鈴木　それにより考え方が変わってくるかもしれないと思いました。前のめりだったら転倒，仰向けだったら失神かもしれないという…。

志水　この方は前にふさぎ込むように倒れていたのですが，でもおっしゃったことは重要です。倒れた後で頭を打って意識がなくなったのか，意識がなくなってから倒れたのか，私も救急外来で確認します。先に意識がなくなるパターンで最もまずいのは，一気にバタンと倒れるケースです。いきなり血流が遮断されるという，心臓系の失神では非常に危険な状態です。それから，この方は腰を痛めていますね。ふさぎ込むように倒れていたのになぜ腰なのか。狭いトイレで外傷を生じたのか，ひょっとしたら便座にぶつけたのかなど，この病歴ではよくわかりませんが。

森　最初の「ドシン，バタン」というのは…。

志水　おお。これは結構重要です。医学生に教えることもあるのですが，こういう時重要だと思う情報に線を引いてごらんと言うと，結構引いていない箇所が多いのですね。ここは線を引く箇所です。「ドシン，バタン」と2回音がして，ドアは開いていました。ドアを開けた瞬間に倒れたのか，それとも何かの反動で開いたのか。これも現時点ではわかりませんが，興味深い情報です。

こうして病歴を1つ1つ見ていくと，まだ情報が足りないと感じますが，でも朝4時過ぎという情報だけでもかなり重要です。年末なので家の中は寒い，その朝4時に，高血圧の既往があり降圧薬を飲んでいたかもしれない女性が，布団から出てトイレに行ったわけです。血流が変化しそうな状況で，さらに血管リスクもある方なのでその類の問題が起こった可能性はありますよね。実は認知症のタイプも血管性で，ラクナ梗塞などが原因だったかもしれません。でもその一方で，レビー小体型認知症の可能性だって捨てきれません。レビー小体型の患者さんはパーキンソン症状があるので狭い場所での方向転換が苦手で，転倒もありうるからです。さらに不眠などで薬を飲んでいて転倒することも十分考えられます。さて，ここまででいかがでしょうか。

中田 不眠のことも含めて，薬剤師としてはどんな薬を飲んでいたのかが気にかかるところではあります。

志水 確かに。最初に服薬歴を示した方がよかったですかね。

森 いえいえ，少ない情報から医師はここまでひもといて考えているというか，倒れた時の状況や病歴を1つ1つ丹念に探ろうとする姿勢は薬剤師に足りないところかなと思うので，勉強になります。

志水 特に急性期の場合，病歴から現場の映像を具体的に想像できるかどうかは非常に重要です。なぜなら，イベントが起こった瞬間に答えがあることがほとんどなのです。逆に映像化しづらい病歴というのは何とも中途半端で，検査したけれどよくわからないから帰してしまったなどのエラーにもつながります。

疑問点があったらカルテを遡って調べる

志水 ちょっと長いですが社会歴はこうです（表9）。娘さんが患者さんと再び一緒に暮らすようになった詳しい理由はわかりません。認知症があったのでお母さんが心配になって，ということかもしれません。

既往歴は10年前に胆石症で，胆嚢を摘出しています（表10）。それと高血圧ですが，この2つは同時に見つかった可能性もあります。摘出術で入院した時に高血圧を指摘されたという具合に。だから高血圧は実際にはもっと以前からあったのかもしれません。入退院を繰り返しているような

表9　社会歴

- 東京生まれ，東京育ちの日本人，主婦。33歳で結婚後長男，長女をもうけ，長男は大学卒業後渡米，そのまま米国で暮らしている。長女は結婚後に家を離れたが，2年前に（患者の）夫が亡くなってから一緒に暮らすことになり，1階にご本人，2階に娘夫婦が住むことになった。買い物など以外は大半を家で過ごしている。娘の夫は営業職，妻は図書館の司書，3人暮らし。
- 家は築40年の木造だが，2年前の2世帯化の時にリフォームしている。普段の居住は1階で，膝に負担のないようにテーブル，椅子など洋式にしているが，最近寒くなってきたのでこたつを利用している。
- 趣味はガーデニングで，最近はノースポール，フクジュソウ，スノードロップの世話をしている。
- 食生活に偏りはなく3食，肉も魚も野菜も食べている。
- 喫煙・飲酒・薬物なし
- 最近の渡航歴・動物曝露なし

表10　既往歴・内服歴・アレルギー歴

【既往歴】
10年前	胆石症　胆嚢摘出後
	高血圧
3年前	脳梗塞（ラクナ）　詳細不明

【内服歴】
アムロジピン5mg	朝×1
アスピリン100mg	朝×1
エチゾラム0.25mg	眠前×1
クエチアピン25mg	眠前×1

【アレルギー歴】
なし

人の場合，カルテの情報を昔まで遡って見ると，だいたい既往歴が途中で抜け落ちています。ヒューマンエラーで抜けたり，がんのような重要な既往でも医師が「安定しているから」という理由で書かなかったりすることもあります。ですからカルテの情報がすべてとは思わず，何かおかしい点があったら過去を調べることが重要です。さて，3年前にラクナ梗塞，やはり出てきましたね。これもラクナと書かれているのはよい方で，大半は脳梗塞としか書かれていません。同じ脳梗塞でも心原性なら心房細動を伴うことが多いので，もし心原性脳梗塞なのにカルテに心房細動の情報がないような場合はやはり病歴が抜け落ちている可能性を疑うべきです。

そして内服歴です（表10）。アムロジピンは高血圧，アスピリンは脳梗塞

番外編　医師×薬剤師によるケースカンファレンス

表11　身体所見

【外　観】
やせ型の高齢女性
左側臥位，左側胸部から腰に痛そうに手を当て，顔をしかめている

【バイタル】
血圧　右140/80mmHg，左138/78mmHg，
脈拍120回/分整
呼吸25回/分，SpO$_2$ 92％ 室内気

【四　肢】
末梢やや冷たく湿っている　両側軽度むくみあり
皮疹なし，チアノーゼなし，ばち指なし

【頭頸部】
外傷なし　頸部痛なし　頸静脈45度で鎖骨上1cm

【心】
心尖拍動最強点正常範囲内　軽いHeave　リズム整
S1→S2→，S4（＋）Aorticbandに II/VI 拡張期雑音

【胸　部】
胸郭拡張正常，肋骨の圧痛なし，胸郭介達痛なし，呼吸音 清

【腹　部】
平坦軟，皮疹なし，腸音正常，雑音なし
圧痛なし，腹部動脈径3.0cm

【胸郭・背部】
TH12-L1 に圧痛あり

に対してでしょう。そしてエチゾラムですが，なぜ飲んでいるのでしょうか。近医で処方された薬ですが，用量もはたして0.25mgでよいのか。クエチアピンが出ている理由もわかりません。認知症のBPSD（認知症に伴う行動・心理症状）に対してかもしれませんが，クエチアピンはMARTA（multi-acting receptor targeted antipsychotics）だからさまざまな受容体に作用しますよね。いろいろな副作用が起こってもおかしくないかもしれません。皆さんはこれらの薬と転倒との関連性を疑われると思いますが，もちろん薬以外の可能性もあります。脳梗塞の再発かもしれないし，薬は最近飲んでいなかったかもしれません。薬は違う部屋に置いていて，こたつから出るのがおっくうだったとか。まだいろいろな可能性があって何とも言えませんね。

　身体所見はさっと見るだけで構いません（表11）。左側胸部から腰の痛みで顔をしかめています。バイタルサインは血圧がやや高め，脈拍からは心

247

房細動はなし。呼吸がちょっと速いですが，痛みのせいかもしれないし不安があるのかもしれない。SpO$_2$が92％で少し酸素化が低いです。肺に病気があるのかもしれませんが，既往歴にはありません。心臓に関しては，リズムは整っていてS1とS2は良し，S4（＋）は心臓の拡張能が落ちているということです。大動脈弁閉鎖不全症を疑う所見です。胸郭を押さえて痛みが出れば肋骨骨折の可能性もありましたが，介達痛はなし。胸椎の12番と腰椎の1番には圧痛がありました。

● ここまでの情報で診断は？ 薬の影響は？

志水 さて，第1診断は何でしょうか。皆さんがたまたまこの症例に遭遇して，「エチゾラムで転倒ってありますかね？」と医師から聞かれたらどうするか，そんなイメージで，情報の調べ方やアクションプランも含めて話し合ってみてください。ここで1つアドバイスを。研修医にプレゼンテーションしてもらうと「多分○○だと思います。だからプランはこういうことを…」などと話すのですが，思いつきではまずいですよね。論拠を立てて説明できないと，聞いている側には説得力がありません。「どうして？」と研修医に聞いても「いや，多分…」みたいな感じで，「多分か…」と。根拠を持って説明することも意識してみてください。

——しばしディスカッション——

森 さて，鈴木先生のグループではどうでしたか。

鈴木 エチゾラムの筋弛緩作用による転倒の可能性はあると思います。しかし，その頻度となると，私も精神科病棟を担当しているので調べたことはあるのですが報告によりバラバラだった記憶があります。

志水 エチゾラムの処方の妥当性についてはいかがですか。

鈴木 エチゾラムは0.25mgと非常に少ない量でも筋弛緩作用がみられることがあり，かつ短時間作用型の方が反跳性不眠が出やすいので，個人的には不要だと思いますが，まずは患者さんのヒストリーを聞いてみたいですね。クエチアピンを含め，恐らく眠れないなどの理由で処方されたかと思いますが，それが現在でも必要なものなのかどうか。

志水 もし0.25mgより用量が多かったら副作用の可能性は高まりますか。

鈴木 高まると思います。経験上ですが，筋弛緩作用が起きやすくなる印

象があります。それと，もう1つわれわれが疑ったのはクエチアピンで，α受容体を遮断するので，朝4時という点からも血圧が下がっていって起立性低血圧で倒れた可能性はあるかなと考えました。

森　中田先生のグループはどうでしたか。

中田　私は血中濃度から考えました。エチゾラムは半減期約6時間，クエチアピンは3.5時間なので血中濃度は定常にならないタイプだと思います。何時に就寝されているかわかりませんが朝4時の出来事であることを踏まえると，半減期が長いエチゾラムがより疑わしいと思いました。ただ0.25mgという少量で，さらに肝代謝型薬物なので個人差もありますから，本当に原因かといわれると難しいですね。量を考えると……起こしにくいと思います。過去にも日中に転倒していたなどの情報があれば別ですが。

志水　確かに，今回は初めてのエピソードなのですよね。お2人のお話，私もすごく勉強になりました。0.25mgよりもっと上げておけばより面白くなったかもしれません。薬については，いつから飲み始めたのかということを聞いておくとよいですよね。ちなみにアムロジピンには詳しく触れませんでしたが，これが原因ということはないでしょうか。血管作用性のある薬ですから，血行動態が変化しやすい早朝や寒さに重なって影響した可能性もあるかもしれません。

診断がついた後も問題点を掘り下げよう

志水　検査結果を示します（**表12**）。採血，心電図とも問題なし，下肢エコーでcompression test陽性，D-ダイマー3.5μg/mLで，胸部CTで線状の血栓を認めました。肺塞栓症の所見です。さらにX線撮影で急性骨折像あり，ということで診断はこうでした。

```
急性肺塞栓症
＋転倒によるTh12，L1圧迫骨折
±薬剤性？
```

患者さんに聞いたところ，暖房の故障でここ数日はこたつを使い，さらに年末だったので年賀状書きや書類の整理でほぼ1日中こたつにいたそうです。よくあると言えばよくある症例ですが，ここで身体所見を振り返り

表12　検査所見

- WBC 7,200/mm^3, Hb 12.5g/dL, PLT 285,000/mm^3, Na 135mEq/L, K 4.0mEq/L, Cl 100mEq/L, BS 90mg/dL, BUN 20mg/dL, Cr 1.9mg/dL, AST 30U/L, ALT 20U/L, Bil 0.9mg/dL, ALP 50U/L, Alb 3.8g/L, LDH 60U/L, PT 15s, APTT 25s, Trop T negative × 2 (q1hr)
- EKG sinus rhythm, HR 120, normal intervals, axis normal, inv T@V3, no ST-T change
- 下肢エコーで Compression test 陽性（左）D-ダイマー 3.5μg/mL
- 胸部造影CT（肺動脈相）で左肺動脈の主幹～中葉・下葉枝にCTで線状の血栓を認める
- XRでTh12, L1の急性骨折像

ましょう（表11）。左側胸部の痛みですが，肺塞栓症によって胸膜まで虚血が広がると胸痛が起こることがあります。患者さんの痛みはその可能性があります。そして塞栓により低酸素となり，酸素化が足りないから頑張って息をすることで呼吸数が上がりました。脈が速かったのは酸素化が悪いことに加え，痛みや不安もあったかもしれません。軽度のむくみはアムロジピンの影響も考えられますが，DVT（深部静脈血栓症）が起こっていた可能性が非常に高いと思います。末梢が冷たく湿っていたのはプレショックのような感じですね。さらに左側胸部が痛いのに肋骨の圧痛なし，胸郭介達痛なしで，やはり痛みの原因が肋骨よりも内側の問題であった可能性を示しています。

　森先生が指摘した「ドシン，バタン」は，患者さんが倒れた時にドアにぶつかって「ドシン」，さらにドアが壁にぶつかって「バタン」という，どうもそういうことだったようです。

　今回の転倒は恐らく急性肺塞栓症による失神が原因ですが，肺塞栓症の原因は多彩で，この症例でも検討すべき点はまだ残っています。鈴木先生が指摘された，倒れた後に失神したのか失神した後に倒れたのかという問題や，年齢のこと，こたつに入っていたこと，さらに薬剤性の問題。実は抗精神病薬により血栓のリスクが上がることが知られています。高血圧についても2次性の可能性はまだ除外できていません。認知症のタイプは何だったのでしょうか。こうやって，診断がついた後に1つ1つの現象を掘り下げていくと後で思わぬ利益を生むことがあるので，医師も薬剤師も日頃から実践することが大事だと思います。

志水流！ 薬剤性の考え方

志水 薬剤性の可能性を考える時も，やはり自分なりの考え方ができると頭が整理されて次の戦略を立てられるようになります。薬剤性は皆さんのご専門ですが，医師にとっても避けて通れませんので，私はこういう順序で考えるようにしています（**表13**）。

1番目は患者さんを観察しようということです。「薬剤性では？」と聞かれた時もまずは非薬剤性の可能性を考えてみます。薬剤性と言い切ってしまうことで，非薬剤性で重篤な疾患を見逃してしまうのはとても危険です。

2番目は，日本では患者の服薬歴が一元的に管理されていないので，実はほかの病院にかかっていることがあります。「それ，早く言ってよ」という薬の情報が後から出てくるのです。

3番目は，そもそもこの薬がなぜ始まったのかですね。服用している薬に対応した既往歴がカルテに書かれていないこともあるので必ず聞くようにします。

4番目は人的要素で，薬を飲みすぎ，逆に飲んでいない，間違った飲み方をしているなどです。

5番目に考えるのがPK/PD，つまり服薬後の時間経過や半減期との関連性などです。似たような症例報告がないか探すことも重要です。

それから6番目に血中濃度。以前の経験では，恐らく血管内脱水によってアシクロビルの血中濃度が上昇したことで脳症が起こった症例を経験しました。

表13　薬剤性の診断（志水2017）

1. Observe carefully (other etiology)	本当は薬剤性以外では？
2. List all meds	すべての薬剤が可能性。過去の記録は？ OTC医薬品，避妊用経口ピル，漢方・ハーブ，drug（薬物，アルコール）
3. Reason for the initiation	開始された経緯は？
4. Human factor	人的要素は？ 飲みすぎ？ 誤用？
5. PK/PD	発症時間経過と症状はあうか？ 新規報告？
6. Concentration	血中濃度？
7. Interaction	Epocrates app，Stockley's
8. Withdrawal/Rechallenge	中止可能か？ 再開可能か？
9. Plan	切るか，やはり再開か？

そして7番目。相互作用については調べ方がいろいろありますが，私は「Epocrates」というアプリが便利で使っています。書籍なら「Stockley's Drug Interaction」が有名ですよね。

　8番目は中止可能な薬かどうか，再開可能かどうかの判断です。最後はその後のマネジメントとしてその薬をやめるのか，それともやはり再開するのかの判断です。

　この考え方がゴールデンルールだと言うつもりは全くないので，それぞれ作っていただけるとよいと思います。こうしたアルゴリズムでチェックすると漏れも少なくなります。最後に，私が薬について調べる時の情報源ですが，添付文書は見るようにします。それからUpToDateには，医学的なことも薬のこともかなり詳しく載っています。さらにPubMedなどで原著論文にあたったり，インタビューフォームや審査報告書にまで遡ったりすることもあります。

森　この表にある情報は薬剤師もできるだけ確認するようにしていると思いますが，系統的に調べるアルゴリズムを持っている人は少ないと思います。このあたりの情報を薬剤師が率先して漏れなく患者さんや家族に聞き，医師や看護師と共有することが大事だなと思いました。

志水　病棟に足を運べなくても，カルテの記載に違和感を覚えることはありませんか。何か合わないなと思う点を自分なりに整理し，ポイントを絞って医師に聞くと「じゃあ患者さんに聞いてみましょう」という話になるかもしれません。特に若い医師は目の前の仕事を片づけるのに精いっぱいで，視野狭窄に陥りがちです。「木を見て森を見ず」になりやすいので，薬剤師からの言葉は非常に意味があると思います。

Take Home Message

- 患者の問題点を整理するため，自分なりのシステムや分類を考えよう！（特に薬剤関係）
- 病歴はその場の映像が浮かんでくるくらい具体的な情報を集めよう！（特に急性期）
- 薬剤性を疑った時は，同時に（薬剤性以上に）非薬剤性も疑おう！
- プレゼンテーションは，思いつきではなく根拠を持って説明しよう！

総合診療医がケースで教える
副作用を診るロジック

定価　本体3,200円（税別）

2019年6月18日　発行

編　著　　原田　拓

発行人　　武田　正一郎

発行所　　株式会社　じほう

　　　　　101-8421　東京都千代田区神田猿楽町1-5-15（猿楽町SSビル）
　　　　　電話　編集　03-3233-6361　販売　03-3233-6333
　　　　　振替　00190-0-900481
　　　　　＜大阪支局＞
　　　　　541-0044　大阪市中央区伏見町2-1-1（三井住友銀行高麗橋ビル）
　　　　　電話　06-6231-7061

©2019　　　　　　組版　クニメディア(株)　　　印刷　(株)日本制作センター
Printed in Japan

本書の複写にかかる複製，上映，譲渡，公衆送信（送信可能化を含む）の各権利は
株式会社じほうが管理の委託を受けています。

JCOPY ＜出版者著作権管理機構　委託出版物＞
本書の無断複製は著作権法上での例外を除き禁じられています。
複製される場合は，そのつど事前に，出版者著作権管理機構（電話 03-5244-5088，
FAX 03-5244-5089，e-mail：info@jcopy.or.jp）の許諾を得てください。

万一落丁，乱丁の場合は，お取替えいたします。

ISBN 978-4-8407-5186-5